CECI N'EST PAS UN RÉGIME

l'intégrale

Photographies des recettes illustrées de la méthode : Laurence Mouton
Illustrations des recettes de la méthode et des ingrédients bienfaits : Dominique Bruneton
Autres illustrations © Getty images.
Photographies page 10 : Jean-François Chavanne

Photographies des recettes de la deuxième partie : Olivella
Stylisme des recettes : Marion Guillemard

Mise en page : Olivier Lauga

Ce livre est une compilation de *Ceci n'est pas un régime* et de *Ceci n'est pas un régime : les 100 recettes*, tous deux parus aux éditions Marabout.

Dr Lylian Le Goff Laurence Salomon

CECI N'EST PAS UN RÉGIME

l'intégrale

MARABOUT
Référence

La méthode

Le secret minceur des consom'acteurs bio

Mincir, c'est d'abord dans la tête

Les ficelles pour bien démarrer

Comment bien faire vos courses ?

Mon bon plan minceur

Conclusion

Les recettes

Entrées

Plats

Desserts

Sauces & condiments

Annexes

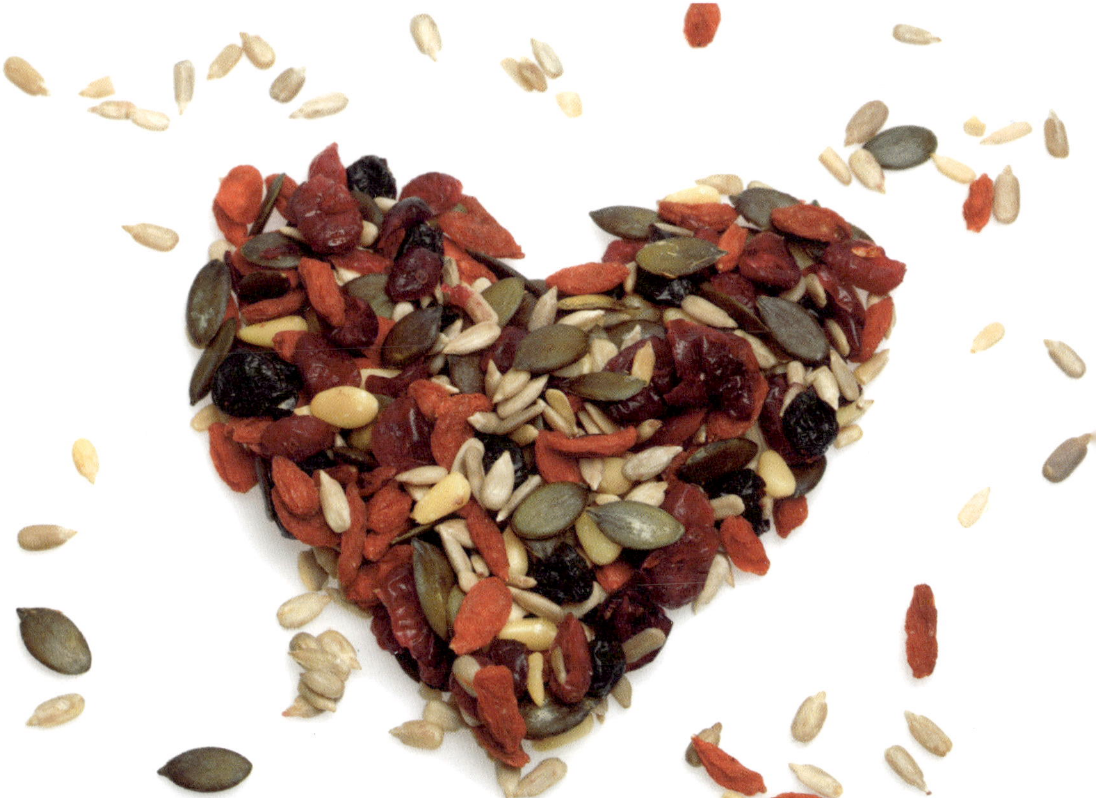

Introduction

2 experts en nutrition

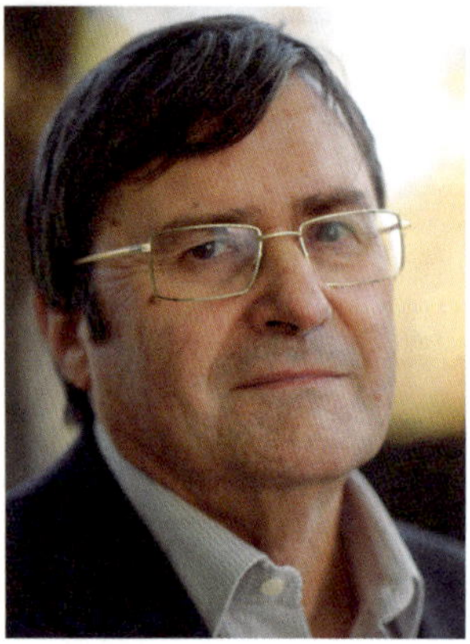

Dr Lylian Le Goff

Je suis médecin et environnementaliste, impliqué depuis de nombreuses années dans la préservation de l'environnement et la prévention sanitaire auprès de diverses structures de protection de la nature et de l'environnement. J'ai décidé de mettre mes compétences au service du Coach Minceur Bio par convictions écologiques et sanitaires.

Je souhaite partager avec vous mes connaissances nutritionnelles et j'ai conçu le principe de la Triade Alimentaire® à la base du programme pour vous apprendre à associer vos aliments selon trois pôles complémentaires : protéique, calorique et réactionnel régulateur.

Il s'agit de mieux s'alimenter pour sa santé, tout en ménageant son budget et en donnant du sens au développement durable par le contenu de son assiette. Tout se résume aux maîtres mots d'équilibre et de cohérence.

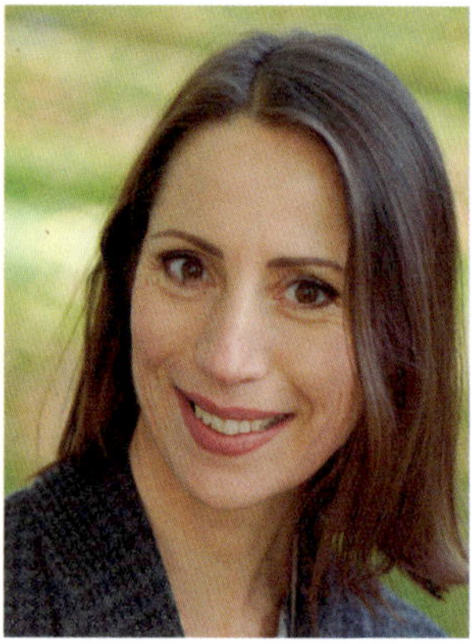

Laurence Salomon

Naturopathe, diplômée du Cenatho, je suis Chef au restaurant bio *Nature & Saveur* et créatrice du centre pédagogique Cuisine Originelle® à Annecy.

Cette double compétence me permet d'allier plaisir et santé dans ma Cuisine Originelle®.

Je voudrais vous en faire profiter sous la forme de menus minceur de saison, inédits, avec des recettes savoureuses mais faciles à réaliser, et vous livrer également mes conseils pour une alimentation saine : comment bien choisir ses ingrédients et cuisiner sain et gourmand, comment diversifier les apports en protéines, veiller à l'équilibre acido-basique de l'organisme et à la modération quantitative pour enfin suivre ses envies et se réconcilier avec l'aliment.

À l'origine de l'alimentation durable

Nous nous sommes retrouvés sur deux constats fondamentaux :

1- Seule une alimentation saine et diversifiée permet de mincir durablement et de préserver santé et environnement. Effectivement, les régimes actuels sont le plus souvent hypocaloriques, restrictifs et parfois très déséquilibrés. Ils ont souvent une efficacité immédiate certaine : quand on réduit ses portions alimentaires de manière drastique ou que l'on pratique la dissociation des aliments, mécaniquement on maigrit. Mais cela a un effet pervers, car on reprend très rapidement ce poids : c'est ce qu'on appelle l'effet yo-yo. On recommence alors un nouveau régime… Ce cercle vicieux est à terme dangereux pour la santé et mauvais pour la ligne car on reprend plus de graisses que de muscles. Donc, en conclusion, tous ces régimes font grossir !

2- D'autre part, il est fréquent d'observer les effets d'une alimentation saine, bio sur la ligne : 'Green women don't get fat', disent d'ailleurs les Anglo-Saxons (littéralement, « les femmes ayant une alimentation saine, naturelle, bio ne grossissent pas »). C'est ainsi que nous avons créé le programme en ligne www.LeCoachMinceurBio.com dont l'objectif est de vous rendre autonome afin de vous libérer de ces régimes et de vous délivrer des dépendances que créent les aliments raffinés dépourvus de nutriments régulateurs des métabolismes et du système nerveux. Sans frustration ni fatigue, vous pourrez mincir durablement. Les menus ne sont pas restrictifs mais axés sur le plaisir avec des recettes rassasiantes et savoureuses. Il s'agit de retrouver le plaisir de manger tout en se faisant du bien !

Alors quel est votre véritable objectif :
perdre 10 kilos très vite ou perdre 10 kilos à vie ?

Première partie

La méthode

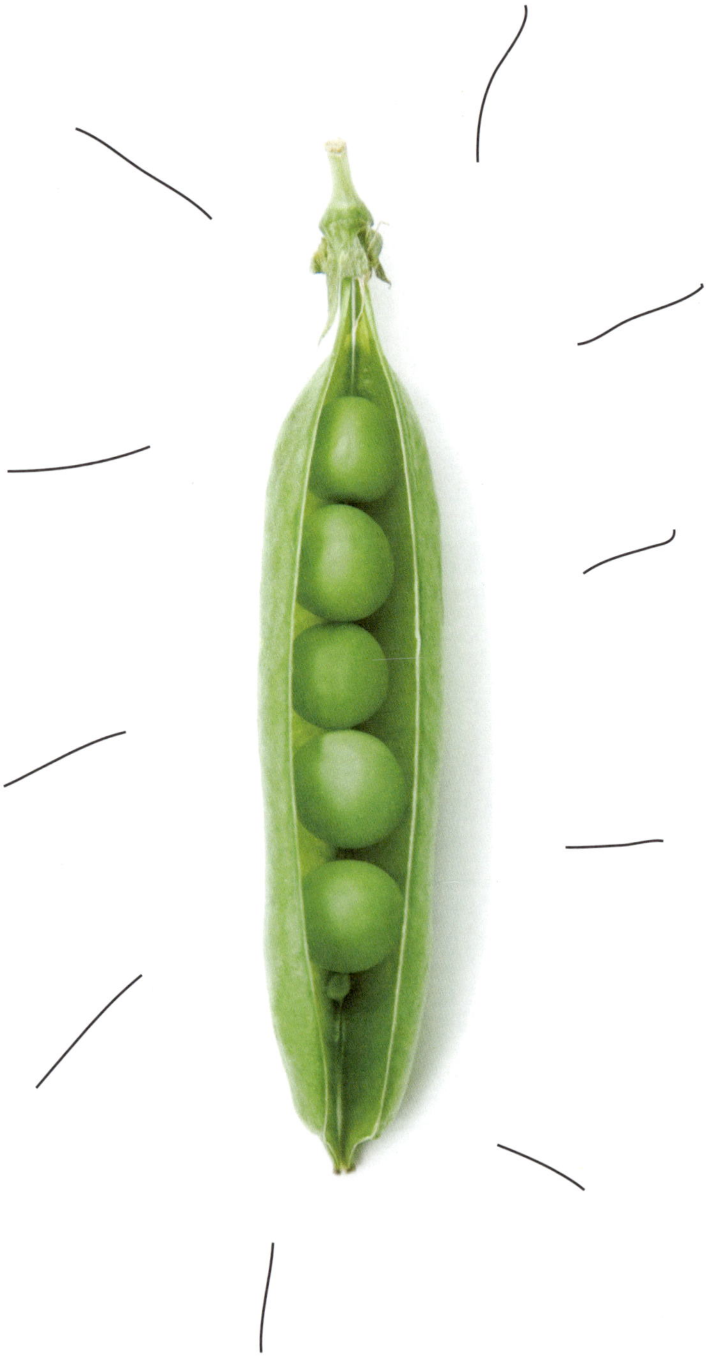

Le secret minceur des consom'acteurs bio

Les 3 grands principes

Des associations alimentaires saines et naturelles: manger plus de végétal, suivre les principes de la Triade Alimentaire® et de la Cuisine Originelle®, respecter l'équilibre acido-basique.

Des aliments non dénaturés, rassasiants et vitalisants: manger bio, non raffiné, de saison et si possible de proximité.

Un savoir-faire en cuisine et de bonnes habitudes à table: manger plus de cru, modérer les quantités, bien mâcher.

Ce mode alimentaire doit être appréhendé sur du long terme: une année permet de bien se préparer et de réellement ancrer de nouvelles habitudes mais, bien entendu, les effets se verront en général dès les premières semaines.

On peut déterminer 3 étapes fondamentales dans cet enseignement:

1/ La phase comportementale

Il s'agit dans un premier temps de bien comprendre sa façon de manger pour pouvoir la modifier.

2/ La phase d'apprentissage

L'objectif est d'intégrer petit à petit de nouvelles habitudes alimentaires grâce aux exemples de menus, de cibler ses erreurs alimentaires importantes pour les corriger en priorité et ainsi d'atteindre son poids d'équilibre.

3/ La phase de consolidation

Il faut enfin apprendre à rester mince, c'est-à-dire consolider son nouveau mode d'alimentation qui, une fois devenu habituel, permettra d'avoir tout le potentiel pour garder ligne et santé, durablement.

1

Des associations alimentaires saines et naturelles

Manger plus de végétal !

La principale dérive responsable du déséquilibre alimentaire sévit depuis l'après-guerre : on produit et on consomme trop de protéines carnées, avec à la clé de nombreuses conséquences pour notre santé mais aussi celle de la planète (voir Annexes).

Il y a un siècle, la consommation de protéines, en France, reposait sur une proportion quasiment de ¾ d'origine végétale et ¼ d'origine animale. En cinquante ans, la consommation de viande a plus que doublé pour atteindre 110 kg/an/personne ; dans le même temps, la consommation régressait de 50 % pour les céréales et de 75 % pour les légumineuses.

Rééquilibrez vos apports

Rééquilibrez vos apports en protéines, moins carnées et plus végétales, pour votre ligne, pour votre santé mais aussi pour votre budget.

Bon à savoir

➜ Pour obtenir une équivalence d'apport protéique entre les végétaux et 100 g de viande (qui apportent 20 g de protéines), associez 100 g de céréales complètes à 50 g de légumineuses, qui apporteront autant de protéines et d'acides aminés essentiels du fait de leur complémentarité.

En pratique

➜ Une des clés essentielles en alimentation saine consiste à diversifier les apports en protéines. Il convient donc de réduire sa consommation de produits carnés au profit des poissons et de répartir équitablement les apports protéiques entre origines animales et végétales.

➜ Il ne s'agit pas de devenir végétarien ou de manger triste mais de varier davantage son alimentation sur la semaine : mangez moins de viande (mais de qualité bio), plus de poisson et apprenez à cuisiner des menus végétariens ou mixtes, le tout avec des ingrédients si possible bio en raison de leur richesse nutritionnelle.

Votre ligne et votre santé

Consommer trop de produits animaux expose à un excès de graisses saturées, favorisant surcharges, maladies cardiovasculaires et certains cancers. Sans remettre en cause la consommation régulière de poisson, bien au contraire, vous pouvez remplacer les protéines carnées, sur un repas, par des produits végétaux : une céréale complète et une légumineuse associées au cours d'un repas avec des légumes, comme dans le couscous ; ils apportent en se complétant des protéines équivalentes avec bien plus de nutriments : fibres, amidon, vitamines et oligoéléments.

Votre budget

Pour que le prix moyen de vos repas reste abordable, veillez à une bonne répartition des menus entre les produits animaux (onéreux) et les produits végétaux (plus économiques) : vous pourrez donc acheter des ingrédients de qualité, donc plus chers mais pour un budget *grosso modo* équivalent (à condition de faire le calcul sur une moyenne de plusieurs repas).

Pour rappel

Les céréales

→ Avoine, blé, épeautre, quinoa, maïs, millet, orge, riz, sarrasin, seigle, etc.
→ À consommer sous toutes leurs formes : grains, semoule, pâtes, seitan, flocons, farines…

Les légumineuses

→ Les légumes secs : lentilles, haricots blancs ou rouges, pois chiches, pois cassés, fèves, soja (tofu, miso, tempeh, tamari).

La Triade Alimentaire® : l'équilibre parfait

L'agencement des aliments selon les fondamentaux de l'équilibre alimentaire s'opère en fonction de trois pôles complémentaires :

- le pôle protéique ;
- le pôle calorique ;
- le pôle réactionnel régulateur.

Il s'agit d'une véritable « Triade Alimentaire® opérationnelle » qui permet de composer des repas variés, peu onéreux, en toute cohérence. Ce schéma simplificateur vous permet de connaître la prédominance de chaque type de nutriments dans les différents pôles et aliments.

Pôle protéique

(acides aminés essentiels ; protéines)

viandes - poissons
œufs - laitages
légumineuses - céréales complètes

Pôle calorique

(glucides simples et complexes ; graisses saturées et insaturées)

céréales raffinées ou non
tubercules
sucres et graisses
(visibles ou « cachées »)

Pôle réactionnel régulateur

(vitamines et oligoéléments catalyseurs, fibres régulatrices, éléments protecteurs)

légumes - fruits
graines germées
produits lacto-fermentés

milieu intérieur aqueux
renouvelé et épuré par des apports en eau de source

Il s'agit là de données dominantes, sachant que les aliments sont composites ; ainsi, les fruits et légumes – riches en catalyseurs et éléments protecteurs – sont rattachés au pôle réactionnel tout en sachant qu'ils contiennent des sucres simples du pôle calorique.

Le pôle protéique

Ses équivalences entre origines animales et végétales ont été indiquées précédemment et sont rappelées dans les Annexes.

Le pôle calorique

Il s'agit surtout de réduire les graisses saturées au profit des graisses insaturées : autrement dit, réduire les produits carnés au profit des poissons et des plats végétariens, mais aussi opter pour des cuissons douces et saines.

La base des apports en lipides doit être constituée par l'huile d'olive dont la composition est conforme à notre physiologie.

Les oméga-6 sont apportés surtout par les huiles de tournesol, de courge et de noisette, les oméga-3 par les huiles de colza et de lin, mais aussi par les poissons ; pensez à l'huile de noix, délicieuse et bien équilibrée entre les deux familles.

Choisissez des huiles vierges biologiques de première pression à froid non raffinées que vous conserverez à l'abri de l'air, de la lumière et au frais, car à part l'huile d'olive, ces huiles sont fragiles et ne supportent pas la cuisson. Elles peuvent passer de la conformation physiologique « cis » en « trans », potentiellement athérogène (un athérome est un dépôt lipidique sur la surface interne de la paroi des artères) et cancérigène, ou se décomposer en radicaux libres oxydants. Pour les cuissons, privilégiez l'huile d'olive extraite à froid et l'huile de tournesol oléique désodorisée à la vapeur d'eau.

L'apport principal de sucres doit provenir de l'amidon des produits céréaliers peu raffinés et des légumineuses, en raison de leur richesse nutritionnelle en fibres, en micronutriments et en protéines, et de leur faible index glycémique – notion très importante pour ingérer des sucres sans craindre pour son poids. Tubercules et céréales raffinées (réduites quasiment à de l'amidon) conviennent pour accompagner une protéine animale.

Le pôle réactionnel régulateur

Ce pôle revêt une grande importance : s'il ne contribue pas à l'apport de calories au sens nutritionnel classique, il est en revanche indispensable à la fois sur le plan énergétique et régulateur des fonctions métaboliques et immunitaires.

Les légumes, les fruits, les graines germées et les produits lactofermentés doivent figurer en bonne place dans tous les repas. Les légumineuses et produits céréaliers sont également de précieux pourvoyeurs en ces nutriments protecteurs : ce sont des aliments qui apportent la quasi-totalité des nutriments.

Les fondements des menus

Les apports en protéines constituent le pilier d'un repas autour duquel s'organisent les autres apports.

Ainsi, la triade permet d'envisager trois types de repas cohérents, selon vos envies :

Plats 'classiques' Que des protéines animales	→	viandes, poissons, œufsou laitages	+	Céréales mi complètes ou raffinées, ou tubercules	+	Légumes et fruits
Plats 'végétariens' Que des protéines végétales	→	légumineuses	+	Céréales complètes ou mi-complètes, +/– de lipides	+	Légumes et fruits
Plats 'mixtes' Association de protéines végétales et d'un peu de protéines animales	→	viandes, poissons, œufs ou laitages	+	légumineuses, ou céréales complètes ou mi-complètes	+	Légumes et fruits

Le coût moyen de ces repas variés dans le temps devient abordable, même avec des ingrédients de qualité (bio) ; ainsi, dans les plats mixtes, les protéines animales ne constituent plus la part prépondérante, onéreuse, du plat principal, mais un ingrédient en moindre quantité parmi d'autres bien moins chers ; quant aux plats végétariens, ils ont de très loin le meilleur rapport qualité nutritionnelle/prix, ce qui amortit le surcoût des repas « classiques ».

L'équilibre acido-basique

Connaître la nature des aliments ne suffit pas pour composer des menus équilibrés et variés. Encore faut-il tenir compte de leur impact sur l'organisme, sachant que le bon déroulement des processus vitaux nécessite un équilibre acido-basique stable du sang et des tissus cellulaires.

Le «pH» est l'indice exprimant la situation acido-basique d'un milieu, pouvant varier théoriquement de 0 à 14:

- un pH égal à 7 est neutre;
- de 0 à 7 il indique une acidité décroissante;
- de 7 à 14 une alcalinité croissante.

Le pH de notre sang est légèrement alcalin et doit rester stable autour de 7,40. Toute variation importante et durable du pH sanguin est incompatible avec la vie, et même une légère acidification (pH légèrement inférieur à 7,40) de l'organisme favorise déjà des problèmes de santé.

Or, durant toute la vie, l'organisme a une nette tendance à être trop acide (surmenage, stress, sédentarité, pollutions dont le tabagisme), aggravée par l'alimentation si celle-ci n'apporte pas suffisamment de nutriments alcalins tels les oligoéléments et les sels minéraux apportés essentiellement par les aliments d'origine végétale.

Les déchets métaboliques acides sont éliminés par voies respiratoire et urinaire, surtout la nuit. La mesure du pH urinaire est aisée à l'aide d'un papier réactif. Un pH urinaire acide lors de la première miction du matin est normal; sa persistance au cours de la journée reflète bien l'acidose du milieu intérieur.

L'hyperacidité s'accompagne d'une hyperoxydation de l'organisme, le tout favorisant:

- les inflammations;
- le vieillissement cellulaire (troubles viscéraux, neuropsychiques, ostéoarticulaires);
- une insuffisance immunitaire;
- le processus cancéreux.

C'est dire toute l'importance que revêt la consommation d'aliments naturellement riches en nutriments alcalins et en antioxydants comme les fruits et légumes biologiques.

Il y a néanmoins une tendance obligatoire à s'acidifier par l'alimentation : les protéines sont indispensables mais acidifiantes par leurs produits de dégradation (comme l'urée et l'acide urique).

Celles d'origine végétale (céréales complètes et légumineuses) le sont moins que celles d'origine animale car elles sont accompagnées de plus de sels minéraux alcalins.

Globalement, une alimentation trop carnée est acidifiante alors qu'une alimentation associant végétaux, œufs et laitages (alimentation dite végétarienne) est équilibrée, voire alcalinisante.

Il y a toujours des exceptions; certains végétaux, comme la tomate, peuvent être acidifiants. Ce n'est pas une raison pour s'en priver car consommés bien mûrs et en saison, ils sont riches en antioxydants et ne peuvent occasionner de méfaits.

Les bonnes « formules acido-basiques » pour composer vos menus

1/ 5 x 20 %

L'alimentation se compose schématiquement de 5 rations (chaque 20 % = 100 g pesés avant trempage et cuisson éventuels), les rations pondérales
se répartissant sur la journée à parts égales entre :

- légumes crus ;
- légumes cuits ;
- fruits ;
- aliments protidiques d'origine animale ;
- aliments protidiques d'origine végétale.

2/ 60 % + 40 %

L'alimentation doit privilégier les apports alcalins :

- 60 % d'aliments alcalinisants (légumes et fruits = 20 % de légumes crus,20 % de légumes cuits, 20 % de fruits) ;
- 40 % d'aliments acidifiants (20 % de protéines animales et 20 % de protéines végétales).

L'hydratation sera assurée par un apport de 1,5 l par jour en moyenne d'une eau de source peu minéralisée de façon à remplir au mieux le rôle de renouvellement du milieu circulant, épurateur des déchets métaboliques.

Ces proportions sont le fruit de l'expérience et montrent à quel point le végétal doit occuper une place prépondérante dans notre assiette.

3/ Cas particuliers

- En cas de temps chaud, ou de vie très sédentaire :
  70 % (fruits, légumes)
  + 10 % (protéines animales)
  + 20 % (protéines végétales).
- En cas d'exercice physique soutenu, d'endurance :
  50 % (fruits, légumes)
  + 20 % (protéines animales)
  + 30 % (protéines végétales).
- En cas de récupération, surmenage, convalescence durant quelques jours :
  80 % (fruits, légumes crus, légumes cuits)
  + 0 % (protéines animales)
  + 20 % (protéines végétales).

Conclusion

→ il faut manger varié car l'homme est omnivore et a cette grande chance de pouvoir manger de tout,
à condition que les aliments n'aient pas été dénaturés et transformés à outrance !

En pratique

Pour rétablir votre équilibre acido-basique, sachez reconnaître les bons aliments.

À privilégier

- les aliments alcalinisants :
- la plupart des fruits à maturité et légumes frais, crus de préférence.
  En particulier : le citron, le pamplemousse, la pomme, la roquette et le chou ;
- les huiles végétales de première pression à froid ou extraites à froid ;
- les herbes et les aromates : persil, thym, ail... ;
- les raisins secs, les dattes et les amandes sèches ;
- les produits laitiers au lait cru, le soja ;
- l'eau de source.
- À restreindre
- les aliments acidifiants :
- les viandes et les poissons, le blanc d'œuf ;
- les biscuits industriels aux ingrédients raffinés ;
- les produits laitiers pasteurisés et industriels ;
- les plats préparés ;
- les sucres raffinés (sucre blanc des sucreries et pâtisseries industrielles, amidon des céréales et farines blanches) ;
- les huiles raffinées.

Attention !

Jl ne s'agit pas de se passer complètement de ces aliments acidifiants, mais bien de réduire leur fréquence selon nos habitudes : outre les produits carnés, il s'agit surtout des produits industriels et raffinés. Surtout, faites la part belle aux végétaux !

2

Des aliments non dénaturés, rassasiants et vitalisants

Si une alimentation saine doit être non polluée, elle doit surtout être de bonne qualité nutritionnelle

(non altérée par le mode de production, le raffinage et la cuisson).

Pour que votre nouveau mode d'alimentation soit aussi une démarche saine, écologique et économique :

Pourquoi manger bio ?

Laissez-nous vous expliquer pourquoi nous sommes convaincus qu'il vaut mieux manger des produits issus de l'agriculture biologique :

- ils sont plus riches en nutriments que les produits conventionnels, comme l'attestent plusieurs études épidémiologiques nutritionnelles (voir Annexes) ;
- ils sont particulièrement riches en acides aminés et acides gras essentiels, en vitamines et oligoéléments antioxydants (prévention du vieillissement cellulaire et du cancer) et encore plus en fibres (prévention de l'excès de poids, du diabète, des maladies cardiovasculaires, des troubles du transit et du cancer du côlon).

Plus riches en nutriments, ces aliments sont aussi plus savoureux et le plaisir procuré ne doit rien aux agents chimiques de synthèse !

En consommant des produits bio, vous participez également au développement d'une agriculture qui respecte l'environnement – pas de pesticides ni d'engrais chimiques, d'additifs et d'antibiotiques dans l'alimentation des animaux; interdiction des OGM–, qui réduit les gaz à effet de serre et entretient les ressources de notre Terre nourricière : rotation et variété des cultures, fertilisation par compostage et engrais verts, et qui respecte le bien-être animal.

L'agriculture biologique est une véritable alternative à des pratiques polluantes, allergisantes, cancérigènes et reprotoxiques (altération de la fertilité) et qui réduisent de beaucoup la biodiversité.

De plus, la filière AB crée des emplois alors que l'agriculture conventionnelle voit disparaître 35 000 exploitations par an : manger bio, surtout si l'on consomme des produits locaux et de saison, c'est donner du sens à un développement durable – soutenable et solidaire –, c'est participer au développement d'un commerce équitable de proximité.

La traçabilité de ces produits est garantie par des organismes certificateurs indépendants, agréés par l'État, effectuant des contrôles systématiques et inopinés.

Alors que l'INSERM de Paris a prouvé que la population française est insuffisamment pourvue en antioxydants et en fibres, les produits bio ont une meilleure qualité nutritionnelle intrinsèque (voir Annexes, « Études épidémiologiques nutritionnelles »).

Apports nutritionnels en fonction des modes de production

Aliments biologiques

- Études françaises de l'JNSERM de Montpellier (ABARAC, portant sur une vingtaine de produits animaux et végétaux), de l'AFSSA et de l'JNRA (synthèse).
- Études internationales : États-Unis, Communauté européenne, Royaume-Uni (portant sur certains fruits et légumes et le lait).
- En moyenne, une meilleure densité de matière sèche portant surtout sur les minéraux, antioxydants (vitamines, oligoéléments et composés bioactifs), acides gras insaturés, fibres.

Aliments conventionnels

- Étude SUVJMAX (JNSERM, Paris) : – insuffisance d'apports en minéraux, antioxydants, vitamines B ; – carence en fibres alimentaires (moins de 50 % de la ration normale).
- Conséquences :
- Fragilisation (immunitaire, fatigue…) ;
- Vieillissement cellulaire accéléré (scléroses, troubles métaboliques et cancers facilités).

en pratique

- Plus un aliment est riche en nutriments, plus il est savoureux et rassasiant (surtout avec des fibres alimentaires).
- Alors, mangez bio pour votre ligne, pour vous faire plaisir sans vous nuire et sans nuire aux générations futures !

Les fruits et légumes bio

Une alimentation rééquilibrée avec moins de viande et plus de végétaux – légumineuses, céréales, fruits et légumes – permet de maîtriser son budget sans difficulté tout en variant les plaisirs gustatifs.

Savoureux et variés, les fruits et légumes concilient le plaisir avec des apports en antioxydants, micronutriments catalytiques, composés protecteurs (polyphénols, caroténoïdes...), fibres, avec **un pouvoir rassasiant élevé pour une faible densité calorique** (peu de sucres et pas de graisses) : la moyenne de l'index glycémique des fruits aqueux, par exemple, n'est que de 30.

Bref, ils sont **indispensables pour la santé et bons pour la ligne.**

Paradoxalement, ils sont délaissés dans notre alimentation contemporaine et ce, pour plusieurs raisons : le conditionnement de la population à une alimentation trop carnée et industrielle, le prix devenu dissuasif et leur médiocre tolérance digestive pour certains, surtout s'ils sont consommés en fin de repas ou hors saison et à maturité insuffisante.

Du bon usage des fruits et légumes bio...

Idéalement, selon le plan national Nutrition Santé, il faudrait manger 5 fruits et légumes par jour, **de saison** et consommés **à maturité, bio** pour éviter d'ingurgiter des pesticides et avec une préférence pour les variétés les plus foncées,

les plus concentrées en antioxydants. Mangez-les majoritairement **crus** et évitez de les peler car leur peau est plus riche en fibres et éléments protecteurs que la pulpe. N'hésitez pas à varier les plaisirs, chacun a ses vertus : par exemple, l'abricot contient beaucoup de bêta-carotène, l'avocat des fibres et des graisses mono-insaturées ; le brocoli est un concentré de vitamine C et de minéraux, les fraises et framboises sont riches en antioxydants et pauvres en calories, la pomme combat le mauvais cholestérol.

Pensez toujours à mâcher

Pour faciliter leur digestion, prenez le temps de bien mâcher les fruits. Si un inconfort intestinal persiste, consommez-les en « entrée apéritive » ou en collation entre les repas, ou lors de repas ne comportant que des fruits ou encore pour réaliser des cures périodiques de fruits telles qu'une monodiète de raisin à l'automne.

Non au raffinage des aliments !

L'industrie alimentaire peut considérablement réduire la teneur en nutriments de certains aliments par le procédé du «raffinage» qui, loin de les améliorer, les appauvrit en éliminant les nutriments les plus réactifs (vitamines, oligoéléments, acides gras insaturés ainsi que fibres et protéines pour les produits céréaliers). Il s'agit là d'un véritable gâchis nutritionnel dont l'objectif est de rendre plus stable l'aliment, qui se conserve alors plus longtemps au détriment de sa qualité nutritionnelle et de sa vitalité. Dépourvues de ces nutriments protecteurs, les calories ainsi apportées par ces aliments sont dites vides. Elles vont, en revanche, consommer des micronutriments pour être assimilées, notamment des vitamines B pour le sucre raffiné.

Le raffinage des aliments est bien une véritable calamité nutritionnelle, privant l'alimentation de précieux composants protecteurs et facilitant de nombreuses pathologies ; le comble serait de pérenniser ces pratiques en compensant par des suppléments alimentaires plutôt que de faire appel à des aliments naturellement riches en nutriments !

en pratique

- Évitez la version raffinée des aliments suivants :
- les produits céréaliers, blanchis par abrasion des fines enveloppes du grain où se concentrent vitamines, enzymes, minéraux et oligoéléments, mais aussi protéines et fibres… pour ne garder que l'amande centrale (amidon) ;
- le sucre, riche en nombreux micronutriments et fibres, réduit à du saccharose concentré blanc, isolé par des traitements physiques et chimiques ;
- le sel, riche en nombreux oligoéléments et sels minéraux, réduit au seul chlorure de sodium blanc ;
- les huiles végétales, stabilisées pour éviter le rancissement en modifiant leur composition en acides gras insaturés : soit on les sature, soit elles passent de «cis» à «trans», ce qui est nocif en excès (athérogène et potentiellement cancérigène).
- Outre la composition nutritionnelle, le raffinage modifie l'aspect de ces produits qui blanchissent au lieu d'être bruns pour les produits céréaliers, brun foncé pour le suc de canne complet, gris pour le sel ; quant aux huiles raffinées, elles sont quasiment toutes pâlottes et inodores.

Les poissons

La chair de poisson est d'une **grande qualité nutritionnelle :** protéines de haute valeur biologique, corps gras majoritairement insaturés (oméga-3) protecteurs des maladies cardiovasculaires, micronutriments variés (phosphore, chlorure de sodium, fluor, iode, sélénium, vitamines A, D, B5 et B12). Attention, il s'agit là des propriétés du poisson sauvage. Les poissons de pisciculture, dont l'alimentation reconstituée est comparable à celle des élevages intensifs à viande, ont une chair qui s'appauvrit en corps gras insaturés au profit des graisses saturées comme dans la viande de porc ou de bœuf.

On distingue :

- les **poissons maigres** (de 0,5 à 4% de graisses): carrelet, merlan, tacaud, brochet, lotte, roussette, saint-pierre, raie, perche, sole, truite sauvage, merlu, flétan, daurade, bar, lieu jaune ;
- les **poissons semi-gras** (de 5 à 9 %) : mulet, rouget, morue, carpe, turbot, lieu noir ;
- les **poissons gras** (de 10 à 20 %) : maquereau, sardine, saumon, anchois, thon, hareng, anguille. S'il s'agit de poisson sauvage, il ne faut pas craindre de consommer régulièrement du poisson gras, bien au contraire !

Malheureusement, la surpêche sévit au point de menacer d'extinction 30 % de ces réserves. Les métaux lourds et les polluants organiques persistants (POP) sont concentrés dans les graisses des poissons au bout de la chaîne alimentaire – particulièrement le thon, l'espadon, le requin. Au lieu de mieux gérer les ressources et d'agir sur la pollution, on se livre à une fuite en avant qui consiste à traquer des espèces de grand fond (très fragiles car leur rythme de reproduction est très lent) et à développer des fermes aquacoles et une pisciculture intensive polluantes et qui altèrent la qualité de la chair du poisson.

Le poisson E.E.E.

Le poisson revêt un grand intérêt nutritionnel, grevé par les atteintes portées à l'environnement en terme de pollution et de réduction de la biodiversité ; il faut donc consommer du poisson avec discernement, c'est-à-dire consommer du poisson « E.E.E. ».

E comme équilibre alimentaire

2 repas de poisson par semaine, au moins, sont recommandés dans une alimentation variée satisfaisant aux apports en acides gras indispensables.

Veillez à sa fraîcheur (pas de poissons aux yeux glauques et aux branchies pâlottes !) et variez le choix. Contrairement aux viandes, les chairs grasses de poissons sont recommandées.

Le mode de cuisson ne doit pas altérer la qualité des acides gras insaturés, sensibles à la chaleur : l'idéal est la cuisson à l'étouffée, viennent ensuite la cuisson à la vapeur, en papillote sans aluminium, au four à température modérée en arrosant régulièrement le poisson avec son jus, au court-bouillon juste frémissant avec un bouquet garni...

Le poisson peut aussi se manger cru, après l'avoir fait mariner dans du gros sel et/ou un filet de citron : certains poissons s'y prêtent particulièrement, tels la daurade, la sardine, le maquereau...

E comme écologique

Le consommateur participe à l'épuisement des ressources halieutiques en consommant toujours les mêmes variétés : saviez-vous que nous ne consommons que 30 % des 250 espèces disponibles sur le plan alimentaire ?

Il faut donc éviter tous les poissons de grand fond (empereur, grenadier, sabre) et ceux gravement menacés d'extinction (thon rouge, sole, flétan, turbot, raie, merlu, cabillaud, dorade rose, bar de chalut).

Concernant le facteur pollution, la traçabilité doit être exigée. La façade atlantique bénéficie d'un milieu très ouvert et largement renouvelé (repérable au sigle ANE : provenance Atlantique Nord-Est). En outre, consommer des poissons de petite taille réduit l'exposition à cette pollution.

Cinq poissons sont élevés assez couramment en pisciculture bio : saumon, truite (de mer et d'eau douce), bar, daurade, turbot.

E comme économique

Le consommateur participe aussi au prix des denrées : ce qui est demandé en priorité, surtout ce qui devient rare, est cher ; ce qui est délaissé est très abordable, sans que cela reflète une différence de qualité nutritionnelle – surtout pas pour le poisson !

Cinq poissons sauvages sont très abordables : tacaud, sardine, maquereau, lieu noir, daurade grise.

Trop cher ?

Le poisson montre à quel point notre santé et celle de l'environnement sont liées : on vient de voir qu'il est possible de les concilier tout en ménageant son budget !

Suivez les saisons... avec l'énergétique chinoise

- Nos menus sont basés sur des produits de saison pour des raisons écologiques mais également pour correspondre aux besoins de votre organisme. La médecine chinoise se donne pour objectif de maintenir ou de rétablir l'harmonie entre notre santé, nos besoins – notamment en termes de saveurs aliumentaires – et notre environnement rythmé par les saisons. Selon cette approche, il existe cinq associations fonctionnelles reliant de façon analogique saisons et saveurs (loi des cinq éléments) : l'hiver et le salé; le printemps et l'acide; l'été et l'amer; la fin de l'été et le doux; l'automne et le piquant. Voici quelques points de repère.
- En hiver, nous avons besoin d'aliments plus «caloriques» et réchauffants tels que les légumes racines, les courges, les potirons ou potimarrons. Ces légumes peuvent s'associer à des céréales ou légumineuses en soupes plus ou moins salées, tout à fait adaptées à cette saison.
- Au printemps, les étals de maraîchers se garnissent de verdures salutaires à tonalité plus ou moins acide: légumes feuilles et salades que l'on parsèmera de graines germées, jeunes pousses, oseille, épinard, rhubarbe; les premières fraises...
- En été, comment ne pas se rafraîchir de plats en salades composées, agrémentés de quelques ingrédients amers comme la mâche, la roquette ou le pissenlit et saupoudrés de levure alimentaire, s'abreuver de jus de fruits variés avec un zeste d'agrume râpé. Les amateurs de chocolat privilégieront plus que jamais celui à haute teneur en cacao...
- À la fin de l'été, c'est le début de la période des récoltes, particulièrement celles de fruits doux comme poires et raisins.
- En automne, le caractère « piquant » d'arômes et de saveurs est effectivement présent dans les poireaux, choux raves, radis noirs et roses, cresson, oignons, mais aussi le raifort et le gingembre, ce dernier pouvant être facilement inclus dans vos plats en râpant simplement la racine fraîche. Ces quelques données reflètent les observations de la nature et du corps humain, durant des millénaires, par la médecine chinoise.

3

Un savoir-faire en cuisine et de bonnes habitudes à table

Manger plus de cru

Plus de cru = plus de vie !

Ce serait vraiment dommage de faire un effort sur la qualité des aliments pour ensuite la compromettre en cuisinant. Nous verrons comment bien cuire ses aliments dans le chapitre « Les ficelles pour bien démarrer » (p. 51).

Mais pourquoi cuire ce que l'on peut manger cru, nature ou assaisonné ?

Une alimentation « vivante » consiste à manger des aliments riches en nutriments réactifs, non raffinés, n'ayant subi aucune transformation – exception faite de la germination et de la fermentation, qui les enrichissent –, ou cuits à une température très douce, cela afin d'éviter la perte en enzymes, vitamines et minéraux, acides gras insaturés, etc. présents dans ces aliments. Ces aliments non dénaturés vous restituent ainsi leurs bienfaits et entretiennent votre vitalité.

Sans forcément passer au tout cru, redonnez une plus grande part aux pro-duits crus dans votre alimentation quotidienne ; équilibrez le cru et le cuit, le chaud et le froid.

Du cru dans votre assiette !

Introduisez progressivement quelques aliments crus, graines germées ou préparations fermentées dans votre alimentation.

Commencez le repas par une crudité dès les premières bouchées afin d'apporter d'emblée des micronutriments essentiels pour concourir à une bonne assimilation de l'ensemble du repas. Surtout, soyez attentif aux réactions de votre organisme qui modulent l'adaptation à de nouveaux aliments, en fonction de la température, de la saison, de votre physiologie et de vos capacités digestives.

Avant d'investir dans un extracteur de jus à basse vitesse, un déshydrateur ou un germoir, commencez par des choses simples : achetez des graines germées toutes prêtes, cuisinez un paté végétal, essayez les « green smoothies » à base d'amandes trempées, de fruits et légumes crus. Ensuite, vous pourrez vous intéresser aux « crackers » déshydratés à basse température, aux « sushis vivants », au tartare d'algues...

Bien mastiquer pour manger avec plaisir et modération

Mangez lentement, faites des pauses

Mangez lentement, en conscience, en prenant le temps de bien mastiquer. C'est essentiel. Une fois avalée, la bouchée ne peut plus stimuler de récepteurs sensoriels gustatifs, présents uniquement dans la cavité buccale. Manger rapidement est un véritable gâchis en terme de plaisir gourmet ! Il est prouvé que plus un repas apporte de satisfactions gustatives et moins l'envie de se resservir ou de grignoter se fait sentir car le plaisir rassasie. Le fait de manger lentement permet aussi chez certaines personnes de ressentir à temps les signaux stomacaux indiquant la satiété. La solution est donc de manger plus lentement et parfois même d'attendre quelques minutes avant de prendre le dessert. En outre, une bonne mastication va de pair avec une bonne digestion car elle déclenche de façon réflexe, à distance, la sécrétion de tous les autres sucs digestifs dont l'action est ainsi préparée et facilitée.

Faites des pauses au cours du repas (toutes les 3 ou 4 bouchées par exemple). Mangez détendu et bien installé : assis et dans le calme (le stress nuit beaucoup à la digestion), sans la télévision… Concentrez-vous sur votre repas : arômes, saveurs, présentation doivent éveiller vos sens, qui vont stimuler le système digestif. Mettez à profit tout ce que dame Nature met à votre disposition. Cet état d'éveil de vos sens s'intégrera assez vite dans de nouvelles habitudes.

Bien mâcher et se réconcilier avec les aliments

→ Aussi saine soit-elle, si elle est prise en trop grosse quantité, la nourriture surmène le système digestif, entraînant une digestion laborieuse, un gâchis d'énergie et, à terme, une fragilisation de l'état général avec de nombreux troubles.

Choisissez la consistance de vos aliments

Évitez de manger trop souvent des aliments mous (glace, yaourt, pomme de terre) ou ténus (semoule) qui incitent peu à mâcher, pour privilégier ceux qui stimulent la mastication tels que carotte, céleri, radis, concombre et fenouil crus, pomme, figue, fruits séchés et oléagineux, flocons d'avoine, pain aux céréales complètes ou semi-complètes et la cuisson *al dente* des aliments.

Répartissez harmonieusement le poids de la ration alimentaire sur la journée

En nutrition, ce qui prime, c'est le juste milieu et la régularité. Le corps n'aime pas les « à-coups » qui brusquent les organes digestifs et n'alimentent pas régulièrement l'organisme en énergie. Modérez en volume l'un des trois repas, de préférence celui du soir, selon l'adage « un petit déjeuner de roi, un déjeuner de prince et un dîner de pauvre ». Même en ne mangeant pas en excès sur la journée, si l'on mange trop le soir, une bonne partie ne sera pas dépensée et sera mise en réserve durant le sommeil, expliquant de nombreux cas de surpoids désespérément rebelles.

L'eau

Votre poids est constitué à 70 % d'eau. Cependant, ce n'est pas en buvant moins que vous allez maigrir, au contraire.

Vitale, l'eau a pour double fonction d'hydrater et d'épurer : elle renouvelle l'eau du corps, apporte les éléments nutritifs aux tissus, puis permet d'éliminer les déchets et résidus métaboliques en les amenant aux organes émonctoires : reins, intestins, poumons, peau.

Vous perdez chaque jour de l'ordre de 2,5 litres d'eau (dont 1,5 l d'élimination urinaire) ; vous devez renouveler cette eau :

- 1 litre doit être apporté par les aliments, qui globalement contiennent 70 % de leur poids en eau (90 % pour les fruits et légumes).
- 1 litre et demi doit provenir de l'eau de boisson qui doit être d'une qualité « eau de source », c'est-à-dire peu minéralisée, pour plusieurs raisons :

– la charge en sels minéraux d'une eau minérale peut être contre-indiquée sur le plan cardiovasculaire et pour la tension artérielle ; ces minéraux sont normalement pourvus par l'alimentation.

– l'eau circulante élimine les déchets métaboliques grâce à une différence de concentration avec les milieux à épurer. Si cette eau est déjà concentrée en éléments minéraux, l'effet osmotique épurateur sera réduit d'autant : ici, l'eau est plus précieuse par ce qu'elle emporte que par ce qu'elle apporte.

Sur l'étiquette, vérifiez que le « résidu sec à 180 °C » est inférieur à 300 mg/l.

Comment répartir 1 litre et demi d'eau à boire quotidiennement ?

Buvez un grand verre d'eau au réveil et le reste à distance des repas ; en effet, boire peu au cours du repas facilite la digestion car cela évite la dilution des enzymes. En outre, l'eau bue en dehors des repas renouvelle plus facilement l'eau circulante et stimule l'élimination des déchets.

Et l'eau du robinet ?

C'est largement la plus économique et la plus écologique (économie d'emballages et de transports). Mais est-elle fiable ?

Cela dépend... de l'endroit où l'on habite, fonction de la dureté de l'eau et de son traitement pour la rendre potable. Faute d'une volonté politique pour appliquer des mesures efficaces de réduction des pollutions d'origine agricole, nombre de communes ont dû investir en procédés de dépollution par ultrafiltration afin d'améliorer la qualité de l'eau distribuée qui, alors, est fiable. Pour le particulier, seul un équipement avec des filtres à « osmose inverse » est fiable et efficace.

Ne sautez pas de repas !

En particulier le petit déjeuner. Idéalement, pour maintenir une glycémie régulière sur la journée, vous devriez manger toutes les quatre ou cinq heures ; ce qui peut expliquer l'intérêt de la collation du goûter. Cela évite les baisses d'énergie générées par les hypoglycémies qui appellent des compensations intempestives dans la journée et des repas trop copieux le soir car on est affamé !

Évitez de préparer plus que ce dont vous avez besoin

Car plus il y en a, plus on mange ! Petite astuce : utilisez une petite assiette que vous remplirez bien, c'est moins frustrant qu'une grande assiette à moitié vide...

Comment mincir durablement ?

Les 7 règles d'or

1. Réduisez les produits carnés au profit des protéines végétales (association de céréales et de légumineuses).

2. Fuyez les produits industriels et raffinés.

3. Choisissez des produits de qualité, bio ou fermiers locaux et de saison, vitalisants et rassasiants, si possible de proximité.

4. Équilibrez les aliments acidifiants avec ceux qui ont des vertus alcalinisantes.

5. Rendez votre alimentation plus « vivante » en mangeant des aliments non dénaturés, plus de produits crus, ou préparés avec des modes de cuisson douce.

6. Modérez les quantités, mangez lentement, avec plaisir, grâce à une bonne mastication.

7. Pensez à bien vous hydrater, en dehors des repas avec une eau de source.

Fiez-vous à votre ressenti !

→ Les messages de satiété nécessitent quelques instants pour se manifester ; soyez attentif à vos sensations pour ne vous resservir que si vous avez encore vraiment faim.

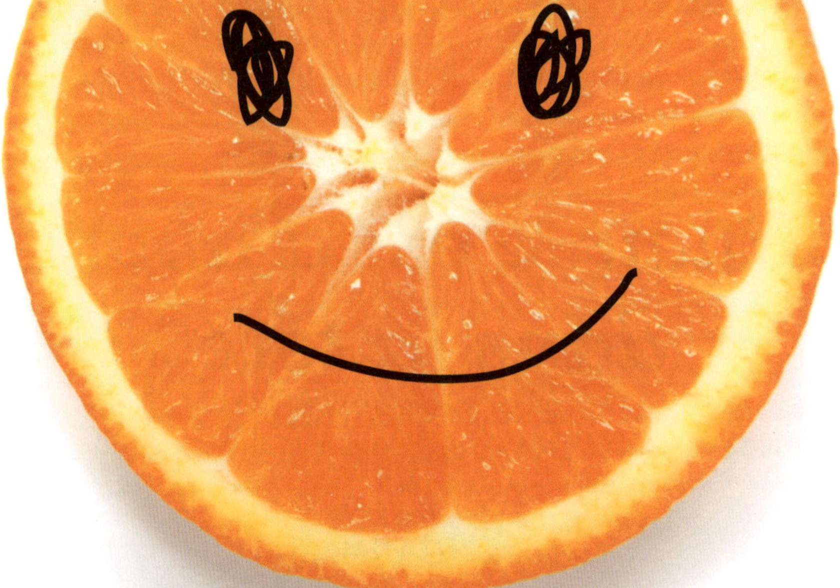

Mincir, c'est d'abord dans la tête

Fixez-vous les bons objectifs

Votre premier réflexe est un objectif chiffré en kilos, non?

Eh bien parlons-en: quel est votre poids d'équilibre et de bien-être?

Soyez réaliste

Vous ne pourrez pas retrouver votre silhouette d'adolescente et cela n'est sans doute pas souhaitable. En fait, votre poids d'équilibre n'est souvent pas celui que vous décrétez être votre poids idéal mais celui de votre corps : il ne dépend pas seulement de votre volonté mais surtout de nombreux facteurs biologiques, morphopsychologiques et également extérieurs.

Pour l'instant, oubliez la balance car vos motivations ne doivent pas être estimées en kilos mais exprimées en bénéfices, ce qui est nettement positif et plus constructif. Vous voulez:

- une silhouette plus harmonieuse;
- entrer dans les vêtements qui vous plaisent;
- vous sentir délivrée de la sensation de surpoids;
- ne pas avoir à cacher vos formes;
- un ventre plat;
- des courbes séduisantes;
- plus de vitalité;
- une plus grande confiance en vous;
- vous sentir en accord avec vous -même.

Notez sur la page de droite ce qui vous tient le plus à cœur, afin d'avoir des motivations claires en tête et de pouvoir les relire de temps à autre dans les mois qui viennent.

Ces motivations vont être un moteur mais votre véritable objectif est de poursuivre ce programme dans le temps. Ce doit être votre seul but, le reste suivra.

Allez-y pas à pas, adaptez-vous à ces nouvelles habitudes sans mettre la barre trop haut, surtout, allez à votre rythme!

Il vous sera plus ou moins facile et rapide de vous adapter à ces nouvelles habitudes selon votre style de vie actuel.

Quelles sont les causes de votre surpoids?

Essayez de comprendre pourquoi vous êtes en surpoids.

Premièrement:

Il est impératif que vous compreniez votre poids en prenant conscience de votre corps. Ainsi, de quels facteurs pensez-vous que votre prise de poids dépend le plus?

Votre comportement alimentaire?

Votre surconsommation est-elle due à votre émotivité, à votre rythme de vie, à votre conditionnement à telle saveur ou tel aliment, à votre environnement, à votre état psychologique (dépression, stress) ou physique (fatigue, manque d'activité, grossesses, ménopause ou andropause)?

Ce que je veux

Le nombre de régimes que vous avez déjà fait ?

Le fait d'alterner régimes et prises de poids a non seulement entraîné une augmentation du volume de vos cellules graisseuses mais également une multiplication du nombre de celles-ci difficilement réversible.

Vous ne vous retrouvez pas dans les causes précédentes ?

C'est sans doute dû à votre morphologie, à votre héritage familial, ou encore à votre âge et à votre équilibre hormonal.

Si vous soupçonnez un problème hormonal, nous vous invitons à le régler rapidement avec l'aide d'un médecin

Deuxièmement :

Une fois que vous avez déterminé les causes de votre surpoids, il est très important que vous ayez confiance en vous pour rompre ce cercle vicieux: vos kilos vous dévalorisent à vos yeux et ce sentiment entraîne la prise de poids. La solution?

Acceptez votre corps en acceptant des vérités

La plupart des mannequins, féminines, ont des mensurations «anormales» et impossibles à atteindre – ce qui n'est vraiment pas souhaitable pour votre santé; et d'ailleurs, dans la vraie vie, quelques rondeurs ne sontelles pas plus sexy que la maigreur?

L'alimentation durable vous délivrera de la dictature des calories; dans le même temps, on doit se délivrer de la dictature d'une mode factice.

Le sport et les soins

Le sport peut vous aider à gagner confiance en vous mais également les soins: massages, coiffeur, soins corporels...

Et surtout acceptez-vous! Votre corps n'est pas tout ce qui vous définit vraiment, vos rondeurs n'affectent pas vos qualités intrinsèques.

De la même façon, 10 kilos en moins ne vous apporteront pas, à coup sûr, un bonheur inconditionnel.

Listez vos qualités et vos atouts en demandant l'aide de votre entourage.

> Soyez compréhensif avec vous-même, car vous déprécier est une attitude d'échec qui vous empêchera de mener tout projet à bien... y compris celui de mincir!

Quel est votre comportement alimentaire ?

Vous avez des règles alimentaires en tête: des aliments grossissants que vous diabolisez, d'autres moins caloriques que vous mangez parfois en trop grande quantité pour éviter d'avoir envie d'autres produits, ce qui est aberrant car, en définitive, il se peut que vous consommiez quand même trop de calories tout en vous privant de nutriments indispensables.

Oubliez le calcul des calories !

Vous passez votre temps à contrôler mentalement votre comportement alimentaire mais vous ne respectez pas votre faim. C'est ce qu'on appelle la restriction cognitive. Vous êtes constamment en alerte, vous ne pouvez plus manger sans culpabiliser comme si vous commettiez une faute. Outre la frustration, ce comportement entraîne parfois des réactions compulsives : vous vous «lâchez» sur un aliment «interdit» sans mesure et sans plaisir... Et cela vous apporte alors un sentiment d'échec très dévalorisant... qui ne peut qu'amplifier cette culpabilisation ! Parfois cette attitude a un caractère obsessionnel qui peut mettre votre santé en danger et aggraver, à coup sûr, votre équilibre. Il faut absolument sortir de ce cercle infernal !

Ne comptez plus les calories ; lâchez prise pour détendre votre contrôle mental. Le plaisir sera au rendez-vous : celui des saveurs d'une alimentation variée de qualité et celui de manger libre.

Prenez conscience que vous ne pourrez pas éternellement garder ce contrôle mental et que vous vous exposez à des périodes de décompensation parfois violentes avec des risques de prise de poids très conséquentes mais aussi de perte totale de confiance en vous. Il va falloir lâcher prise, en douceur... Nous allons vous apprendre à oublier le calcul des calories et à porter un autre regard sur l'alimentation pour toujours.

Vous allez prendre conscience qu'un comportement alimentaire équilibré permet de se libérer de la dictature des calories, et que s'il est sujet à des variations, ce sont celles de la faim.

Les émotions vous contrôlent

Peur, colère, tristesse, fatigue, frustration, stress... et vous voilà dans le placard, à chercher quelque chose à manger !

Les émotions désagréables de la vie quotidienne créent des frustrations que vous cherchez à compenser par un réflexe renvoyant au stade oral. Lutter contre ce réflexe primaire mais réconfortant est épuisant et se solde souvent par un échec pour vous faire entrer dans le cercle infernal de la frustration/culpabilisation.

Tout d'abord, acceptez vos émotions : n'ayez pas honte de votre colère, de votre tristesse, de votre crainte. Puis trouvez un nouveau moyen de les maîtriser plutôt que de céder d'emblée au réflexe de manger : respirez amplement, plusieurs fois de suite, en prenant conscience de la différence de sensation entre l'inspir et l'expir, ce dernier allant automatiquement dans le sens d'une détente qui s'opposera ainsi à la tension, mauvaise conseillère. Ou bien avalez un verre d'eau : simple et efficace.

Ou encore inhalez une huile essentielle calmante (lavande, camomille), buvez une tisane, allez marcher… L'idée est de remplacer votre réflexe alimentaire par un autre, de trouver votre réaction de substitution: cela va vous demander quelques jours pour acquérir un nouveau réflexe, mais une fois acquis, il compensera totalement l'ancien. Aussi, ne fuyez pas vos difficultés, évaluez-les sans dramatiser et tentez de trouver une solution concrète. Nombre d'émotions de la vie quotidienne ne sont pas graves si vous les mettez en perspective et permettent souvent de progresser. Dans tous les cas, manger n'est pas la solution à votre problème mais va en créer un autre!

Enfin, si vous mangez trop par peur de manquer, persuadez-vous que lorsque la faim surviendra, vous serez absolument libre de manger et vous n'aurez pas à culpabiliser. Vous verrez que très vite ce sentiment de liberté calmera votre anxiété et vous permettra de passer outre cette envie passagère.

Sachez reconnaître la faim

Dans notre société, on a presque tous tendance à surconsommer car on ne sait plus interpréter ses sensations, d'autant qu'elles sont faussées par une alimentation industrialisée. On finit par manger sans faim car on confond la faim et l'envie de manger, ou encore par habitude (c'est l'heure), opportunité, ennui, stress… Et lorsqu'on mange sans faim, on mange trop! Et plus on mange, surtout des aliments à « calories vides », plus on a envie de manger…

Un repas commence par la faim

Apprenez à différencier le fait d'avoir vraiment faim, c'est-à-dire quand votre corps exprime un besoin physiologique réel, d'une envie, souvent compulsive.

Ce n'est certes pas facile; pour repérer une véritable sensation de faim,

Écoutez vos sensations!

→ Notre objectif est de réussir à ce que votre comportement alimentaire soit à nouveau contrôlé par vos sensations et non plus par vos émotions. Remettez la nourriture à sa place, reliez l'action de manger à la faim et au rassasiement et déconnectez-la de vos affects. Manger redeviendra un acte fonctionnel mais aussi sensuel (éveil des sens et source de bien-être), pour ne plus jouer le rôle de catalyseur d'émotions mal gérées.

dérogez pour une fois aux heures des repas jusqu'à ce que cette faim vous tenaille : faites alors bien attention aux « symptômes » déclenchés afin de les reconnaître dans l'avenir. Et peu importe si vous petit-déjeunez à l'heure du goûter pour une fois !

On ne sait plus non plus reconnaître le sentiment de rassasiement (absence de besoins). On continue à manger sans faim et donc on mange trop. Pourquoi ? Le cerveau reçoit avec une certaine latence le message de rassasiement ; il est donc capital de manger lentement et de prendre le temps de mâcher pour profiter de cette latence et du plaisir que l'on a en bouche ; quittez la table pour éviter de vous resservir par réflexe.

> Mangez lentement pour vous laisser le temps de percevoir que votre organisme est rassasié.

Identifiez les facteurs d'échec pour réussir votre démarche

Ce régime de vie est un programme qui ne doit pas vous amener à exercer un contrôle mental obsessionnel, sinon c'est l'échec à court ou moyen terme.

Les causes d'échec les plus courantes

Avant d'aborder cette réforme alimentaire en suivant nos menus, revenons sur les causes d'échec courantes.

L'obsession alimentaire

Elle mène à une conduite compulsive. Donnez-vous des objectifs d'un autre ordre (travail, activité, etc.) pour détourner votre attention et adoptez ces nouvelles habitudes alimentaires sereinement. Ce programme ne doit pas vous apparaître comme une contrainte, bien au contraire, mais comme un vrai soutien, un accompagnement dans le temps, à la découverte d'une vie saine et savoureuse !

Les frustrations néfastes

Ne supprimez pas vos aliments préférés si c'est trop difficile ; en revanche, misez à fond sur la qualité de ces aliments – par exemple, continuez à craquer pour du chocolat mais bio, de préférence noir à 70 % de cacao. Loin de culpabiliser, on satisfait une envie avec un aliment riche en nutriments utiles et rassasiants, même en petites quantités, surtout si on le laisse fondre longtemps en bouche !

L'impatience

Elle conduit souvent à la déception et à l'abandon précoce. Maintenez un effort modéré plutôt que d'abandonner un effort trop violent. Il s'agit d'une véritable rééducation du comportement qui sera plus ou moins lente selon votre profil, avec peut-être quelques irrégularités. Vivez-la comme une démarche salutaire que nous vous proposons de guider et surtout pas comme une compétition contre vous-même, en sachant que le plaisir est au programme !

Gérez les écarts sereinement

Le grignotage est l'une des conséquences fréquentes des émotions dont nous venons de parler.

L'écart est d'ordre physiologique

Vous avez réellement faim entre les repas : vous avez peut-être besoin de fractionner davantage vos repas : ajoutez 1 à 2 collations dans la journée (quelques amandes ou une pomme et un yaourt de soja en milieu de matinée et vers 17 heures) ou, simplement, mangez plus tôt que prévu, ce qui vous évitera de vous jeter goulûment sur n'importe quoi avant le repas ! Quoi qu'il en soit, gardez une certaine régularité dans vos horaires car votre corps s'habitue à un rythme et il est bon de respecter ses cycles. Mais dites-vous bien qu'une collation motivée par la faim est tout à fait légitime. Alors ne vous frustrez pas inutilement !

L'écart est motivé par l'environnement social

Une invitation, un événement à fêter ? Dans ce cas, faites de cet écart un plaisir libre mais modéré (sans abuser) ; il suffit d'être attentif à votre bien-être aux repas suivants. L'un des intérêts d'une alimentation saine suivie régulièrement est de pouvoir s'offrir ce genre d'excès, sans en pâtir. Manger mieux, manger bien, ce n'est pas se mettre en marge de la société, et à terme cela délivre de la culpabilisation car on devient libre même de se livrer à quelques escapades alimentaires !

Manger mieux pour mieux vous connaître

Manger sain, ce n'est pas tant échapper à de mauvaises habitudes que de s'engager sur la voie exigeante et enrichissante de la découverte de soi.

Se laisser guider aussi par les réactions de son corps

Consommer des aliments sains, les préparer sans altérer leurs qualités, bien les assimiler par une composition harmonieuse des menus, tout cela est essentiel.

Accorder l'alimentation à la personne l'est tout autant, en tenant compte des capacités d'adaptation que l'on ne peut brusquer sans dommage : comprendre ce que l'on applique en procédant par étapes progressives, guidées par les réactions de son corps.

Ce programme met en place des jalons qui balisent une large allée, celle de l'alimentation saine. Mais c'est à chacun de découvrir, par son expérience, le mode de nutrition qui lui convient le mieux, en fonction de son âge, mais aussi de son activité, de l'état de sa santé, du climat : la vie est évolution, une alimentation stéréotypée ne peut donc bien l'entretenir.

Faites-vous aider !

Si modifier votre comportement alimentaire vous paraît trop difficile ou que vos émotions sont dues à un malaise plus profond, n'hésitez pas à faire appel à une aide thérapeutique qui peut se révéler un complément indispensable à l'efficacité de votre programme. Les thérapeutiques réactionnelles faisant appel aux capacités régulatrices du corps (acupuncture, homéopathie) peuvent être d'un grand secours ; la sophrologie, le qi gong, le reiki, la relaxation ou la psychothérapie sont autant de recours pour rétablir un équilibre somato-psychique.

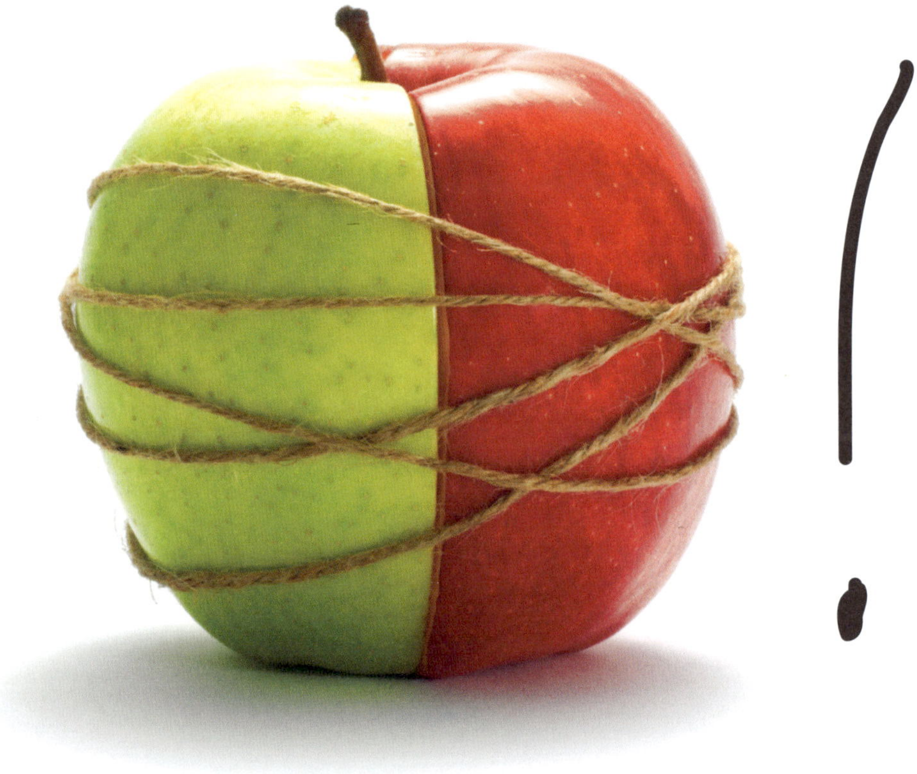

Les ficelles pour bien démarrer

Comment bien faire vos courses ?

Le meilleur équilibre alimentaire et un bon rapport qualité/prix se jouent sur le terrain, lorsque l'on fait ses courses. Confronté à la jungle des commerces alimentaires et de leurs références, il importe de se fixer des repères précis.

7 conseils capitaux

1. Connaissez la valeur nutritionnelle et le rapport qualité nutritionnelle/prix de ce que vous achetez. Préférez les crudités aux charcuteries pour vos entrées ; réduisez les produits carnés pour des légumineuses et produits céréaliers ; choisissez des yaourts plutôt au soja et des fromages au lait cru en privilégiant chèvre et brebis…) et achetez des produits issus de l'agriculture biologique !

2. Achetez des produits locaux et de saison, quand cela est possible, issus de cahiers des charges cohérents avec le développement durable.

Évitez les intermédiaires en achetant directement aux producteurs : au marché ou en adhérant à une AMAP (Association pour le maintien d'une agriculture paysanne) et dans des circuits de distribution bio qui appliquent un commerce équitable avec les producteurs.

3. Proscrivez les produits raffinés (cela concerne les produits céréaliers, les huiles, le sucre et le sel).

4. Évitez les plats préparés (plats traiteur, plats cuisinés congelés) : on paye cher ce que l'on ne fait pas soi-même pour une qualité nutritionnelle souvent médiocre voire néfaste pour la santé.

5. Achetez le plus possible vos produits d'épicerie bio en vrac pour faire baisser les coûts, limiter les emballages et ne prendre que ce dont vous avez besoin.

6. Évaluez vos besoins avec justesse pour éviter le gâchis. N'achetez pas en trop grosses quantités car la profusion est tentatrice et l'expérience acquise progressivement vous prouvera que bien-être et modération quantitative vont souvent de pair.

Vous allez devenir un « consom'acteur » qui concilie ses intérêts (ligne et santé) et ceux du Bien commun !

Vos équivalences pour des substitutions saines

Attention : il ne s'agit pas d'abuser des aliments de la colonne de droite sous prétexte qu'ils sont plus sains. Avec eux aussi, modérez les quantités.

Je mange	Je remplace par
Pains, baguettes raffinées ou non de boulangeries ou de grandes surfaces, pains de mie, biscottes, müesli et céréales industriels…	Pains biologiques semi-complets (T80) ou de campagne, au blé, à l'épeautre, au Kamut… au pur levain (magasins bio), galettes de riz, biscottes bio, müesli bio…
Céréales raffinées et non bio : riz, pâtes, semoule, farine blanche	Céréales biologiques : riz mi-complet, quinoa, millet, sarrasin, boulgour, semoule semi-complète de blé, semoule de maïs, pâtes semi-complètes, couscous d'épeautre, de Kamut, farine T80 de blé, d'épeautre, de Kamut moulues à la meule de pierre Astrié…
Viandes et charcuteries industrielles, conserves, plats cuisinés «traiteur» ou industriels et surgelés	Poissons (maigre et gras), coquillages, volailles et viandes fermières, œufs bio ou fermiers, tofu, seitan, algues… Association dans un même repas de 2/3 de céréales et 1/3 de légumineuses
Beurre, margarine hydrogénées	Margarines végétales biologiques, beurre biologique ou de ferme au lait cru (modérément) et non cuit, purée d'amandes blanches, de noisette, de sésame blanche (tahin)
Huiles raffinées	Huiles vierges 1re pression à froid biologiques : olive ++, colza, sésame, noix, courge, lin…
Lait et fromages industriels, yaourts aromatisés et glaces industrielles…	Lait d'avoine, de soja, de riz, fromages de brebis, de chèvre, de vache au lait cru, yaourt de soja et de vache maison, faisselle de chèvre…
Liants divers, glutamate, crème, beurre, gélatine alimentaire	Arrow-root, Kuzu Agar-agar
Fonds de sauce	Miso, shoyu, tamari
Sucre blanc raffiné ou roux coloré	Suc de canne complet, sucre roux bio, miel, sirop de riz, sirop d'agave, fruits secs et frais pour sucrer vos gâteaux maisons (raisins secs, pruneaux, pommes, poires…)
Chocolat, confiseries, biscuits industriels, gâteaux et viennoiseries de pâtisseries	Chocolat noir au suc de canne, biscuits, croquants et gâteaux maison, tartes aux fruits (avec farine T80 et suc de canne complet), compotes de fruits sans sucre ajouté…

Je mange/je bois	Je remplace par
Café, thé	Chicorée, thés verts et noirs bio, rooïbos, infusions diverses bio
Assaisonnements : poivre, sel blanc, mayonnaise industrielle, ketchup, vinaigre d'alcool, moutarde avec antioxydants, cornichons, piments, sauce de soja industrielle	Vinaigre de cidre bio, vinaigre de riz, vinaigre et pâte d'umébosis, sauce de soja bio (tamari, soyu), miso, sel complet de mer, fleur de sel, gomasio, moutarde bio, raifort, citron, aromates divers (thym, romarin, basilic), épices douces
Apéritifs (alcools forts), gâteaux apéritifs salés et sucrés, cacahuètes, chips	Vin rouge et blanc nature limités en soufre, jus de légumes, crudités à croquer (carottes, chou-fleur...), crackers maison à l'huile d'olive
Sirop, jus d'orange industriel, soda et pseudo-jus de fruits	Jus de fruits et de légumes frais (centrifugeuse), de légumes lacto fermentés, kéfir, komboucha...
Eau du robinet (se renseigner auprès des communes car certaines sont correctes)	Eaux de source, eau osmosée ou filtrée

Le plan d'une journée type

Voici les grands principes de l'équilibre alimentaire sur une journée afin de vous permettre de devenir autonome en créant vous-même vos menus équilibrés.

La répartition de l'alimentation en trois repas doit être adaptée à l'activité pour éviter des mises en réserve indésirables. La ration calorique se répartit ainsi : 40 % le matin, 40 % à midi et 20 % le soir.

Respectez l'adage « Petit déjeuner de roi, déjeuner de prince, dîner de pauvre »

Les protéines d'origine animale sont plutôt réservées au déjeuner, celles d'origine végétale au petit déjeuner et au dîner.

Important

Le dernier repas de la journée est souvent un facteur de surcharge, surtout si l'on compense pour n'avoir pas consacré suffisamment de temps aux précédents repas (les besoins sont très réduits durant le sommeil et l'on a vite fait de trop manger) ; il ne doit pas être non plus un facteur d'acidification de l'organisme (ne pas manger trop de protéines, surtout d'origine animale), ni un facteur de troubles du sommeil (digestion laborieuse d'un repas trop copieux, consommé trop près de l'endormissement ; un dîner léger ne peut que favoriser la qualité du sommeil... et du réveil, où devrait se manifester, alors, de l'appétit pour un solide petit déjeuner).

Si un repas doit être supprimé, choisissez le dîner plutôt que le petit déjeuner. Or, c'est l'inverse qui se produit trop souvent...

Cette répartition de la ration alimentaire journalière se concrétise par les menus types qui vont suivre, donnant lieu, chacun, à de nombreuses recettes compte tenu des choix proposés.

Le petit déjeuner type

L'activité de la matinée est conditionnée par le « p'tit déj » qui doit comporter tous les nutriments, particulièrement des sucres dits lents, c'est-à-dire accompagnés de fibres et de micronutriments, pour prodiguer énergie et endurance. À ne surtout pas négliger !

Au lever	Boire un grand verre d'eau (puis réserver 1/2 heure à quelques exercices respiratoires et d'étirement, à la préparation du repas, à la toilette, à la réflexion : organisation de la journée, méditation...).
Aliment cru (sucres simples, micronutriments)	Fruit bien mûr (au goût plutôt acide) ou jus de fruit frais (dix minutes après le réveil, attendre 20 minutes si vous le pouvez pour la suite).
Sucre complexe (aliments à base d'amidon), fibres, protéines	Au choix : • environ 50 à 100 g de flocons pesés secs de céréales complètes (müesli) trempés (le trempage peut durer toute la nuit précédant le petit déjeuner) avec au choix yaourt (au lait de chèvre ou brebis, de soja), fromage blanc, lait de riz ou d'avoine, eau infusée ou non, plus ou moins sucrés (fruits secs, un peu de fruits frais doux émincés); • ou pain au levain bis ou complet, biscottes complètes ou galettes de riz; • ou bouillies de céréales complètes ; • ou galettes de sarrasin, crêpes.
+	
Protides et lipides	Au choix : • fruits oléagineux : quelques noisettes, amandes et cerneaux de noix, ajoutés au müesli ou bien tartinés (purée d'amande, tahin de sésame) ; • ou beurre doux fermier tartiné (15 à 20 g, le petit déjeuner est le repas privilégié pour consommer le beurre) ; • ou 1 œuf à la coque ; • ou yaourt de chèvre ou de soja, petit suisse, fromage blanc et produits laitiers bio enrichis en souches probiotiques (yaourts, fromages blancs); • ou fromage au lait cru (50 g équivalent en corps gras à 20 g de beurre) ; • ou lait d'avoine ou multi-céréales (1/2 bol).
+	
Liquides	• boisson : chocolat, laits végétaux ; • ou infusion ou thé vert ou rouge ou maté ou chicorée ou café de céréales désucrés ou sucrées au miel ou au sirop d'agave. À défaut : café ou succédanés.

Facultatif, la collation de 10-11 heures : 1 fruit de saison ou des fruits séchés (pruneaux, figues) avec ou non des fruits oléagineux + 1 boisson (jus de fruits frais ou infusion d'un mélange de thé vert et de rooïbos).

Le déjeuner type

Le déjeuner est le repas le plus indiqué pour alterner menus carnés et végétariens. Si l'appétit est plus développé que l'activité à prévoir, augmentez la ration au profit des légumes crus et cuits.

Entrée • crudités • lipides insaturés	**100 à 150 g de crudités, au choix :** • **légumes** (feuilles, racines ou fruits) en salade assaisonnés (1 à 2 c. à soupe d'huile première pression à froid + tamari ou vinaigre de cidre ou citron, aromates frais) saupoudrés de levure alimentaire ou de gomasio ou de germe de blé et plus ou moins accompagnés de quelques fruits oléagineux (20 g décortiqués par repas) ou de légumes lactofermentés ; • **ou** fruits.
Plat principal • protides • amidon • légumes cuits • lipides	Au choix : • **protéines végétales :** céréales (100 g secs), légumineuses (50 g secs) et légumes cuits (200 g ; pas de tubercules), assaisonnement facultatif ; • **ou** protéines animales : viande (100 à 150 g) ou poisson (100 à 150 g) ou 2 œufs, avec 200 g de légumes cuits (y compris des tubercules).
Dessert Facultatif, avec un peu de protides, de lipides et de glucides (pas de plat très concentré en sucre)	Au choix : • **fruits oléagineux ;** • **ou un laitage** si pas de produits animaux au plat principal : fromage blanc, yaourt de chèvre ou de brebis, fromage (50 g) au lait cru ; • **ou** crème de soja avec 2 carrés de **chocolat noir** (bio à 70 %) ; • **ou** une **pâtisserie maison** peu sucrée (tarte, sablés bio) ; • **ou** un fruit cuit (plus digeste que les fruits crus en fin de repas, en cas de ballonnements).
Liquides	• **boire peu** à table facilite la digestion (quelques gorgées d'**eau** en fonction de votre soif ; ce type de repas apporte en moyenne ½ litre d'eau liée aux aliments) ; • **un verre de bon vin** à tanins (rouge ou rosé) au cours du plat principal et du dessert.

Facultatif, la collation de 17 heures : comme celle de 11 heures ou jus de légumes ou légumes/fruits (par exemple, carotte/fenouil/pomme).

Le dîner type

Simple et frugal, le dîner sera le plus souvent de type végétarien, surtout si le déjeuner est à prédominance carnée.

Entrée aliment cru	**Au choix :** •**fruit doux ;** • **ou crudités** (qui, selon la quantité, peuvent constituer le plat principal avec quelques fruits oléagineux). Ou jus de légumes frais en saison chaude (en apéritif ½ h avant le repas) ; • **ou soupe de légumes** frais variés en saison froide.
Plat principal • amidon • protides • légumes cuits • lipides	Au choix : • **potage de légumes** (sans tubercules), épaissi de céréales complètes (flocons, pâtes, grains cuits, tranches de pain) et d'un peu de légumineuses (grains cuits) plus ou moins mixés ; • **ou céréales complètes + légumineuses + légumes ;** • **ou céréales complètes + légumes cuits** avec assaisonnement à base de tamari ; • **ou gratins de céréales** complètes **+ légumes cuits ;** • **ou tofu de soja + légumes ;** • **ou gratin de légumes ;** • **ou tourte de légumes ;** • **ou un œuf à la coque + légumes ;** • **ou pain bis** tartiné à la purée d'amande, de noisette, tahin de sésame.
Dessert (encore plus facultatif que pour le déjeuner !)	Au choix : • **un laitage** (fromage blanc, yaourt de chèvre ou de brebis, ou petite portion de fromage au lait cru) ; **Remarque :** un fromage, tout comme les fruits oléagineux, peut constituer, avec une salade ou des crudités, un plat unique. • **fruits oléagineux ;** • **fruits cuits ;** • **tarte ou flan maison,** légers et peu sucrés ; • **infusion :** tilleul, verveine, camomille, oranger, aubépine, passiflore, valériane, mélisse, mélilot…

Bon à savoir : hydratez-vous bien en buvant entre les repas, environ 1,5 l/jour (eau de source ou osmosée, thé, infusions…). Lors des repas comprenant céréales ou farineux, évitez le pain ou réduisez la quantité de céréales. Une mauvaise répartition de l'alimentation sur la journée, même sans excès, est souvent à l'origine d'une prise de poids et, encore plus, des difficultés à le perdre. Une alimentation équilibrée adaptée à l'activité est la clé du succès d'une réforme alimentaire dans le temps.

Équilibrez votre alimentation au fil des semaines et de l'année

L'équilibre alimentaire est possible sur un repas, sur une journée, à coup sûr sur une semaine; respecter la saisonnalité des produits est aussi fondamental.

Pour une semaine équilibrée

Quelques données sont nécessaires comme points de repère (et non comme prescription) pour programmer la consommation alimentaire sur l'ensemble de la semaine.

Des protéines :

au moins 2 repas de poisson par semaine;

2 à 3 repas de viande;

- 1 repas de charcuterie ou d'abats (facultatif);
- 4 à 6 œufs (en comptant ceux utilisés dans la préparation des plats);
- le reste des protéines provient des légumineuses, des produits céréaliers peu raffinés, des fruits oléagineux.

Des lipides :

- 2 laitages par jour en moyenne (surtout les yaourts et fromages de chèvre et de brebis au lait cru), les kéfirs plutôt qu'une consommation régulière de laitages de vache. Exigez alors du lait cru et non pasteurisé;
- beurre doux: 125 g par semaine;
- huiles: l'huile d'olive est la base, alternée avec d'autres huiles de première pression à froid (mélange possible à condition de respecter un rapport oméga-6/oméga-3 de 5/1 en mélangeant à quantité égale huile d'olive et huile de colza), en moyenne 2 à 3 cuillerées à soupe par jour;
- pas plus d'une friture par semaine.

Des glucides :

- simples ou complexes, non raffinés, avec un index glycémique faible à modéré, ils doivent figurer régulièrement à chaque repas.

Des légumes et des fruits : à volonté !

Pour une année équilibrée

Vivre en harmonie avec notre environnement est essentiel à notre propre équilibre, ce qui implique d'adapter notre alimentation aux saisons, même si nombre d'aliments sont proposés toute l'année.

Consommer régulièrement des aliments frais de saison, si possible de proximité, c'est faire preuve de cohérence et d'écocitoyenneté (réduction des coûts en énergie et pollution).

Il est également utile de pratiquer chaque trimestre, voire chaque mois, des pauses dans l'alimentation habituelle: cures d'intersaison, de désacidification avec des menus végétariens, diètes, monodiètes (de fruits, de légumes) et jeûnes de courte durée (une journée en fin de semaine).

Il s'agit de véritables mises au repos digestif pour favoriser les éliminations des déchets métaboliques et le renouvellement des réserves, et pour stimuler les facultés d'adaptation de l'organisme. En outre, cela peut permettre de s'offrir quelques «escapades alimentaires» sans être pénalisé dès lors que l'hygiène alimentaire est observée régulièrement sur l'année.

Vous trouverez à la page suivante les aliments à privilégier pour chaque saison.

Quelques repères de choix des aliments en fonction des saisons

La saisonnalité des légumes et des fruits est assez évidente pour qui «mange local», même en hiver avec les légumes racines, les fruits aqueux, séchés et les fruits oléagineux.

Les autres produits sont moins spécifiques de la période de l'année; il sera tenu compte de leur teneur en matières grasses pour les produits animaux, du caractère plutôt « rafraîchissant » ou «échauffant» pour les céréales; quant aux légumineuses, elles conviennent en toute saison et surtout en hiver.

Et pourquoi pas un plat unique végétarien?

Le principe du plat unique est d'apporter avec un seul plat l'ensemble des constituants d'un repas équilibré selon la Triade Alimentaire®: la ration protéique, la ration calorique, les éléments régulateurs des métabolismes que sont les vitamines, oligoéléments, fibres et composés bioactifs (polyphénols, caroténoïdes...).

C'est à la fois très économique, pratique, conforme à nos besoins nutritionnels, et cela permet de satisfaire notre appétence sans excès.

Rappelons qu'à la différence d'une alimentation végétalienne qui ne se compose que de végétaux (céréales, légumineuses, légumes et fruits), un plat végétarien peut comporter œuf et produits laitiers, ce qui assure facilement l'ensemble des apports protéiques et autres.

Le plat unique selon les saisons

Pour les fruits et légumes

Le choix en fonction de la saison est très varié, d'autant plus que certains fruits et légumes sont disponibles une bonne partie de l'année (pomme, agrumes et banane; carotte, chou, poireau, ail, pomme de terre, potiron et potimarron). En outre, le procédé de conservation par lacto-fermentation, qui enrichit très notablement les légumes en micronutriments, permet d'agrémenter les plats d'une saveur acidulée et de les consommer quasiment toute l'année avec profit (convient particulièrement aux choux vert/rave/fleur, carotte, concombre, céleri, haricot vert, betterave rouge, navet, oignon).

Pour les céréales et légumineuses

Les «produits secs» en grains, flocons

Au printemps, privilégiez

- légumes verts, primeurs, et graines germées ;
- céréales : blé (couscous, boulgour), millet ;
- légumineuses : lentilles, fèves ;
- viande : agneau ;
- poisson semi-gras.

En été

- alimentation légère avec une prédominance pour les crudités (légumes feuilles et légumes fruits), fruits juteux parvenus à pleine maturité (repas de fruits) ;
- céréales : orge, seigle, riz ;
- légumineuses : pois chiches, lentilles ;
- viande : poulet ;
- poisson à chair maigre.

En automne

- légumes fruits (surtout les cucurbitacées), fruits aqueux, cure de raisins ;
- céréales : riz, maïs, quinoa ;
- légumineuses : lentilles, soja ;
- viande : veau ;
- poisson semi-gras.

En hiver

- légumes racines, tubercules ;
- fruits aqueux (pomme), séchés, oléagineux, amylacés ;
- céréales : épeautre, avoine, sarrasin ;
- légumineuses : haricots, pois cassés, lentilles ;
- viande : bœuf ;
- poisson à chair grasse.

Vivre en harmonie avec notre environnement est essentiel à notre propre équilibre.

ou farines se conservent aisément et sont disponibles et consommables toute l'année.

Pour les céréales, tenez compte, en été, de leur caractère plutôt «rafraîchissant» (orge) et en hiver de leur caractère «échauffant» (avoine, sarrasin). Pour les légumineuses, leur aspect énergétique convient à l'hiver (haricots secs, pois cassés), alors que les lentilles et les pois chiches peuvent être délicieusement rafraîchissants l'été en salade.

Plats types et leurs variantes

Les références en matière de plats uniques végétariens sont le couscous, les salades composées, les tartes aux légumes, les soupes.

Le plat servi chaud ou froid (en salade composée) selon la saison et les goûts sera agrémenté d'un accompagnement lui-même chaud (bouillons rehaussés de cubes bio à base d'ail, d'aneth, de persil, cerfeuil et céleri) ou froid (voir assaisonnements du chapitre Cuisiner sain et savoureux).

Le couscous végétal

C'est donc un couscous sans produits carnés ni poisson, où l'on associe la semoule de blé complet à des pois chiches et des légumes.

Cette référence peut être déclinée ensuite en de nombreux «pseudo-couscous», qui sont autant de variantes associant une céréale non raffinée, une légumineuse et des lé-

• 2/3 de céréale complète ou semi-complète (soit pour 1 personne, 100 g secs)*: petit épeautre, boulgour, couscous, quinoa, pâtes, riz, maïs, orge, sarrasin, millet.
• Cuisson: façon risotto ou «à l'orientale».

+

• 1/3 d'une légumineuse (soit pour 1 personne, 50 g secs)*:
• lentilles, azukis, haricots secs (blancs ou rouges), pois chiches, pois cassés, fèves, tofu de soja.
• Cuisson: dans 2 volumes d'eau après trempage selon la légumineuse.

+

• des légumes de saison (environ 200 g).
• cuits à l'eau, à l'étouffée, dans un couscoussier, à la vapeur, ou braisés;
• OU sous forme de crudités dans les préparations en salade composée.

* pesée avant trempage et cuisson. Ces ingrédients apportant les protéines végétales sont très rentables car en plus d'être très abordables, ils doublent ou triplent de volume à la cuisson, alors que les viandes perdent en moyenne 30% de leur poids!

gumes frais de saison, avec bouillon ou assaisonnement selon les goûts.

La soupe

Cette association céréale/légumineuse peut aussi être ajoutée à une soupe de légumes, renouant avec la «soupe paysanne» qui jadis mijotait dans l'âtre; les ingrédients sont consommés entiers ou transformés en onctueux potage après passage au mixeur (cette onctuosité devant beaucoup aux fibres solubles des légumineuses).

On peut envisager en fait deux types de soupes chaudes:

- la soupe paysanne roborative avec des légumes entiers ou coupés en morceaux, une céréale et une légumineuse en grains cuits (ayant pu servir d'ingrédients à des repas précédents: c'est l'art d'utiliser les restes avec l'aide du frigo!);
- le potage obtenu après passage au mixeur, que l'on peut compléter par une salade d'hiver associant mâche et endive avec un assaisonnement.

Enfin, on peut même envisager, pour les saisons plus chaudes, une préparation froide sur le mode gaspacho avec des légumes d'été reposant au frais au moins une heure et parsemé de basilic émincé.

> Dans les chapitres suivants, vous trouverez, pour chaque saison, une suggestion de plat unique végétarien.

Les tartes, tourtes et quiches aux légumes

Les sous-produits animaux, œufs et produits laitiers au lait cru (sous forme de lait, fromage blanc ou yaourt, fromages en dés, râpés en gratins, en parmesan) peuvent se substituer à la légumineuse et s'associer à une céréale, par exemple, pour constituer la pâte brisée et la garniture d'une tarte, d'une tourte ou d'une quiche aux légumes de saison.

Toutes ces préparations savoureuses sont économiques et variées, équilibrées selon la Triade Alimentaire®, et vous pouvez les accompagner d'une salade.

Les salades composées végétales

Elles associent, avec un assaisonnement froid, une céréale et une légumineuse cuite préalablement, des légumes cuits et/ou crus émincés, éventuellement quelques fruits oléagineux, fruits aqueux ou séchés.

Ce type de plat froid unique est très pratique: parfait en pique-nique, il peut être transporté en «lunch box» pour être réchauffé éventuellement selon la saison.

Démarrez bien la journée avec les petits déjeuners santé

La base d'une alimentation équilibrée réside dans un petit déjeuner de roi ! Cette habitude vous poussera à moins manger le soir afin d'avoir faim le matin.

2 recettes de base, à alterner avec les exemples de menus types pour le petit déjeuner

Ces recettes vous apporteront l'énergie et les nutriments indispensables afin d'éviter les grignotages.

Le petit déjeuner aux flocons d'avoine

La veille au soir, faites tremper 2 à 3 c. à soupe de gros flocons d'avoine dans 150 ml de lait d'avoine + 1 c. à soupe rase de raisins secs lavés + 1 c. à café de graines de tournesol.

Ajoutez une pincée de cannelle en poudre.

Réservez au réfrigérateur en protégeant d'un film.

Le matin, rajoutez ½ banane écrasée, coupez 1 ou ½ pomme en morceaux.

Variez les oléagineux: graines de courges, amandes, noix... mais aussi les fruits séchés tels que abricots, figues, dattes... et les fruits frais selon la saison : poires, pêches, melon...

La crème Budwig améliorée

Surnommée «crème de cent ans», elle a été créée par Johanna Budwig puis reprise par le Dr Kousmine pour contrer les carences nutritionnelles d'une alimentation trop grasse et trop carnée.

En voici une variante :

Moulez dans votre moulin à café 1 c. à café de graines de lin (riches en acides gras polyinsaturés) ou tournesol ou courges ou amandes, noisettes avec 2 c. à café de riz mi-complet ou sarrasin ou quinoa.

Écrasez ½ ou 1 banane à la fourchette.

Mélangez ces ingrédients avec un yaourt de soja. Répartissez la crème obtenue sur un fruit cru de saison coupé en morceaux.

Cette crème Budwig est ainsi plus digeste.

Faites vous-même vos yaourts !

Investissez dans une yaourtière qui sera vite amortie. Avec 1 litre, vous obtenez 8 yaourts !

Versez 1 yaourt de soja ou au bifidus dans un récipient, ajoutez progressivement le litre de lait de soja vanillé – votre yaourt sera ainsi bien plus onctueux – ou de vache entier bio tout en battant au fouet à main. Répartissez dans les pots sans les couvercles et branchez la yaourtière pour environ 8 heures.

Sortez les pots et fermez-les à chaud puis placez-les au réfrigérateur.

Ils se conservent environ 7 jours.

Pensez à aromatiser le lait avec 3 gouttes d'huile essentielle d'orange ou de citron, d'extrait de vanille liquide bio ou mettez un fond de confiture, purée de fruits, crème de châtaigne pour varier les plaisirs.

Les « super-aliments »

Il faut entendre par «super-aliments» des ingrédients aux propriétés nutritionnelles remarquables.

De véritables compléments alimentaires naturels

Les «super-aliments» sont très utiles pour étayer une alimentation équilibrée :

- soit par leur composition quasi intégrale en macronutriments (protéines, sucres, graisses, fibres) et micronutriments (vitamines, minéraux et oligoéléments) ;
- soit pour être de véritables «alicaments» en fonction d'objectifs précis tels que : lutter contre l'accumulation des radicaux libres et le stress oxydatif; lutter contre l'acidification du milieu intérieur par l'apport de sels minéraux alcalins et d'oligoéléments ; aider à la restauration et à l'entretien de la flore intestinale par un effet probiotique, ce qui conditionne une bonne assimilation et une bonne immunité.

Certains se trouvent déjà dans votre placard en fonction de ce qui précède, d'autres vont les compléter.

Les aliments quasiment intégraux

- levure maltée alimentaire ;
- sauces fermentées de soja (tamari et shoju) ;
- produits à base de sésame (gomasio ; tahin – purée de sésame à tartiner) ;
- algues marines ; pollen frais (riche en acides aminés essentiels, vitamines A, B, E, minéraux et oligoéléments variés, antioxydants).

Les aliments antioxydants

Ce sont avant tout ceux du règne végétal, particulièrement les fruits et légumes, ainsi que :

- thé vert et rooïbos ;
- les jus de fruits et de légumes fraîchement centrifugés, véritables concentrés d'antioxydants (composés «bioactifs» : anthocyanes, flavonoïdes, tanins, caroténoïdes ... ; vitamines, oligoéléments ...) restituant la vitalité du cru ;
- les jus d'herbes, de blé ou d'orge : plus riches encore que les précédents en composés «bioactifs» et surtout en chlorophylle et enzymes.

À consommer fraîchement centrifugés ou sous forme de poudre à délayer (eau, infusion, jus de fruit).

Les jus sont à consommer en entrées apéritives ou en dehors des repas, par cures de deux à trois semaines, aux intersaisons.

Les apports de minéraux et oligoélements, vitamines et enzymes

Là encore, les végétaux, et plus particulièrement :

- les graines germées : elles libèrent sous l'action de ferments catalytiques leur potentiel énergétique avec un enrichissement très important en vitamines (A, C, E, et du groupe B), et aussi en minéraux et acides aminés essentiels. On peut réaliser chez soi ce véritable jardin miniature, avec un germoir, en trois à cinq jours selon les variétés de graines ; celles se prêtant le mieux à une germination comestible sont les céréales (blé, épeautre, orge, seigle, sarrasin, avoine), les légumineuses (lentilles, soja vert, haricots, pois et pois chiches, luzerne, fenugrec), les oléagineux (sésame, tournesol, courge…), et aussi poireau, radis, fenouil, cresson, trèfle, roquette… À consommer en appoint, parsemées sur des crudités en salade ou en sandwich, en plat végétarien, en soupe ou en galette végétale, en fonction de leurs saveurs très variées (douces, poivrées, acidulées, amères)

- les légumes lacto-fermentés : de tous les procédés de conservation des aliments, la fermentation lactique est celui qui enrichit le mieux l'aliment, particulièrement les légumes qui voient leur taux de vitamines nettement bonifié (par exemple, il y a en moyenne deux fois plus de vitamine C dans une choucroute crue par rapport au chou qui en est déjà bien pourvu).

Se prêtent bien à la lacto-fermentation : les choux (vert, rave, fleur), betterave rouge, carotte, concombre, céleri, navet, oignon, haricot vert. De savoureux mélanges sont possibles (par exemple, carottes, oignons et choux) ; là aussi, on peut les confectionner soi-même : coupez les légumes en fines lamelles additionnées d'un peu de sel gris (5 g pour 1 kg de légumes) que l'on superpose en couches dans un récipient en grès, en tassant bien de façon à chasser l'air avec le liquide « dégorgé » par les légumes ; refermez après chaque expression, laissez fermenter environ trois semaines à température ambiante modérée (18 °C). Ensuite, ces légumes « survitaminés » peuvent être dégustés crus comme les graines germées ;

- les **jus d'agrumes** (citron, pamplemousse), de saveur certes nettement acide, mais riches en sels minéraux alcalins (citrates) une fois assimilés ;
- le sel marin gris non raffiné pour sa richesse en oligoéléments.

Les aliments utiles pour la flore intestinale, riches en probiotiques

- Rappelons l'importance des aliments riches en fibres (légumineuses, céréales complètes, légumes et fruits) et lacto-fermentés (laitages au lait cru, pain au levain notamment).
- Les gammes de produits laitiers bio (yaourts, fromages blancs) enrichies en souches probiotiques sont bien fournies, rivalisant en qualité et saveurs onctueuses ; à consommer régulièrement en dessert ou en collation.
- Kéfir et kombucha : ce sont des boissons pétillantes, fruitées et légèrement acidulées favorisant, grâce à leurs effets « probiotiques », une meilleure digestion. C'est pendant le processus de lacto-fermentation que le champignon kombucha et les grains de kéfir libèrent un grand nombre de précieuses substances nutritives parmi lesquelles des acides organiques tels que l'acide

Oxygénez-vous !

Associez une alimentation équilibrée à des séances de Bol d'Air Jacquier®, seule méthode d'oxygénation cellulaire sans risque radiculaire, permettant d'augmenter le métabolisme de base, indispensable pour favoriser la perte de masse grasse et non de masse musculaire, de façon durable.

glucuronique, l'acide lactique et l'acide acétique ainsi que des polysaccharides, des enzymes actives favorables à la flore intestinale, des vitamines et des sels minéraux.

Les grains de kéfir sont composés de bactéries et levures actives ayant l'aspect de cristaux à formes irrégulières. Le kombucha ou «champignon de longue vie» a la forme d'un disque composé de plusieurs feuillets.

Il est facile de préparer ces boissons chez soi avec une eau de source.

Mais comme pour tous les produits actifs, il convient de les consommer en fonction de votre ressenti et sous forme de cure.

Cuisiner sain et savoureux, c'est facile !

Dans notre société trop pressée, le temps de cuisiner est devenu occasionnel ou réduit.

Malheureusement, il ne suffit pas de privilégier la qualité intrinsèque des produits pour se nourrir sainement. Les comportements nutritionnels justes et le savoir-faire dans les méthodes culinaires sont aussi très importants. Et si nous allions faire un tour dans votre cuisine ?

Les ustensiles et matériels indispensables

Pour la cuisson

- un four fonctionnant en cuisson ventilée mais aussi en chaleur statique. Évitez le micro-ondes qui déstructure l'aliment et provoque la formation de radicaux libres ;
- des cocottes et casseroles à fond très épais pour cuire en douceur (à l'étouffée) les aliments et éviter qu'ils attachent ;
- des poêles antiadhésives mais sans téflon et sans aluminium ;
- un cuit-vapeur à étage en inox 18/10 à fond épais ou, plus économique, un petit panier vapeur dépliable qui s'adapte à toutes les casseroles.

Pour la coupe et la découpe

- des couteaux aiguisés correctement pour trancher sans déchirer ;
- un robot multifonctions (découpeur, râpe, éminceur) ;

- un blender et un mixeur plongeant;
- un coupe-légumes rouet pour tailler en spirale selon le sens des fibres (comme un pro!);
- une mandoline pour émincer et râper finement.
- Les accessoires
- une brosse végétale pour brosser fruits et légumes dont on peut conserver la peau;
- un suribashi, saladier strié, pour écraser des ingrédients à l'aide d'un pilon. On s'en sert couramment pour fabriquer le gomasio.

Privilégiez la cuisson tout en douceur

L'ensemble des nutriments est altéré par les hautes températures. La plupart des vitamines sont détruites vers 90 °C, les graisses deviennent cancérigènes au-dessus de 160 °C environ.

Comment bien cuire vos aliments ?

Pour préserver au mieux les qualités nutritionnelles de vos aliments, il est préférable de les cuire à une température inférieure à 150 °C. Ce qui exclut, vous l'avez bien compris, les cuissons prolongées et trop intenses, à l'eau bouillante, à l'autoclave sous pression (Cocotte-minute), au four à micro-ondes, au four trop chaud, en fritures, en grillades excessives…

Les modes de cuisson respectant la qualité des aliments sont : à l'étouffée, à la vapeur douce, à l'eau pour les céréales et légumineuses.

Tout est dans la mesure, il ne s'agit pas de tout cuire à la vapeur !

Selon vos envies, alternez ces cuissons avec d'autres : au four à température modérée en prenant soin d'arroser régulièrement, braisé avec un peu d'huile d'olive… mais toujours en douceur.

Et, pour économiser de l'énergie, veillez à couvrir vos casseroles pour une cuisson à eau frémissante, à ne pas préchauffer et à éteindre les plaques ou le four quelques minutes avant la fin du temps de cuisson.

Bien cuire les légumineuses

À part les lentilles qui doivent juste être rincées, les légumineuses telles que haricots (blancs et rouges), pois chiches ont besoin de tremper 12 heures dans 3 volumes d'eau pour réduire les réactions de flatulence, faciliter leur digestion et leur cuisson. Rincez puis faites cuire dans deux volumes d'eau non salée, ajoutez de la sarriette ou un morceau d'algue kombu, salez légèrement en fin de cuisson.

Gare aux matériaux toxiques !

➜ Certains matériaux peuvent devenir toxiques pour l'organisme : l'aluminium, les revêtements antiadhésifs abîmés, les plats vernissés ou émaillés contenant du plomb ou des pigments toxiques. Les matériaux les plus sûrs sont l'inox, le pyrex, la terre brute, la fonte et les matériaux émaillés de bonne qualité. En plus, ils sont durables et recyclables !

Allégez les sauces

Astuces pour donner du corps à vos plats sans prendre de poids.

Pour épaissir vos préparations liquides et en sauces

Liez-les en fin de cuisson avec du kuzu ou de l'arrow-root, des fécules naturelles, légères et digestes. Vous en trouverez en magasin bio ou diététique.

Mode d'emploi du kuzu: dissoudre quelques blocs de kuzu dans un peu de liquide froid. Versez-le ensuite dans le liquide à épaissir, remuez jusqu'à frémissement pour atteindre la liaison et arrêtez le feu.

Attention! Le kuzu ne doit pas cuire au-delà de l'épaississement car il a tendance à redevenir liquide.

L'arrow-root est plus adapté aux desserts en remplacement de la farine ou pour apporter du crémeux à un entremets gélifié par l'agar-agar.

Pour réussir une béchamel légère

Remplacez du beurre par de l'huile d'olive et choisissez une farine de seigle ou de blé T80, puis mouillez avec du lait de soja ou d'avoine.

Pour éviter d'ajouter de la crème de lait de vache

Dans vos sauces, remplacez-la par des crèmes de soja, d'avoine ou de riz spécial cuisson.

Pour alléger une mayonnaise

N'utilisez pas d'œuf ! Dans un blender ou un mixeur à bras, mixez 1 verre de lait de soja, ½ verre d'huile d'olive douce, 1 gousse d'ail et du sel gris.

Au bout de quelques secondes, incorporez le jus d'un 1/2 citron et arrêtez de mixer.

Réservez au frais.

Si vous tenez à réaliser une mayonnaise plus classique avec un jaune

la cuisson des légumes

Voici deux modes de cuisson faciles et rapides, à condition de couper les légumes en petits morceaux et de les aimer *al dente*.

→ 1/ La cuisson à la vapeur douce
Mettez les aliments dans un panier perforé au-dessus d'une casserole d'eau bouillante, mais pas en contact. Couvrez mais laissez la vapeur s'échapper. Maintenez à feu très doux pour que la vapeur n'excède pas 85 °C.

→ 2/ La cuisson à l'étouffée
Placez les aliments dans une cocotte à fond épais sur feu très doux (60-70 °C) sans eau ni sel ni matière grasse, puis gardez à couvert pendant toute la cuisson. Ce mode de cuisson est celui qui respecte le plus la qualité nutritionnelle et les saveurs de l'aliment originel.

d'œuf, ajoutez 1 c. à café de moutarde.

Avec les fouets électriques, montez la mayonnaise en commençant par de l'huile de sésame première pression et en continuant par une huile d'olive douce. Incorporez 1 c. à soupe de yaourt de soja nature + un filet de citron et ce qu'il faut de sel. Ajoutez de la ciboulette émincée ou du persil haché.

La crème de tofu au persil et cumin

Mixez ensemble :
400 g de bon tofu nature,
½ botte de persil,
2 gousses d'ail,
2 c. à soupe de shoyu,
le jus d'un demi-citron,
3 pincées de cumin en poudre
et ce qu'il faut d'eau afin d'obtenir la consistance d'une crème.

Pour faire une sauce salade santé, concentrée en nutriments essentiels

Mélangez :

1 c. à soupe de moutarde complète à l'ancienne (oligoéléments, propriétés digestives),
+ **2 c. à soupe de shoyu** (riche en acides aminés essentiels, vitamines du groupe B, sel et oligoéléments marins, composés protecteurs),
+ **2 c. à soupe de vinaigre** de cidre ou balsamique (riches en oligoéléments : potassium et magnésium, propriétés médicinales digestives) ou de jus de citron (vitamine C, sels alcalins),
+ **4 cuillerées à soupe d'huile** de première pression à froid : moitié olive, moitié colza (acides gras essentiels insaturés, vitamine E). Émulsionnez,
+ **éventuellement quelques fines herbes** aromatiques (oligoéléments, propriétés médicinales) – avec une mention particulière pour la délicieuse marjolaine (feuilles et fleurs),
+ **en saupoudrage :** levure alimentaire, germe de blé ou gomasio (riches en acides aminés essentiels, acides gras insaturés essentiels, oligoéléments et vitamines B et E).

Les fiches ingrédients du placard

Nous avons sélectionné pour vous 20 ingrédients pratiques, à avoir toujours chez vous, pour une alimentation minceur saine, équilibrée et vitalisante.

De quoi constituer votre nouveau « fond de placard ».

Partez à la découverte de nouveaux ingrédients !

Les lentilles

nutritives, digestes, économiques

Légumineuses (ou « légumes secs ») dont les graines sont disposées dans une gousse ; très courantes en Europe, au Moyen-Orient et en Inde (plat national, les lentilles y sont associées au riz) ; il existe de nombreuses variétés dont la fameuse « lentille verte du Puy » et la « lentille corail décortiquée ».

Modes de consommation

Ne nécessitent pas de trempage avant cuisson, contrairement aux autres légumineuses car elles sont plus digestes ; mais le prétrempage (4 heures, en jetant l'eau de trempage dans tous les cas) réduit le temps de cuisson et convient aux cas de fragilité intestinale.

Cuisson mijotée à feu doux, dans deux volumes d'eau, durant ½ h à 1 heure (½ h si trempage) ;15 minutes pour des lentilles corail. Saler en fin de cuisson.

À consommer chaudes en grains pour compléter une céréale avec des légumes (plat végétarien), ou accompagner un peu de viande ou de poisson (plat mixte) – ou en soupe, en purée ;

– peuvent être consommées froides pour constituer de délicieuses salades composées assaisonnées

– peuvent être consommées crues en graines germées riches d'éléments catalyseurs (après trois jours de germination) pour accompagner des salades.

Propriétés

Nutritives et savoureuses, les lentilles sont riches en protéines

(22 à 25 %), fibres, fer et vitamines du groupe B avec un très faible index glycémique (30) malgré l'apport en amidon.

Le petit épeautre

énergétique et bien toléré

L'épeautre, céréale de l'Antiquité, considéré comme l'ancêtre du blé, revient après une longue absence, ce qui est une bonne chose, d'autant plus que sa culture peu gourmande en eau et en engrais est exemplaire sur le plan écologique. Son goût, ses qualités nutritionnelles et le fait d'être beaucoup mieux toléré que le blé en font une céréale incontournable. Il existe trois sortes d'épeautre mais seulement deux sont commercialisés en France : le grand épeautre et le petit épeautre. Ce dernier est plus tendre et plus digeste que le grand et surtout, plus savoureux…

Modes de consommation

On trouve l'épeautre sous forme de farine, de grains (entiers ou concassés) et de flocons. La farine sert à la fabrication de pain, de pâtes ou de biscuits.

Le trempage (12 heures) est nécessaire pour les grains. Pour la cuisson, comptez 45 minutes dans une eau bouillante salée (ramenée à mijoter en couvrant) ; se consomme en accompagnement de viandes ou de poissons ou avec des légumineuses pour un plat végétarien ; en müesli et porridge pour les flocons.

Propriétés

Céréale énergétique, l'épeautre possède une forte proportion de vitamines B1, B5, PP. Elle est également riche en magnésium et en calcium.

Enfin, n'ayant pas été modifié par l'agriculture intensive, son gluten est plus digeste que celui des blés sélectionnés.

Farine de blé T80

rassasiante, nourrissante et digeste

La farine blanche que vous utilisiez peut-être jusqu'alors est faite essentiellement avec l'amande du grain de blé qui concentre l'amidon. Mais saviez-vous que plus une farine est raffinée (débarrassée des germes de blé et du son), plus elle perd de l'intérêt au niveau nutritionnel car elle est « débarrassée » des protéines, fibres, du germe riche en acides gras insaturés, des vitamines – surtout du groupe B –, oligoéléments qui se concentrent dans les fines enveloppes du grain complet originel. Tous ces nutriments sont éliminés par abrasion pour obtenir des produits dits « raffinés », blanchis (graines et farines) qui sont en fait très appauvris en nutriments de qualité.
Il est donc conseillé de consommer de la farine plus complète ou bise comme la farine T80 (semi-complète). Mais attention ! La concentration des pesticides se trouve en grande partie dans les enveloppes des céréales. Il est donc important de ne consommer des produits complets qu'issus de l'agriculture biologique. Préférez également les farines dont la mouture est faite sur meule de pierre.

Modes de consommation

La farine T80 peut être utilisée seule (inutile de la couper avec une T65, même pour la pâtisserie) ou pour compléter d'autres farines comme le seigle, le petit épeautre, le sarrasin mais aussi divers flocons afin de créer des pains et pâtisseries goûteuses et inventives. Vous pouvez aussi utiliser cette farine en machine à pain.

Propriétés

Les farines de blé biologiques souvent issues de variétés plus anciennes et moulues à la meule de pierre ont un taux de blutage (tamisage après meulage) moyen, T80, idéal pour l'homme, riches en germe de blé et fibres douces dont l'assise protéique est suffisamment malaxée pour permettre une action enzymatique.

Le blutage est l'opération qui consiste à séparer la farine du son.

Riche en fibres et nutriments essentiels, aromatique et savoureuse, elle est rassasiante et améliore le transit en douceur.

L'avoine

la céréale qui prouve que l'énergie provient du végétal...

L'avoine est la plus énergétique des céréales ; ses propriétés sont bien connues des populations de pays d'Europe du Nord au climat rigoureux, froid et humide.

Modes de consommation

En grains décortiqués ou gruaux, cuits à l'eau légèrement salée, puis préparés sous forme de soupes, bouillies et galettes ; peu pratique comparé à l'usage facile des flocons et moins digestes.

En flocons : toutes les céréales peuvent donner lieu à des flocons que l'on obtient en cuisant à la vapeur les grains (complets ou raffinés), qui sont ensuite aplatis et séchés. Le flocon d'avoine est le *nec plus ultra* des flocons de céréales, il est à préférer au son d'avoine qui peut être irritant pour l'intestin.

Les flocons d'avoine peuvent se consommer simplement trempés dans de l'eau, des soupes de légumes, des laitages – lait, yaourts, fromage blanc –, des laits végétaux, sous forme de müeslis ; ou cuits une dizaine de minutes pour constituer de savoureuses bouillies (le fameux porridge originaire d'Écosse) et gâteaux.

S'il est une saison qui convient à la consommation d'avoine, c'est bien l'hiver (flocons obligent...). Les autres saisons, l'avoine pourra venir en appoint à d'autres céréales (dans les müeslis par exemple).

Propriétés

L'avoine doit ses propriétés nourrissantes à sa teneur en protéines (13 %), en fibres (14 %), en lipides à dominante insaturée (5 %), en minéraux et vitamines du groupe B, pour un index glycémique de 40, ce qui est relativement faible pour une céréale (en raison de sa très bonne teneur en fibres).

Ce sont précisément ses fibres, dont une partie est soluble et donc assimilable, qui expliquent nombre de propriétés bénéfiques de l'avoine : régulation de la glycémie, des graisses et de la pression artérielle.

L'huile d'olive

protectrice des maladies cardiovasculaires, véritable pilier de l'apport en lipides

Le choix des huiles est l'une des composantes fondamentales de l'équilibre alimentaire. Toutes les huiles raffinées, décolorées, désodorisées par des techniques chimiques agressives sont à bannir de vos placards. Ces traitements successifs les ont dénaturées en altérant beaucoup la nature des acides gras originels.Très appréciée pour sa saveur, l'huile d'olive a de nombreuses qualités à condition de bien la choisir. Préférez l'huile d'olive «vierge» : sa matière première est constituée de la pulpe et l'extraction est exclusivement mécanique. Évitez le raffinage et exigez une huile vierge de première pression à froid (HVPPF) bio pour ses qualités nutritionnelles, sans pesticides.

Modes de consommation

L'huile d'olive doit constituer la base des apports en lipides: l'idéal est d'en consommer 2 à 3 cuillères à soupe par jour.

À utiliser en assaisonnement mais également en cuisson, car c'est, avec l'huile de tournesol oléique et l'arachide, la seule huile de première pression à froid à pouvoir être utilisée pour la cuisson des aliments à condition de ne pas dépasser les 180 °C (elle ne doit pas fumer) et d'ajouter les ingrédients à cuire sans tarder.

Les acides gras insaturés sont aussi fragiles à la lumière et à l'oxydation. Rebouchez vos contenants et conservez-les à l'abri de l'air et de la lumière, de préférence au frais.

Propriétés

Riche en acides gras mono-insaturés (oméga-9), sa composition est conforme à notre physiologie concernant les corps gras. Elle contient de nombreux polyphénols, des antioxydants, elle favorise l'abaissement du «mauvais» cholestérol et du cholestérol total tout en maintenant le «bon». Elle joue ainsi un rôle protecteur contre les maladies cardio-vasculaires.

L'huile de colza

riche en oméga-3

Le colza est une plante herbacée oléagineuse appartenant à la famille des Crucifères. Ses fruits renferment des petites graines foncées particulièrement riches en corps gras. Après pressage, on obtient une huile légèrement ambrée et parfumée.

Modes de consommation

Notre consommation d'acide alpha-linolénique (oméga-3) est en général insuffisante (moins de la moitié de nos besoins). Compensez en consommant 1 cuillère à soupe d'huile de colza par jour à condition que cela soit une huile vierge de première pression à froid biologique.

À utiliser en assaisonnement de crudités ou en filet sur des légumes cuits, des pâtes ou du poisson mais après cuisson, car cette huile ne doit pas être chauffée, les acides gras polyinsaturés étant très fragiles à la chaleur.

Propriétés

L'huile de colza est l'une des sources d'apports pratiques en vitamines E antiradicaux libres et acides gras polyinsaturés indispensables, nécessaires à nos besoins physiologiques, par sa teneur en acide alpha-linolénique (oméga-3), un acide gras essentiel, que notre organisme ne peut synthétiser.

Les oméga-3 contribuent à diminuer les risques cardiovasculaires, les réactions inflammatoires, mais aussi à réguler la perméabilité des cellules (prévention de dermatoses) et la transmission de l'influx nerveux (prévention de la dépression et de certaines démences comme l'Alzheimer). En revanche, il faut se garder de trop en consommer et respecter les dosages.

la purée d'amande blanche

alcalinisante et vitalisante

Les purées d'oléagineux sont issues de fruits rôtis ou séchés au feu de bois puis broyés à la meule de pierre à basse température; ainsi, toutes les qualités du fruit restent intactes. Les purées obtenues sont très onctueuses, naturelles, sans adjonction de sucre, ni de sel.

La purée d'amande est soit complète et brunâtre, soit blanche. La purée blanche est obtenue avec des fruits auxquels on a enlevé la peau.

Modes de consommation

La purée d'amande peut se substituer au beurre, à l'huile ou à toute autre matière grasse dans les recettes (utilisez la moitié du poids de purée d'amande par rapport à celui de beurre). Le matin, pensez à remplacer avantageusement le beurre ou la margarine par un peu de purée d'amande blanche sur le pain.

Sa texture onctueuse permet de lier des sauces ou nappages très divers, sucrés ou salés. Pour une mayonnaise végétale, par exemple, mixez de la purée d'amande blanche avec du jus de citron, de l'huile d'olive et de sauce de soja.

À utiliser au quotidien, dans la bouillie des enfants, dans la soupe, dans un peu d'eau tiède pour obtenir un délicieux lait végétal.

Elle se conserve longtemps, de préférence au réfrigérateur, mais à l'abri de la lumière et de la chaleur. Mélangez-la souvent afin d'éviter que l'huile remonte à la surface, laissant le fond trop compact.

Propriétés

Alcalinisante et riche en acides gras insaturés (55%; comparables à ceux de l'olive), elle est riche en protéines (20%), en amidon (15%), en calcium, potassium, vitamine B3. Elle apporte aussi des fibres, des vitamines A et E et des oligoéléments (magnésium, fer, phosphore…)

L'amande et les fruits oléagineux en général, sont des aliments complets à haute valeur nutritionnelle pour un faible volume.

Les pruneaux

utiles en cuisine comme en randonnée !

Le pruneau est un fruit séché provenant de prunes. La récolte se fait en fin d'été et la qualité du pruneau dépend pour beaucoup de la maturité de la prune. Les fruits sont séchés au soleil ou plus généralement au four pendant 18 à 24 heures. Il faut 3 kg de prunes fraîches pour obtenir 1 kg de pruneaux. Nous avons la chance d'avoir localement un des meilleurs produits : le pruneau d'Agen. Ne nous en privons pas !

Choisissez vos pruneaux de bon calibre, bien noirs et brillants, moelleux et charnus et non poisseux.

Modes de consommation

À déguster en collation, en dessert, trempés (éventuellement) quelques heures dans de l'eau additionnée de fleur d'oranger, ou en apéritif.

À incorporer dans des sauces, gâteaux ou yaourts, ou simplement à déguster pour eux-mêmes.

À compoter. Pour réussir votre compote de pruneaux, faites-les cuire à feu doux avec un jus d'orange et un bâton de cannelle.

Les pruneaux sont parfaits pour accompagner certaines viandes telles que le mouton, le porc, le lapin, la volaille et le gibier.

Pour abréger le temps de cuisson ou si les pruneaux sont trop secs, faites-les tremper dans de l'eau bouillante ou un peu d'alcool.

Propriétés

Comme nombre de fruits séchés, le pruneau est un concentré d'énergie (glucose, fructose), de fibres solubles (effets métaboliques) et insolubles (régularisent le transit), de vitamines et d'oligoéléments (vitamines A, B9, C, potassium, phosphore, sodium, magnésium, fer, calcium, bore…).

Enfin, le sorbitol contenu dans le pruneau renforce son action régulatrice du transit, plus efficace encore si vous le consommez préalablement trempé.

- Bon à savoir : ne pas consommer l'amande qui se trouve dans le noyau du pruneau : elle est toxique à haute dose par sa teneur en cyanure.

Les « laits » végétaux

une précieuse alternative au lait de vache

Le lait de vache provoquerait de plus en plus d'intolérances et d'allergies, sans compter les problèmes de digestion liés à sa richesse en caséine. On se tourne alors vers des laits de petits animaux (brebis, chèvre), plus digestes, ou vers les «laits» végétaux, boissons très légères issues de soja, céréales, oléagineux ou fruits secs. Ils sont riches en nutriments variés (protéines, lipides insaturés, sucres, micronutriments), digestes et savoureux.

Type de lait	Utilisations
lait de soja	Convient aussi bien pour les préparations sucrées ou salées mais son goût est particulier.
lait de quinoa	Les mêmes que pour le lait de soja.
lait d'avoine	D'un goût plutôt neutre, il peut être utilisé partout en cuisine.
lait de riz	Au goût sucré donc de préférence pour les desserts.
lait de noix de coco	Délicieux dans les smoothies ou certains plats mijotés.
lait de noisettes	Le plus savoureux !
lait d'amandes	Parfait pour les préparations sucrées.

Les algues

riches en protéines et en micronutriments

Pratiquée traditionnellement au Japon, l'utilisation culinaire des algues marines a timidement commencé en France. On les achète déshydratées ou fraîches (conservées dans du sel). Les algues d'eau douce type Spiruline, Klamath, Chlorella, quant à elles, sont utilisées en poudre ou en comprimés comme suppléments alimentaires de choix.

Modes de consommation

Parsemez un mélange d'algues sèches en paillettes sur un poisson ou une salade composée ; ajoutez-les dans une pâte à tarte salée, un cake, une terrine de poisson ou un pain maison.

Sèches (aramé, iziki), faites-les tremper 20 min ou plus. Fraîches, lavez-les dans plusieurs eaux et pressez-les avant de les émincer au couteau. Ajoutez jus de citron, huile de sésame, échalote, herbes sèches et sel gris. Ou encore faites-les mariner avec du shoyu, du vinaigre de riz et de l'huile de sésame et servez avec un gomasio. Consommez 1 ou 2 c. à soupe, en accompagnement.

Laitue de mer, dulce, haricots de mer et wakamé sont délicieuses crues. Le kombou doit être blanchi entre 10 min (kombu royal) et 20 min (breton). Vous pouvez le cuire dans l'eau des légumineuses: il facilite leur cuisson et leur digestibilité et exhale leur goût. L'algue Nori est amalgamée en plaques fines qui servent à confectionner les sushis. Fraîche, blanchissez-la quelques secondes avant de l'utiliser. L'agar-agar, acalorique et digeste, remplace la gélatine alimentaire pour les purées de fruits, confitures, flancs, crèmes. Il se dissout dans un liquide chaud et gélifie à 50 °C.

Propriétés

À part l'agar-agar, les algues sont riches en protéines hautement assimilables et complètent avantageusement un plat végétarien.

Également riches en vitamines (A, C, P, du groupe B), en minéraux et oligoéléments très variés (iode, cobalt, zinc, sélénium…). Pauvres en lipides, elles contiennent 50 % de glucides complexes (mucilages) non digestibles par l'homme, qui leur confèrent des propriétés gélifiantes et facilitent le transit intestinal.

Le vinaigre de cidre

un vinaigre aux propriétés médicinales !

Le vinaigre de cidre est un vinaigre doux. L'authentique vinaigre de cidre est vieilli en fûts de chêne près d'un an et n'est pas pasteurisé, contrairement au vinaigre industriel fabriqué en 48 heures, et qui perd donc une grande partie de ses qualités.

Modes de consommation

Choisissez un vinaigre bio, pur et artisanal. Il ne s'altérera pas avec le temps, à condition de le conserver à l'abri de la lumière.

Consommez-en quotidiennement mais modérément.

Utilisez-le dans vos assaisonnements de crudités ou salades ou bien buvez-le à raison de 1 à 2 cuillères à café par jour, seul ou dilué dans de l'eau, du jus de fruits ou du miel, avant un repas.

Propriétés

Autrefois surnommé « élixir de jouvence », le vinaigre de cidre a de très nombreuses vertus.

Jl est naturellement riche en vitamines (A, B1, B2, C et P), minéraux, potassium et magnésium, enzymes et possède une bonne quantité de pectine (responsable de dépôts). Alcalinisant une fois assimilé, il permet de réguler le pH de notre organisme. Jl a des propriétés antiseptiques intestinales.

L'arrow-root
la reine des fécules

L'arrow-root est une plante d'Amérique tropicale. Sa fécule (amidon) comestible est fournie par le rhizome de Maranta, une plante d'Amérique tropicale, et réduite en poudre blanche.

Modes de consommation

Il sert de liaison fine ou d'épaississant pour velouter les potages et les sauces, les entremets, le nappage des tartes ou la confiserie.

Pour utiliser l'arrow-root, il suffit de le diluer dans un liquide froid, puis de l'ajouter au liquide chaud que l'on souhaite épaissir. Amener à ébullition en remuant constamment et retirer du feu dès que la préparation est liée.

Propriétés

La fécule d'arrow-root est composée essentiellement de glucides complexes (fibres solubles et insolubles). Elle est

utilisée en petites quantités pour son pouvoir liant.

Sauces de soja (shoyu et tamari)

un concentré de nutriments protecteurs

Sauces indispensables dans la cuisine japonaise de soja (tamari) ou à base de soja et de blé (shoyu) cuits, ensemencés avec certaines bactéries, puis macérés dans de l'eau de mer. Les sauces de soja biologiques subissent une lacto-fermentation entre six mois et deux ans. Bon à savoir : celles du commerce sont souvent fermentées aux acides et sont responsables de troubles divers. On utilise la lacto-fermentation depuis des millénaires (choucroute, levain, saucisson, yaourt, fromage, miso, tempeh, shoyu et tamari, prunes umebosis) car c'est un moyen de conservation économique et écologique qui enrichit l'aliment en nutriments protecteurs (micronutriments, enzymes).

Modes de consommation

Le shoyu est plus doux que le tamari.

Parfaits pour les plats en sauce car, même en faible quantité, leur goût salé relève très bien les aliments – faites par exemple mariner du tofu nature dans un peu de shoyu.

Doivent devenir l'ingrédient indispensable de nos assaisonnements, dilué dans une HPPF (huile de première pression à froid) plus ou moins agrémenté d'épices, de vinaigre, de cidre, de citron ou même de sucre. Ces assaisonnements délicieux conviennent aussi bien aux préparations froides (salades, crudités) qu'aux plats chauds (viandes et poissons).

Propriétés

Ces sauces fermentées représentent un véritable « mini-repas » concentré de tous les nutriments du soja : acides aminés essentiels, acides gras insaturés, sucres, micronutriments, phyto-œstrogènes (protecteurs contre les cancers hormonodépendants selon les Japonais), ferments de la flore intestinale.

Aromates et épices douces

des agréments culinaires aux mille vertus médicinales

Épices et herbes aromatiques doivent accompagner les mets sans s'imposer, au risque de masquer l'authenticité des aliments. Elles ont très souvent des vertus digestives et antiseptiques.

Modes de consommation

Utilisez-les quotidiennement dans votre cuisine mais avec mesure, pour accompagner et non pas masquer le goût des aliments. Veillez à ne pas les oublier dans vos placards : en vieillissant, ils perdent leurs arômes.

Jouez sur les complémentarités. Par exemple, un filet de poisson sera parsemé de fenouil et la purée de courgette qui l'accompagne parfumée d'estragon.

Préférez les mélanges d'épices sans piment fort à base de cumin, curcuma, cannelle, coriandre et graines de moutarde par exemple.

Quelques épices isolées en poudre ou en graines sont aussi intéressantes à conserver à portée de main: le curcuma, le gingembre, le carvi, le cumin, la vanille, la cardamome, la noix muscade…

Pour les aromates, il existe de nombreux mélanges d'herbes et de fleurs séchées comme par exemple : «agastache, basilic citronné, persil, tournesol, bleuet» ou «origan, basilic, thym, bleuet», sans oublier en saison chaude les herbes fraîches.

Propriétés

Elles préservent du dépérissement les nutriments par une action antioxydante (curcuma, girofle, poivre, muscade, gingembre…) ou s'opposent au développement des levures et moisissures (cannelle, moutarde) et de bactéries (ail, marjolaine, girofle, moutarde) ; elles stimulent les sécrétions d'enzymes et mucus digestifs (poivre, piment, curry, moutarde) et préviendraient de cancers (aulx, herbes aromatiques – romarin, thym, origan –, curcuma, gingembre…).

Sel fin et gros sel non raffinés

une mine d'oligoéléments essentiels

Il s'agit ici du sel marin gris non raffiné qui contient tous les minéraux et oligoéléments de la création. Alors que le sel blanc raffiné est réduit au seul chlorure de sodium, il se conserve plus facilement car ce sont les autres minéraux qui humidifient le sel : cependant, le raffinage assure aussi la conservation du sel par des additifs. Le sel est ambivalent et le raffinage favorise ses méfaits. Indispensable à la vie, à dose physiologique (4 g/j) – hydratation du corps, équilibre acido-basique, influx nerveux et transmission neuromusculaire –, il est responsable lorsqu'il est consommé en excès (9 g/j voire beaucoup plus) d'œdèmes, de HTA (hypertension artérielle) et d'insuffisance cardiaque.

Modes de consommation

Évitez les plats industriels : cuisinez !

Rééduquez votre goût en agissant sur les modes de cuisson et les assaisonnements : cuire à l'étouffée sans saler (le peu de sel des aliments suffit à révéler leurs véritables saveurs) ; ou saler légèrement l'eau de cuisson au gros sel (une cuisson trop fade amène à surcompenser en sel).

Préférez au sel pur des mélanges avec condiments : gomasio (sel et sésame), sel aux plantes, épices, herbes fraîches ou encore algues séchées (kombu). Le citron est également un exhausteur de goût efficace et vitaminé ! Pour assaisonner, utilisez les sauces lactofermentées telles que le tamari ou le shoyu.

Propriétés

Le sel conserve et relève les saveurs (il est le premier conservateur et exhausteur de goût !). Jl permet aussi d'augmenter le poids par rétention d'eau des produits et donc leur prix d'achat… Malgré de nombreux rappels, il y a encore trop de sel dans les plats préparés et transformés industriels. Ses propriétés sont renforcées par sa richesse en éléments (magnésium, potassium, calcium). Consommer du sel gris, c'est faire une cure d'oligoéléments !

Le gomasio
un condiment/aliment complet

Le gomasio est un condiment constitué d'un mélange d'une part de sel marin gris pour neuf parts de graines de sésame grillées puis écrasées à l'aide d'un pilon en bois dans un suribashi (ce saladier strié permet aux petites graines et baies de mieux s'écraser). Il est bien meilleur lorsqu'il est fait maison. Mais comme pour tout condiment, il ne faut pas en abuser.

Modes de consommation

Achetez des graines de sésame crues et complètes.

Conservez le gomasio au réfrigérateur, un mois maximum pour qu'il garde tout son arôme.

Utilisez-le pour saupoudrer vos salades et légumes, qui auront un délicieux petit goût de noisette, ou incorporez-le dans vos assaisonnements.

Propriétés

Les graines de sésame ont une composition variée : acides gras insaturés, vitamines E et B, acides aminés essentiels, amidon, fibres, minéraux et oligoéléments complétés par ceux du sel marin non raffiné : le gomasio est un aliment quasiment complet (intégral) sous forme de condiment.

La graine étant petite, elle est difficile à mâcher et peut alors transiter dans le système digestif sans être assimilée. D'où l'intérêt de la consommer broyée comme dans le gomasio.

La levure maltée

un véritable complément alimentaire santé

La levure de bière alimentaire (*Saccharomyces cerevisiae*) est un champignon microscopique qui permet la fermentation du maltose ou du pain et qui constitue un remarquable complément alimentaire naturel.

À l'état frais, c'est une pâte. Elle est séchée ou lyophilisée en paillettes ou flocons pour être conservée.

Modes de consommation

Elle s'incorpore facilement dans les sauces, soupes, purées, yaourts ou saupoudrée sur les salades.

Attention ! Pour rester efficaces, les levures de bière alimentaires vivantes ne doivent pas être prises avec un liquide ou un aliment trop chaud (plus de 40 °C). Et conservez votre levure à l'abri de l'air, de l'humidité et de la lumière.

Faites des cures d'environ 2 mois régulièrement dans l'année à raison de 2 à 3 cuillerées à café par jour pour la levure en paillettes (la moitié pour les enfants), ou bien régulièrement en saupoudrage de vos crudités.

Propriétés

La levure maltée présente d'extraordinaires qualités nutritionnelles :

- une excellente source de protéines végétales avec tous les acides aminés indispensables à notre organisme ;
- une mine d'oligoéléments indispensables : calcium, cuivre, fer, magnésium, phosphore, potassium, soufre, zinc ;
- l'apport naturel le plus complet en vitamines du groupe B qui agissent sur l'équilibre de cellules nerveuses et sanguines et sur les métabolismes des protéines, graisses et sucres, et la respiration cellulaire.

Ces nutriments permettent de compenser les déficiences dues au mode d'alimentation actuel. Une consommation régulière de levure maltée permet donc de retrouver et de conserver vitalité, santé et éclat.

Le thé vert et rouge

l'infusion antioxydante par excellence

Ces deux boissons vont vite devenir indispensables à votre quotidien.
Le thé vert est un thé qui n'a pas subi de fermentation et qui possède le plus de propriétés médicinales bienfaisantes. De la famille des acacias, le rooïbos procure une boisson de couleur ambrée, d'où l'appellation de «thé rouge».

Modes de consommation

Consommez les deux, soit en alternance et selon vos goûts (en effet, le thé rouge a une saveur plus douce, moins amère que le thé vert), soit en infusant un mélange des deux à parts égales.

À faire infuser dans une eau chaude frémissante et à déguster nature ou avec quelques gouttes de citron ou avec un nuage de lait. L'infusion du rooïbos est légèrement plus longue que celle du thé vert.

Ces boissons peuvent également être utilisées en cuisine pour parfumer certains plats comme par exemple le tiramisu au thé vert ou encore des sorbets. Soyez créatifs !

Propriétés

Ces boissons ont un puissant effet antioxydant grâce à leur teneur élevée en polyphénols, qui permet de ralentir le vieillissement cellulaire prématuré et de diminuer le développement de certaines maladies (problèmes cardio-vasculaires, cancers), et un effet régulateur des graisses circulantes (protection cardiovasculaire).

La théine contenue dans le thé vert a une action stimulante mais moins excitante que le café. Quant au thé rouge ou rooïbos, il ne contient pas de caféine et peut donc être consommé en quantité, à toute heure et à tout âge, sans risque d'insomnie.

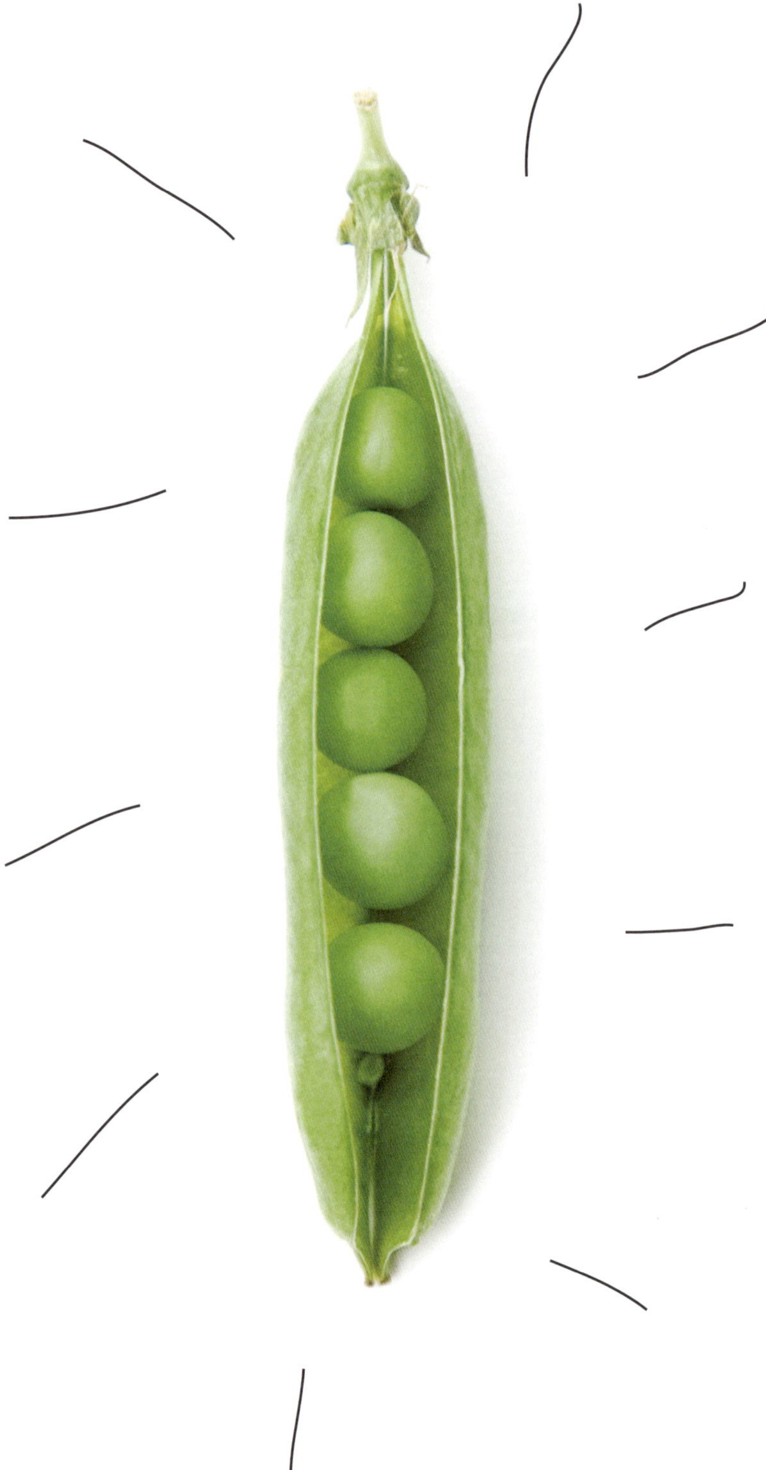

Mon bon plan minceur

Mon programme de printemps

	lundi	mardi	mercredi
Petit déjeuner	1 coupe de crème Budwig améliorée (p. 65) avec les fruits frais de votre choix Thé vert ou chicorée ou infusion	1 coupe de crème Budwig améliorée (p. 65) avec les fruits frais de votre choix Thé vert ou chicorée ou infusion	2 c. à soupe de flocons d'avoine 150 ml de lait d'avoine 1 c. à café de noix de coco râpée et 1 c. à café de raisins secs ½ banane écrasée et 1 kiwi en morceaux Thé vert ou chicorée ou infusion
déjeuner	1 verre de jus carotte, pomme, fenouil centrifugé ou 1 jus de légumes en bouteille 1 sandwich avec pain mi-complet (farine T80), beurre au lait cru, tartare d'algues, truite ou saumon fumé, gomasio, feuilles vertes 1 flan caramel à l'agar-agar	3 c. à soupe de chou pointu cru émincé avec persil haché et 1 c. à soupe d'assaisonnement 1 darne de lieu noir poêlée à l'huile d'olive avec 2 c. à soupe de riz rouge + gomasio 1 à 2 carrés de chocolat noir avec 1 chicorée	1 assiette creuse de jardinière de printemps aux petits pois frais et poulet (p. 102) + 2 galettes de riz 1 poignée de cerises
dîner	1 «brouillade» d'œufs aux carottes râpées cuites (2 œufs/pers.) à l'huile d'olive et ciboulette + salade verte avec copeaux de parmesan + 1 c. à soupe d'assaisonnement 1 coupelle de fraises avec crème d'amande (purée d'amande, sirop d'agave, eau) + 1 croquant aux amandes	1 soupe de pois cassés au fenouil (p. 101) 1 panaché de feuilles vertes de saison avec 40 g de roquefort, 2 noix et 1 c. à soupe d'assaisonnement + 1 tranche de pain toastée 3 pruneaux trempés depuis quelques heures dans un peu d'eau additionnée de fleur d'oranger	1 soupe de pois cassés au fenouil (p. 101) 1 salade de riz rouge (cuit de la veille) mélangée avec carottes râpées, oignons cébettes émincés avec leur tige, graines de courge + 1 c. à soupe d'assaisonnement 1 faisselle de chèvre frais avec 1 c. à café de miel + 1 croquant aux amandes

jeudi	vendredi	samedi	dimanche
2 c. à soupe de flocons d'avoine 150 ml de lait d'avoine 1 c. à café de noix de coco râpée et 1 c. à café de raisins secs ½ banane écrasée et 1 kiwi en morceaux Thé vert ou chicorée ou infusion	2 tranches de pain de petit épeautre toastées 1 c. à café de purée d'amande blanche 2 abricots secs trempés depuis la veille et écrasés sur le pain 1 yaourt de soja maison (p. 65) Thé vert ou chicorée ou infusion	2 tranches de pain de petit épeautre toastées 1 c. à café de purée d'amande blanche 2 abricots secs trempés depuis la veille et écrasés sur le pain 1 yaourt de soja maison (p. 65) Thé vert ou chicorée ou infusion	2 tranches de pain de petit épeautre toastées 1 c. à café de purée de sésame blanche + gomasio 1 œuf coque1 pomme crue Thé vert ou chicorée ou infusion
1 verre de jus centrifugé de carotte, céleri branche et fraises ou 1 jus légumes/fruits en bouteille 3 c. à soupe de brouillade de tofu aux poireaux et raisins (p. 100) + 2 c. à soupe d'orge perlé cuit nature 1 poignée de cerises	1 salade de jeunes pousses d'épinards crues avec quelques graines de courge + 1 c. à soupe d'assaisonnement 1 maquereau cuit au four + 2 pommes de terre vapeur assaisonnées de tartare d'algues 1 coupelle de fraises avec crème d'amande (purée d'amande, sirop d'agave, eau) + 1 croquant aux amandes	1 verre de kombucha avec quelques tomates cerises et dés de tofu au basilic 1 part de tarte au céleri, chèvre frais et tapenade (p. 98) + 1 salade + 1 c. à soupe d'assaisonnement 2 carrés de chocolat au lait et noisettes + 1 chicorée	Le vert des blettes blanchi 3 min dans l'eau salée, émincé et mêlé à quelques feuilles de roquette + assaisonnement + copeaux de parmesan 1 filet mignon de porc ou veau cuit en cocotte avec côtes de blettes émincées et quinoa nature 1 agar-agar de cerises à la menthe sucrée aux feuilles de stevia (p. 103)
3 à 4 c. à soupe de spaghettis de petit épeautre au pesto + copeaux de parmesan + salade de roquette et gomasio 1 compote pomme-rhubarbe sucrée au sirop d'agave	5 à 6 asperges cuites à la vapeur avec 2 c. à soupe de mayonnaise légère (p. 70) + 1 tranche de jambon + 2 c. à soupe d'orge perlé cuit nature 2 figues sèches trempées quelques heures dans un thé earl grey + 1 biscuit à la farine complète	1 gratin de quinoa et lentilles (alterner 1 couche de quinoa cuit et une couche de lentilles cuites avec de la sauce tomate) + feuilles vertes + levure de bière 1 compote pomme-rhubarbe sucrée au sirop d'agave	1 salade de lentilles avec tomates cerises, courgettes, basilic, chèvre frais + 1 c. à soupe d'assaisonnement + 2 galettes de riz 1 yaourt de soja maison (p. 65) avec 2 fraises écrasées

pour 4 à 6 personnes préparation 48 min cuisson 35 min

Tarte au céleri,

chèvre frais et tapenade

Ingrédients

Pour la pâte

- 100 g de farine de petit épeautre
- 50 g de farine de blé T80
- 20 g de graines de pavot
- 3 pincées de sel fin gris
- 3 c. à soupe d'huile d'olive
- 2 c. à soupe d'eau

- 1 céleri boule
- 3 œufs
- 2 fromages de chèvre frais
- 1 petit pot de tapenade d'olives noires

- Quelques bouquets de mâche
- Huile de pépin de colza Vinaigre de cidre
- Sel fin gris

C'est parti !

Préparez la pâte :

Placez les ingrédients secs de la pâte dans un récipient creux. Sablez avec l'huile d'olive et formez une boule de pâte en ajoutant l'eau.

Pelez le céleri et émincez la chair.

Faites cuire les morceaux à la vapeur environ 15 min ou dans une cocotte à l'étouffée avec un fond d'eau.

Placez-les dans le bol d'un robot muni d'une lame en ajoutant les œufs entiers et un chèvre frais. Mixez pour obtenir une pâte lisse en ajoutant si besoin un peu d'eau de cuisson du céleri.

Transvasez le mélange obtenu dans un saladier, coupez le deuxième fromage de chèvre en morceaux et incorporez-le.

Abaissez la pâte au rouleau et tapissez-en un moule à tarte.

Étalez une fine couche de tapenade et versez

l'appareil dessus. Parsemez de graines de pavot.

Placez la tarte sur une grille dans le bas du four en choisissant un mode de cuisson par le sol uniquement et faites cuire environ 35 min à 200 °C, th. 6.

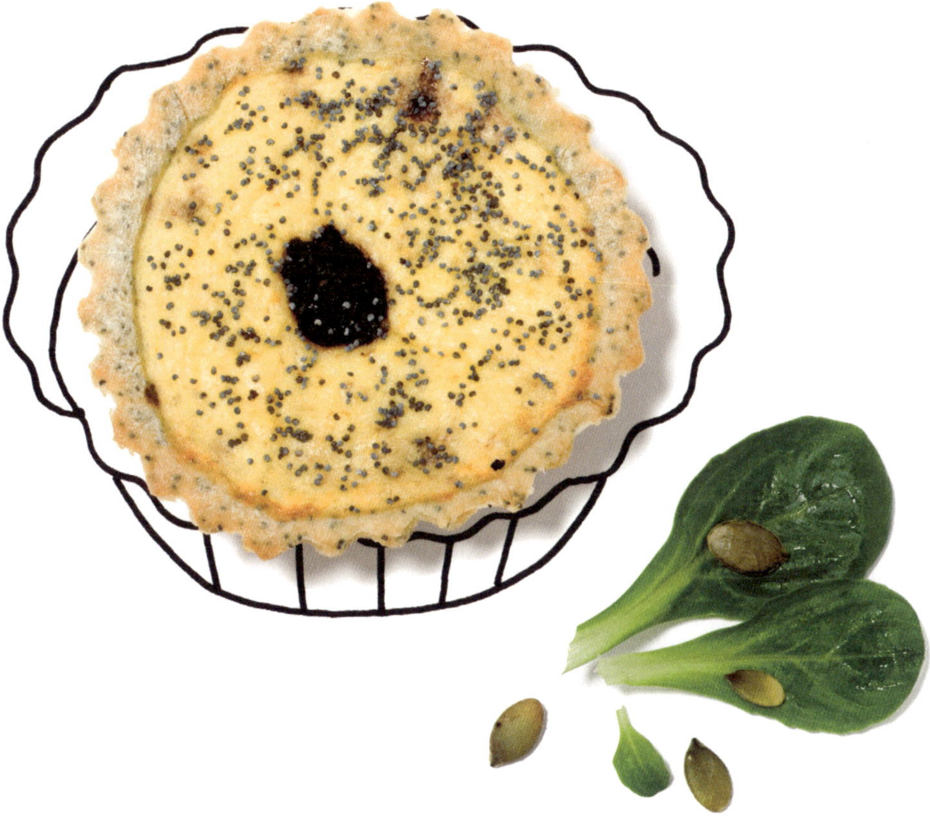

ASTUCE !

Vous pouvez sur le même principe remplacer le céleri par du potimarron, non pelé, coupé en morceaux et cuit à la vapeur.
À défaut de la tapenade, étalez une fine couche de miso sur la pâte : c'est délicieux !

pour 4 personnes préparation 20 min cuisson 15 min

Brouillade

de tofu aux poireaux et raisins

Ingrédients

- 3 poireaux
- 250 g de tofu nature
- 1 c. à soupe de raisins secs sultanine
- 2 c. à soupe d'huile d'olive
- 1 c. à café d'un mélange d'herbes séchées
- 1 gousse d'ail
- ½ verre de vin blanc
- 1 c. à soupe de shoyu

C'est parti !

Lavez les raisins et faites-les mariner dans ½ verre de vin blanc. Pelez et hachez la gousse d'ail. Lavez et émincez les poireaux.

Chauffez doucement l'huile dans une cocotte, ajoutez les poireaux et l'ail, salez légèrement. Remuez pour les faire suer, ajoutez les raisins avec le vin blanc et parsemez les herbes.

Faites cuire à mi-couvert environ 10 min puis ajoutez le tofu lavé et émietté. Remuez et rectifiez l'asaisonnement avec le shoyu.

Poursuivez la cuisson 5 min et arrêtez-la lorsque les poireaux sont tendres.

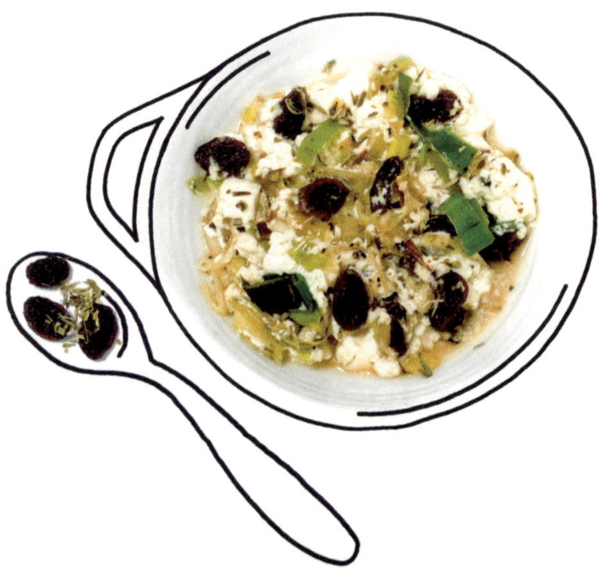

pour 4 personnes préparation 15 min cuisson 60 min

Soupe
de pois cassés au fenouil

Ingrédients

- → 200 g de pois cassés
- → 1 fenouil
- → 1 oignon
- → 1 gousse d'ail
- → 1 feuille de laurier
- → 1 l d'eau

C'est parti !

Rincez les pois et faites-les tremper dans de l'eau froide pendant quelques heures.

Dans une cocotte, versez les pois cassés rincés, l'oignon et le fenouil émincés puis le laurier. Mouillez avec 1 fois ½ leur volume d'eau froide, enlevez l'écume produite au début de l'ébullition et salez.

Couvrez et laissez cuire à petite ébullition pendant 1 heure.

Ajoutez l'ail 5 min avant la fin de la cuisson et mixez.

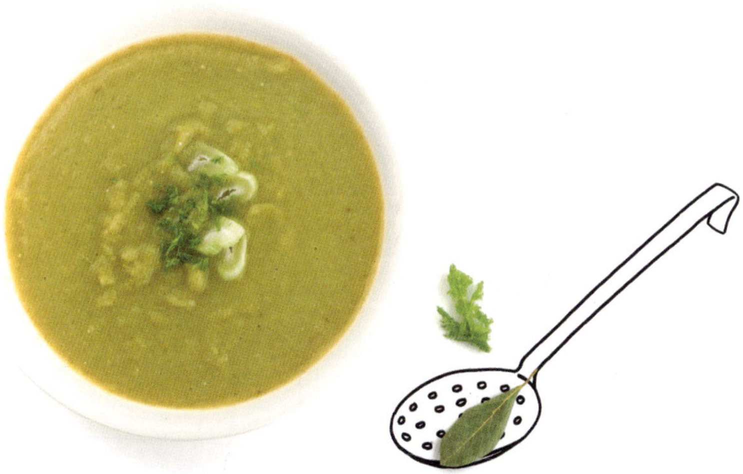

pour 6 personnes préparation 20 min cuisson 30 min

Jardinière de printemps

aux petits pois frais et à la pintade

Ingrédients

- 300 g de filet de pintade
- 400 g de petits pois frais
- 200 g de carottes
- 1 oignon
- Bouillon végétal
- Gingembre frais râpé
- Huile d'olive
- Aromates
- Sel gris

C'est parti !

Faites revenir dans 1 c. à soupe d'huile d'olive l'oignon émincé avec quelques pincées d'un mélange d'aromates de votre convenance.

Ajoutez les petits pois frais, les carottes en petits cubes et couvrez largement d'eau.

Ajoutez ce qu'il faut de sel et de bouillon végétal pour saler ainsi qu'une pointe de gingembre frais râpé et enfin les filets de pintade émincés en lanières.

Faites cuire à feu doux pendant 30 min à mi-couvert.

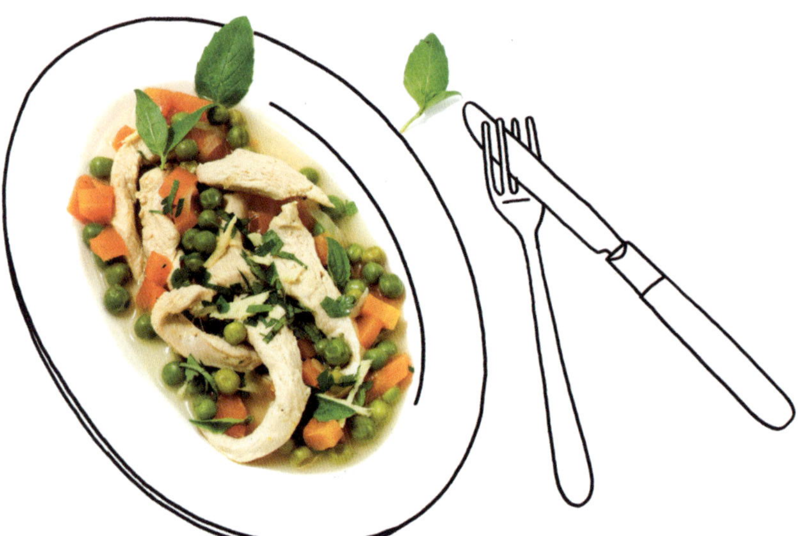

pour 4 personnes préparation 15 min cuisson 15 min

Agar-agar
de cerises à la menthe sucrée aux feuilles de stévia

Ingrédients

- 400 ml d'eau de source
- 2 g d'agar-agar
- 1 poignée de feuilles de menthe fraîche
- 1 c. à café de feuilles de stévia
- 1 poignée de cerises
- Quelques feuilles de menthe
- Confiture de cerise
- 1 citron

C'est parti !

Portez 3 min à ébullition l'eau de source avec 2 g d'agar-agar.

Hors du feu, faites infuser pendant 15 min la menthe fraîche avec les feuilles de stévia, filtrez et versez dans des coupes.

Ajoutez les cerises non dénoyautées et réservez au frais.

Servez avec une feuille de menthe et un coulis de cerise (confiture de cerise mixée avec du jus de citron et de l'eau).

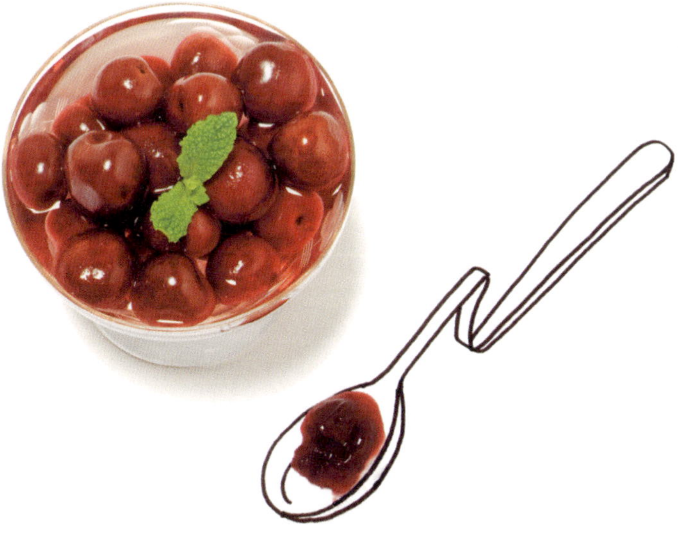

pour 4 personnes préparation 15 min cuisson 30 min

Le plat unique

Risotto aux lentilles, carottes, céleri et graines germées

Comme nous l'avons vu dans le chapitre «Les ficelles pour bien démarrer», le principe économique et pratique du plat unique est d'apporter avec un seul plat l'ensemble des constituants d'un repas équilibré selon la Triade Alimentaire®. Au printemps, tout renaît ; c'est le moment de faire connaissance avec un pseudo-couscous.

Ingrédients

- 400 g de riz complet
- 200 g de lentilles
- 6 carottes
- 1 céleri-rave
- 2 oignons
- 2 gousses d'ail
- 3 c. à soupe d'huile d'olive extraite à froid
- 1 verre de raisins secs (50 g)
- 2 cubes de bouillon
- 2 pincées de graines germées d'orge et de fenugrec

C'est parti !

Une fois les oignons et les gousses d'ail finement hachés revenus dans une poêle avec l'huile d'olive, versez le riz (préalablement lavé à l'eau tiède et égoutté) et cuisez-le façon risotto en lui ajoutant les raisins secs préalablement trempés ; séparément, faites cuire les lentilles dans deux fois leur volume d'eau et faites cuire ensemble le céleri et les carottes, découpés en dés et rondelles, dans un litre d'eau avec 2 cubes de bouillon. Réservez le bouillon une fois les légumes égouttés.

Présentez les ingrédients, soit séparément, soit de façon concentrique avec un dôme de riz parsemé de graines germées au centre, entouré d'une double corolle de lentilles brunes et de légumes colorés.

Consommez chaud accompagné du bouillon de légumes parfumé.

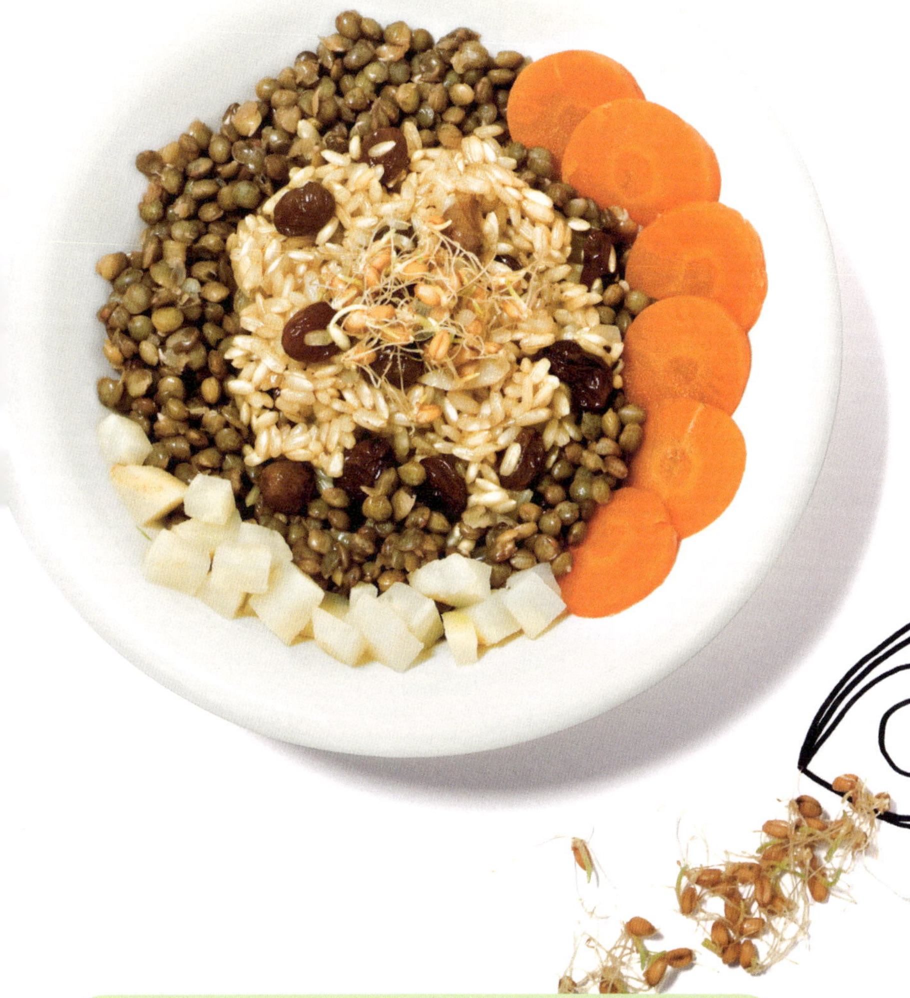

ASTUCE !

L'association lentilles/riz n'est autre que le «Dal Bhat», plat national de l'Jnde. Jci, les graines germées sont particulièrement indiquées pour symboliser le printemps.

pour 4 personnes préparation 30 min cuisson 120 min

La lunch box

Salade de pois chiches au boulgour fin

Les salades composées à base de céréales et/ou légumineuses, agrémentées de légumes crus et cuits, oléagineux et fruits secs, sont faciles à préparer et très digestes.

Ingrédients

- 400 g de pois chiches
- 200 g de boulgour fin
- Crudités de saison
- Une botte de persil plat
- 1 c. à s. de gomasio maison
- 2 c. à s. d'huile d'olive
- 2 c. à s. d'huile de sésame
- 2 c. à s. de shoyu
- 2 c. à s. de vinaigre de cidre

Houmous

- La moitié des pois chiches cuits
- Le jus de 2 citrons et le zeste de 1 citron
- 2 gousses d'ail
- 1 c. à s. de purée de sésame blanche
- 1 c. à c. de cumin en poudre
- Jus de cuisson

C'est parti !

Faites tremper les pois chiches une nuit. Rincez-les et faites-les cuire dans 3 fois leur volume d'eau pendant 2 heures. Gardez-en une partie dans leur eau de cuisson pour faire un houmous. Égouttez l'autre partie et réservez.

Pendant ce temps, faites gonfler du boulgour fin dans 2 fois son volume de bouillon bien chaud.

Mélangez 2/3 de boulgour pour 1/3 de pois chiche. Ajoutez des crudités de saison taillées en petits cubes, du persil frais ciselé et du gomasio maison.

Assaisonnez avec de l'huile d'olive et de sésame, du shoyu et du vinaigre de cidre. Servez avec l'houmous et une salade verte.

Pour l'houmous, mixez ensemble dans le bol d'un robot muni d'un couteau tous les ingrédients et ajoutez ce qu'il faut de jus de cuisson pour obtenir la consistance d'une crème.

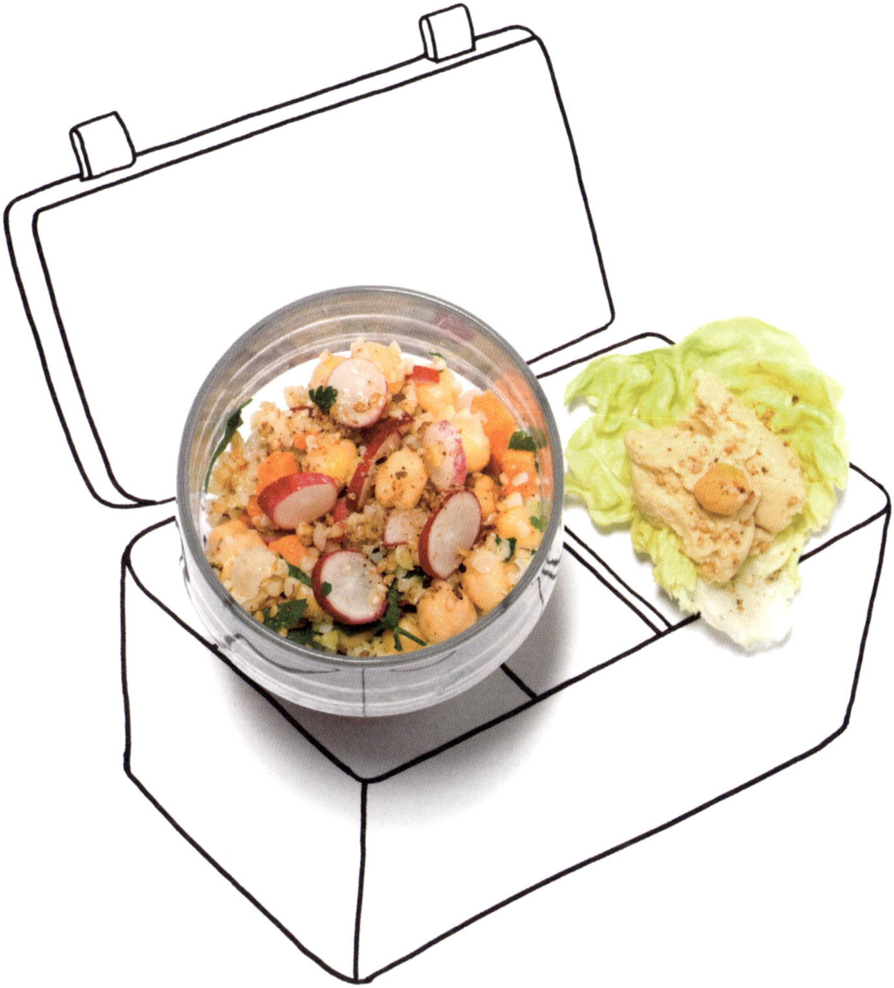

ASTUCE !

Les pois chiches étant longs à cuire, vous pouvez en cuire davantage et les congeler dans leur eau de cuisson afin d'en avoir toujours sous la main.
Agrémentez les salades composées d'herbes fraîches riches en chlorophylle et essences digestives.

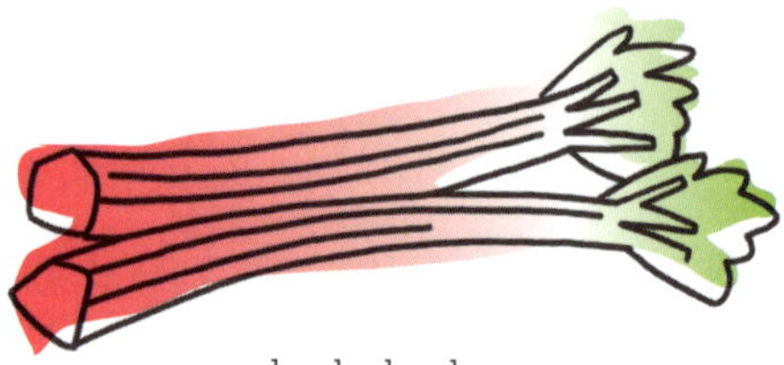

la rhubarbe

ZOOM

3 ingrédients de saison

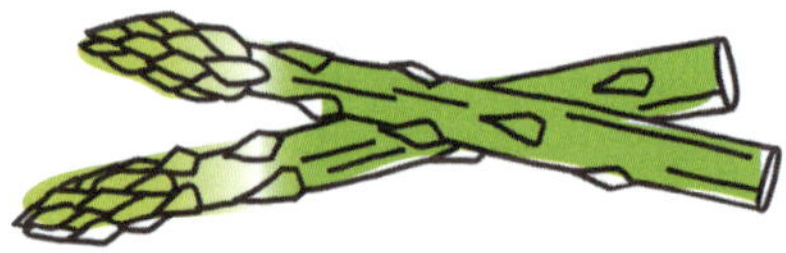

l'asperge

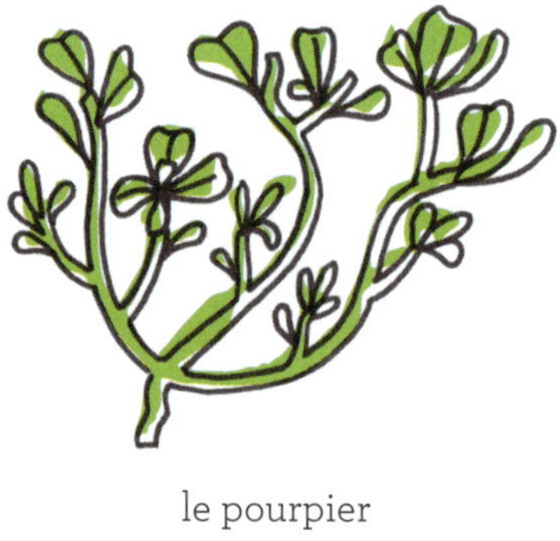

le pourpier

ZOOM ingrédients bienfaits

La rhubarbe

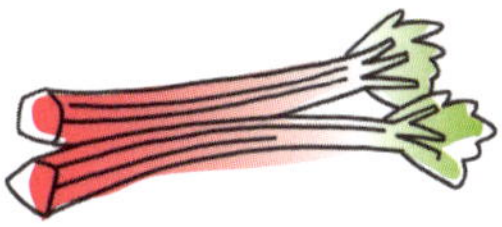

acidulée, riche en fibres et peu calorique

La rhubarbe est une plante vivace d'origine asiatique, très facile à cultiver dans un jardin. En France, le meilleur moment pour la consommer est d'avril à juin.

Utilisation

- Choisissez des tiges bien fraîches c'est-à-dire fermes et craquantes, surtout pas molles. Ne conservez les tiges que quelques jours au réfrigérateur ou congelez-les crues ou blanchies 2 min dans de l'eau bouillante.
- La rhubarbe se consomme aussi bien crue que cuite et sucrée que salée. Parfaite en dessert, elle se transforme en compote, tarte, clafoutis, confiture, sorbet, crème, mousse ou crumble et se marie très bien avec la fraise ou la pomme. Comme elle est assez acide, la tentation est parfois grande de trop la sucrer.
- En version salée, elle se sert crue, en salade ou doucement revenue dans un peu d'huile d'olive pour accompagner une volaille ou un poisson, ou encore en chutney. Rehaussez son goût avec du citron, de la vanille, du gingembre ou des graines de fenouil.

Propriétés

La rhubarbe est très peu calorique mais très riche en fibres ; elle améliore donc le transit. Elle apporte également de nombreux minéraux : potassium, phosphore, magnésium, calcium et beaucoup de vitamine C.

L'asperge

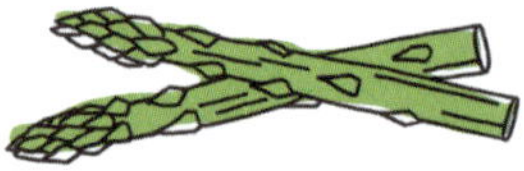

pour mieux sortir de l'hiver

De la même famille que l'ail et l'oignon, l'asperge est une plante potagère cultivée de mars à juin pour ses pousses. On distingue trois variétés d'asperges : la blanche, plus grosse et plus moelleuse, la violette, très parfumée, la verte, savoureuse.

Utilisation

- Choisissez des asperges bien fraîches, droites, fermes, avec un bourgeon bien fermé. Conservez-les crues, au frais, enveloppées dans un linge humide. Pour les préparer, coupez les pieds et épluchez-les de la pointe vers la base. Rincez-les mais sans les laisser tremper. Cuisez-les de préférence à la vapeur douce pour conserver toutes leurs qualités nutritionnelles.
- Il existe de multiples façons de consommer les asperges : froides accompagnées d'une sauce ou en morceaux dans une salade ; chaudes, en purée ou en gratin, dans une omelette ou une tarte.
- Pour en profiter toute l'année, vous pouvez :
- les congeler une fois blanchies (3 min).
- ou les mettre en bocaux : blanchissez-les puis placez-les droites dans des bocaux avec de l'eau salée que vous ferez cuire une heure à 100 °C.

Propriétés

Composée à plus de 90 % d'eau, peu calorique, diurétique, dépurative et légèrement laxative, l'asperge est idéale au printemps, à condition de ne pas abuser de l'assaisonnement.

L'asperge contient nombre de vitamines ainsi que de nombreux oligoéléments et minéraux (potassium, calcium, magnésium, fer…) et antioxydants.

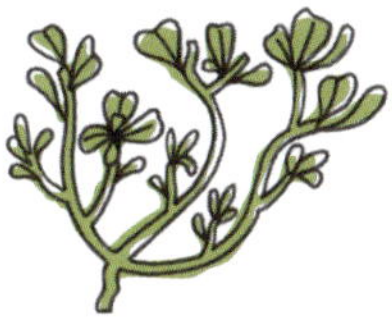

Le pourpier

le plein d'oméga-3

Originaire de l'Inde, cette plante potagère a des petites feuilles rondes et épaisses, rafraîchissantes grâce à leur teneur en eau (90 %). On la consomme jeune, à partir du mois de mai jusqu'en été. Sa saveur acidulée ressemble à celle de la mâche, une pointe de piquant en plus.

Utilisation

Le pourpier se consomme :

- cru, en salade simple ou composée, idéalement avec de l'huile d'olive et du citron ; parfait pour accompagner une omelette par exemple ;
- cuit, on peut le préparer avec une béchamel végétale ou ajouter un filet de crème d'amande cuisine ou de soja comme on le ferait avec des épinards.

Propriétés

Le pourpier figure au menu du célèbre régime crétois.

Riche en oméga-3, peu calorique, il renferme de nombreux minéraux (potassium, magnésium, fer) et vitamines (en particulier beaucoup de vitamine C), ce qui en fait un précieux légume minceur.

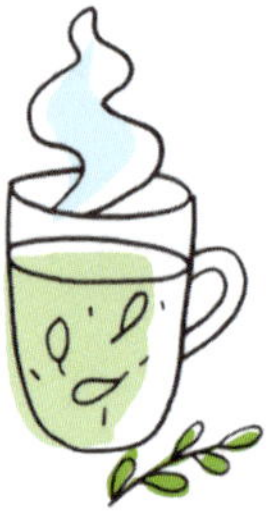

La tisane du printemps choisissez-la dépurative !

Procurez-vous un mélange pour tisane détox bio dans une herboristerie, un magasin bio ou même maintenant en grande surface. Ils doivent contenir certaines des plantes suivantes :

→ **l'ortie** : stimule les sécrétions digestives, favorise l'élimination des toxines ;

→ **l'artichaut ou le pissenlit** : draineurs hépatiques ;

→ **la queue de cerise**, diurétique et dépurative.

Laissez infuser 10 à 15 min.

Buvez 3 tasses par jour pendant 3 semaines.

Vous pouvez également boire du jus de bouleau, c'est un excellent dépuratif !

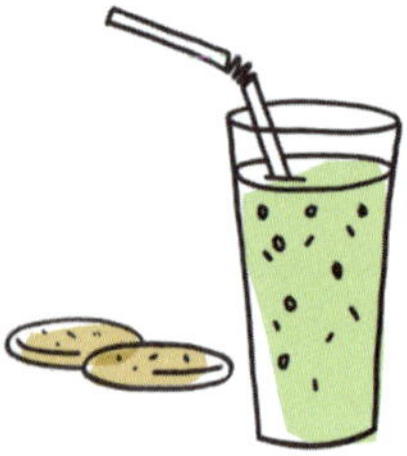

La collation du printemps

Mangez une pomme ou une poignée de fraises ou, si vos envies vous guident plutôt vers du salé, une tranche de pain grillée avec un morceau de tomme de brebis ou fromage frais de chèvre et 2 noix.

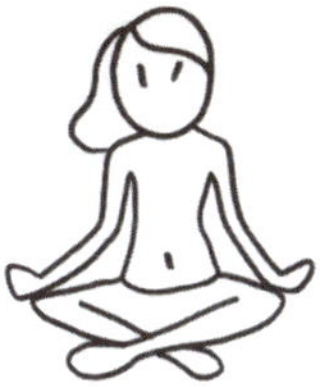

L'astuce bien-être
contre la cellulite

Massez quotidiennement les zones où se trouve la peau d'orange avec l'huile anticellulite de Sylvie Hampikian, spécialiste de la beauté au naturel.

Afin d'activer la circulation et d'augmenter l'efficacité de la préparation, massez au préalable la zone concernée à l'aide d'une brosse ou d'un gant de crin. Appliquez ensuite l'huile en massant de bas en haut et en faisant bien pénétrer.

À la place de ce mélange, vous pouvez aussi choisir un soin spécifique bio à base d'huiles végétales (tournesol, jojoba, olive ou argousier) pour nourrir la peau et favoriser son élasticité, associées à des huiles essentielles tonifiantes et raffermissantes.

Ingrédients à mélanger :

- ➜ 50 ml d'huile végétale de calophylle inophylle ou de macadamia et 50 ml de gel d'aloès
- ➜ 12 gouttes d'huile essentielle de romarin à verbénone
- ➜ 12 gouttes d'huile essentielle de cèdre de l'Atlas
- ➜ 12 gouttes d'huile essentielle de cyprès toujours vert
- ➜ 12 gouttes d'huile essentielle de genévrier commun
- ➜ 12 gouttes d'huile essentielle de citron (zeste).

Bons massages !

Pensez aussi à l'aquagym, excellente activité contre la cellulite !

Le conseil sportif du printemps l'astuce « beaux bras » de notre coach sportif, Barbara Meyer

Les débardeurs sont votre pire ennemi ? Repérez vite une chaise, un canapé, une marche d'escalier, et prenez quelques minutes pour réaliser cet exercice aussi souvent que possible !

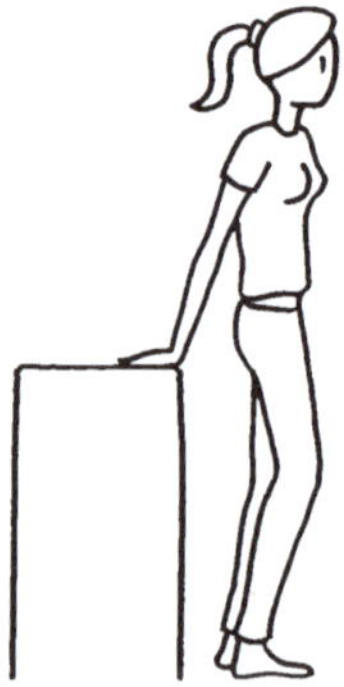

1. Pieds au sol, jambes fléchies, bras en arrière avec les mains posées sur le support.

2. Rentrez le ventre, gardez le dos bien droit et grandissez-vous.

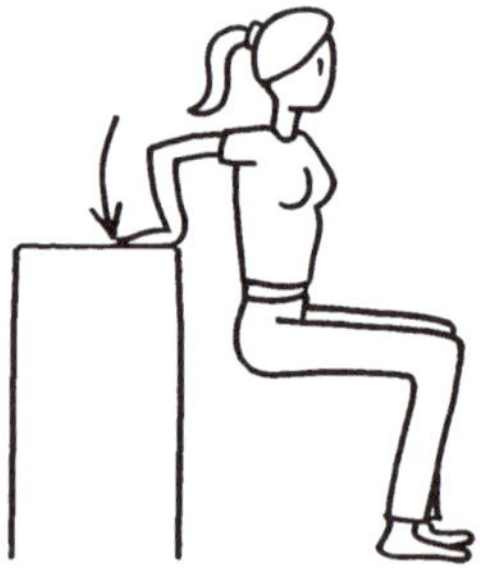

3. Fléchissez les coudes pour faire glisser votre buste vers le bas. L'objectif est d'aligner les coudes avec les épaules.

Faites une série de 20 mouvements.

À répéter 4 fois.

Le marché de saison

Voici les légumes primeurs, et les graines germées !

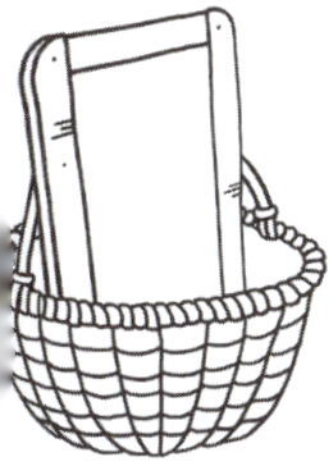

Fruits : kiwi, pomme, cerise, rhubarbe, abricot, amande, cerise, figue, fraise, framboise, citron, melon

Légumes : artichaut, asperge, blette (ou bette), carotte, chou-fleur, cresson, épinard, fève, navet, oseille, petit pois, poivrade, poireau, pomme de terre, radis rose, chou-fleur, haricot vert, cerfeuil, courgette, betterave

Salades : laitue, pourpier, scarole, frisée, romaine, roquette

Aromates : échalote, oignon, aneth, basilic, ciboulette, coriandre, estragon, laurier, marjolaine, menthe, origan, persil, piment, romarin, sauge, thym

Céréales : blé (couscous, boulgour), millet

Légumineuses : lentille, fève

Champignons : morille, cèpe, coprin, girolle

Viande : agneau

Poissons semi-gras : rouget, morue, mulet

Mon programme d'été

	lundi	mardi	mercredi
Petit déjeuner	2 tranches de pain de seigle toastées 1 c. à café de purée de sésame blanche 1 yaourt de soja maison (p. 65) avec 1 c. à café de confiture 1 abricot frais Thé vert ou chicorée ou infusion	2 tranches de pain de seigle toastées 1 c. à café de purée de sésame blanche 1 c. à café de miel 1 coupelle de fraises Thé vert ou chicorée ou infusion	1 coupe de crème Budwig améliorée (p. 65) avec les fruits frais de votre choix Thé vert ou chicorée ou infusion
déjeuner	1 panaché de feuilles vertes de saison + 1 c. à café de graines de courge et tournesol torréfiées maison (p. 145) + 1 c. à soupe d'assaisonnement 1 tomate farcie avec un mélange quinoa et lentilles corail cuits + herbes fraîches 1 coupelle de framboises et 1 c. à café de confiture de myrtilles	1 salade de tomate au basilic + 1 c. à soupe d'assaisonnement 2 à 3 sardines grillées avec 2 c. à soupe de riz mi-complet 1 yaourt au lait de soja maison (p. 65) avec 1 c. à café de confiture et 1 biscuit à la farine complète	1 tranche de melon parsemée d'une c. à café de graines de courge torréfiées maison (p. 145) 150 g d'émincé de poulet aux carottes et courgettes maison (p. 123) + 1 à 2 c. à soupe de riz mi-complet (cuit la veille) 2 carrés de chocolat noir avec 1 chicorée
dîner	1 soupe froide de légumes de saison (tomates, poivrons rouges, courgettes, oignons) 2 à 3 galettes de flocons d'avoine à l'oignon et au persil maison (p. 120) + salade de roquette avec quelques morceaux de tomme de brebis 1 compote de pêche aux abricots secs	3 c. à soupe de concombre émincé aux feuilles de menthe + assaisonnement 3 à 4 c. à soupe de pâtes complètes avec sauce tomate, thon à l'huile d'olive, paillettes d'algues sèches 1 flan au caramel à l'agar-agar	1 bol d'un couscous végétal froid réunissant semoule complète, pois chiches cuits, tomate, concombre, poivron, olives noires, herbes fraîches et assaisonnement 1 compote de pêche aux abricots secs + 5 amandes

jeudi	vendredi	samedi	dimanche
1 coupe de crème Budwig améliorée (p. 65) avec les fruits frais de votre choix Thé vert ou chicorée ou infusion	1 coupe de crème Budwig améliorée (p. 65) avec les fruits frais de votre choix Thé vert ou chicorée ou infusion	2 tranches de pain de petit épeautre toastées 10 g de beurre au lait cru 1 c. à café de miel 1 pêche Thé vert ou chicorée ou infusion	2 tranches de pain de petit épeautre toastées 10 g de beurre au lait cru 1 c. à café de miel 1 pêche Thé vert ou chicorée ou infusion
1 tomate émincée avec 1 c. à café de tartare d'algues + gomasio 120 g de mulet poêlé avec 1 c. à café d'huile d'olive + 2 galettes de riz 1 coupelle de fraises parsemées d'un croquant émietté	1 verre de jus de tomates, poivrons rouges et fraises avec gingembre frais (fraîchement centrifugé) sandwich avec pain mi-complet (farine T80), chèvre frais, jambon cru, feuilles vertes, noisettes concassées 2 figues fraîches	1 verre de kombucha + quelques petites brochettes apéritives alternant morceaux de tomme de chèvre ou de brebis et tomates cerises + 2 biscuits apéritifs à la farine complète 1 aile ou cuisse de pintade rôtie au four avec rondelles d'aubergines 1 yaourt au lait de soja maison (p. 65) avec 1 c. à café de confiture	1 bol de gaspacho bien frais (mixer concombre, tomates, poivron rouge, yaourt de chèvre, vinaigre balsamique et huile d'olive) 2 filets de petits maquereaux grillés (p. 122) + 1 pomme de terre vapeur + 1 c. à café de gomasio (p. 146) 1 part de clafoutis aux fruits de saison (ex. : pêches) maison (p. 124)
1 tranche de melon parsemée d'une c. à café de graines de courges torréfiées maison (p. 145) 1 part de gratin de tofu et quinoa aux légumes d'été maison (p. 121) + 1 tranche de pain 3 pruneaux trempés quelques heures dans un peu d'eau additionnée de fleur d'oranger	1 part de salade d'orge perlé aux haricots verts, carottes râpées, sardines à l'huile d'olive, herbes fraîches et gomasio 1 part de clafoutis aux fruits de saison (ex. : pêches) maison	1 part de salade d'orge perlé cuit la veille aux lentilles corail cuites vapeur, carottes râpées, basilic et gomasio + 1 œuf dur 1 coupelle de fruits cuits de saison avec 2 c. à café de yaourt de brebis	1 assiette de carottes et courgettes râpées mélangées avec lentilles corail, tofu au basilic et graines de courge toastées 3 figues trempées depuis quelques heures dans un peu d'eau additionnée de fleur d'oranger + 1 biscuit sec à la farine complète

pour 2 personnes préparation 1 h 20

Galettes

de flocons d'avoine à l'oignon et au persil

Ingrédients

- 80 g de petits flocons d'avoine
- 1 oignon
- 1 bonne poignée de persil
- 1 gousse d'ail hachée
- 1 œuf
- Environ 2 c. à soupe d'eau
- Curry de Ceylan
- Huile d'olive
- Sel fin non raffiné

C'est parti !

Émincez l'oignon finement et faites-le suer avec 2 c. à soupe d'huile d'olive et quelques pincées de curry de Ceylan dans une poêle antiadhésive avec un couvercle.

Dans un récipient, mélangez les flocons, le persil émincé, l'ail, l'oignon et ajoutez l'œuf battu avec l'eau ; salez.

Laissez reposer 15 min et faites dorer les galettes dans une poêle antiadhésive légèrement huilée à l'huile d'olive.

Jdéal pour accompagner une salade verte et des crudités.

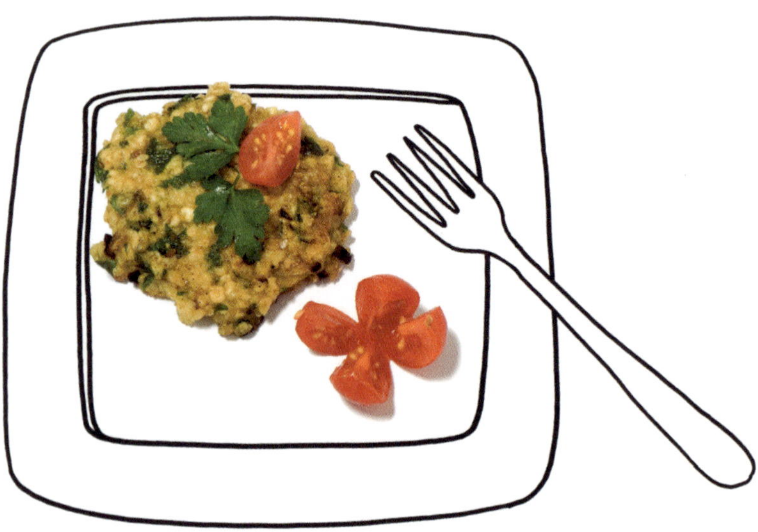

pour 4 personnes préparation 1 h 20 cuisson 30 min

Gratin

de tofu et quinoa aux légumes d'été

Ingrédients

- 1 aubergine
- 250 g de tofu aux olives
- 1 courgette
- 60 g de quinoa
- 150 ml de sauce tomate
- Huile d'olive
- Quelques olives noires
- Basilic frais
- Sel gris

C'est parti !

Lavez bien l'aubergine et la courgette.

Dans un plat muni d'un couvercle, disposez une couche de fines rondelles d'aubergine non pelée et émiettez le tofu aux olives, puis répartissez une couche de fines rondelles de courgette non pelée et parsemez de sel. Recouvrez le tout d'une couche de quinoa cru préalablement lavé et trempé pendant une heure. Nappez d'une sauce tomate suffisamment aqueuse pour favoriser la cuisson du quinoa.

Placez le couvercle et mettez à four chaud, à 180 °C (th. 6) pendant 30 min.

Avant de servir, arrosez d'un filet d'huile d'olive, décorez d'olives noires et de basilic frais.

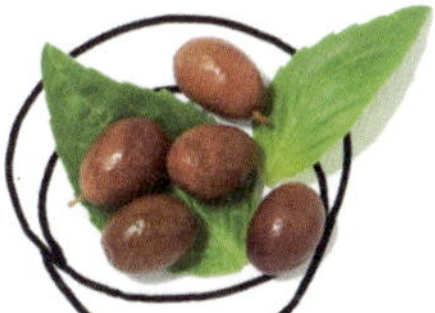

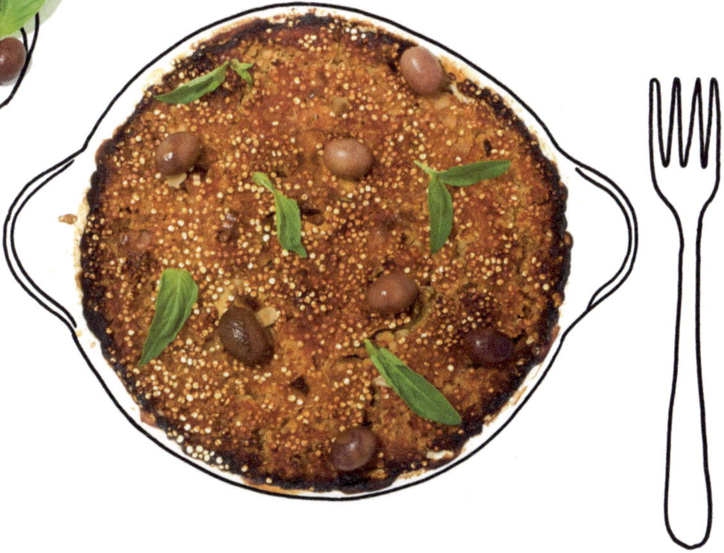

pour 2 personnes · préparation 10 min · cuisson 5 min

Filets de maquereaux

grillés à l'unilatérale

Ingrédients

- 4 petits filets de maquereaux
- Fleur de sel
- Grains de fenouil
- Estragon frais ou séché
- Huile d'olive

C'est parti !

Disposez les filets de maquereaux essuyés dans un plat, côté chair vers le haut.

Saupoudrez de sel, de grains de fenouil et d'estragon frais ou séché. Arrosez d'un filet d'huile d'olive.

Retournez les filets, couvrez le plat et laissez mariner au frais.

Passez le plat 5 min sous le gril du four afin que la peau soit bien grillée.

Servez aussitôt avec des pommes de terre vapeur et une salade verte.

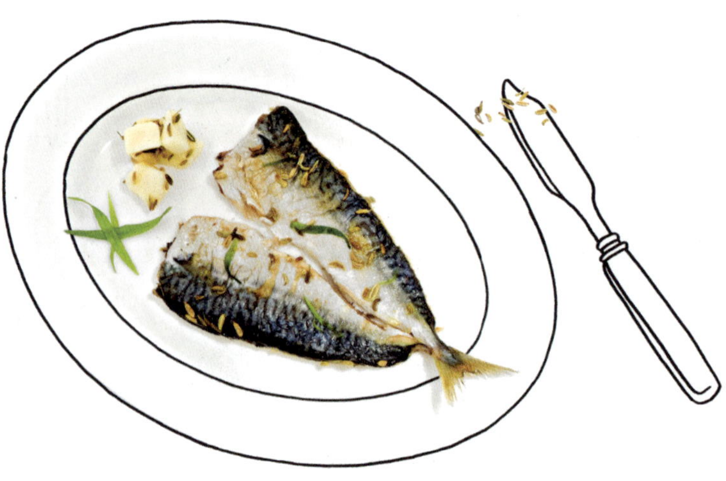

pour 2 personnes préparation 15 min cuisson 5 min

Émincé de poulet

aux carottes et courgettes parfumé au gingembre

Ingrédients

- 2 blancs de poulet
- 1 carotte
- 1 courgette
- 1 oignon nouveau
- 1 citron
- Huile d'olive
- Gingembre frais haché
- Shoyu

C'est parti !

Lavez bien la carotte et la courgette.

Émincez les blancs de poulet en lanières.

Coupez la carotte et la courgette non pelées en fins bâtonnets. Émincez finement l'oignon dans le sens de ses fibres.

Faites mariner l'ensemble pendant quelques heures avec de l'huile d'olive, du jus et du zeste de citron, du gingembre frais haché et du shoyu.

Dans une poêle antiadhésive, faites revenir le tout en remuant régulièrement.

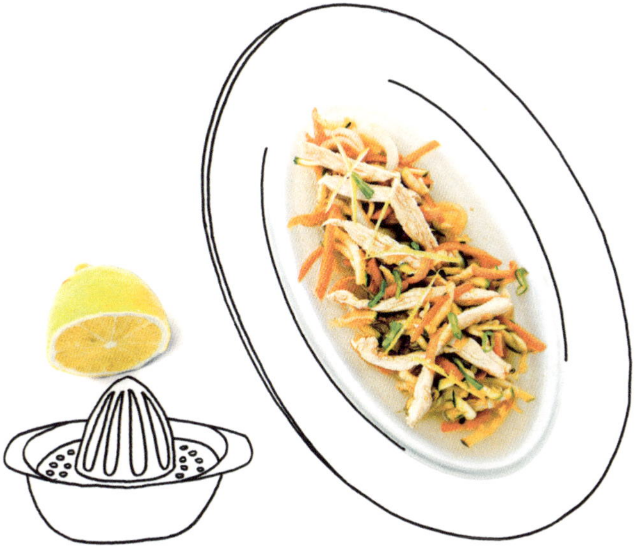

pour 6 personnes préparation 20 min cuisson 30 min

Clafoutis

aux fruits

Ingrédients

- 300 g de fruits selon la saison (cerises non dénoyautées, pêches, abricots bien mûrs et non acides, nectarines, mirabelles, reines-claudes, poires, pommes...)
- 300 ml de lait de soja vanillé
- 3 œufs entiers
- 1 c. à soupe rase d'arrow-root
- 3 c. à soupe rases de farine de kamut ou de petit épeautre
- 2 c. à soupe rases de poudre ou purée d'amande ou de noisettes (fraîchement moulues) ou noix de coco râpée
- Huile essentielle d'amande, de citron ou d'orange

C'est parti !

Pour un clafoutis aux cerises :

Préchauffez le four à 160 °C (th. 6) et mettez de l'eau dans la lèchefrite pour que le bain-marie soit chaud lorsque vous enfournerez les flans ou clafoutis.

Mélangez la farine de kamut, l'arrow-root et la poudre d'amande.

Cassez les œufs tout en les mélangeant bien aux farines pour obtenir une pâte lisse.

Ajoutez 1 goutte d'huile essentielle d'amande et battez au fouet à main tout en ajoutant le lait de soja vanillé. Disposez les 300 g de cerises non dénoyautées dans un moule à tarte et versez la préparation dessus.

NB : Si les fruits ne sont pas assez sucrés, ajoutez 1 c. à soupe de sirop de riz à l'appareil.

Faites cuire au bain-marie à 160 °C pendant environ 30 min.

Procédez de la même façon avec les autres fruits en variant les oléagineux, les farines et les huiles essentielles.

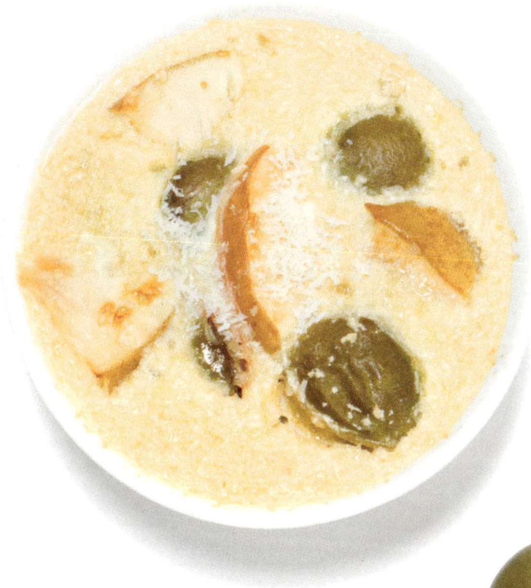

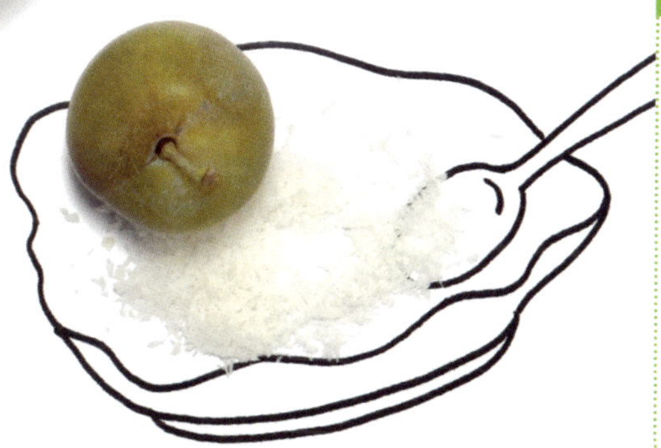

ASTUCE !

Les reines-claudes font merveille avec la noix de coco et la farine de petit épeautre.

pour 6 personnes préparation 10 min

Le plat unique

salade façon taboulé

L'été rime avec taboulé. Cette salade composée, végétale et rafraîchissante, est tout indiquée.

Ingrédients

- 400 g de boulgour
- 200 g de pois chiches
- 1 poivron rouge
- 1 poivron jaune
- 6 tomates
- 50 g de concombre et de haricots verts lacto-fermentés
- 1 laitue
- 1 bouquet composite de persil et de menthe
- 1 oignon
- 1 échalote
- 1 gousse d'ail (ou ciboulette, basilic, estragon)
- 100 g de mozzarelle (ou de parmesan)
- Assaisonnement (voir dans le chapitre « Cuisiner sain et savoureux »)

C'est parti !

Laissez refroidir boulgour et pois chiches, une fois cuits ; découpez en dés les tomates et en fines lanières les poivrons crus, puis mélangez-les à la farce végétale obtenue en hachant finement persil, menthe, oignon, échalote et ail ; mélangez le tout en y incorporant les légumes lacto-fermentés, la mozzarelle et l'assaisonnement.

Présentez cette salade composée, aussi variée en ingrédients et saveurs que colorée, en dôme bordé de feuilles de laitue vert tendre ; ou bien servez chaque convive avec une portion reposant sur une large feuille de laitue (les feuilles de bette sont aussi très décoratives).

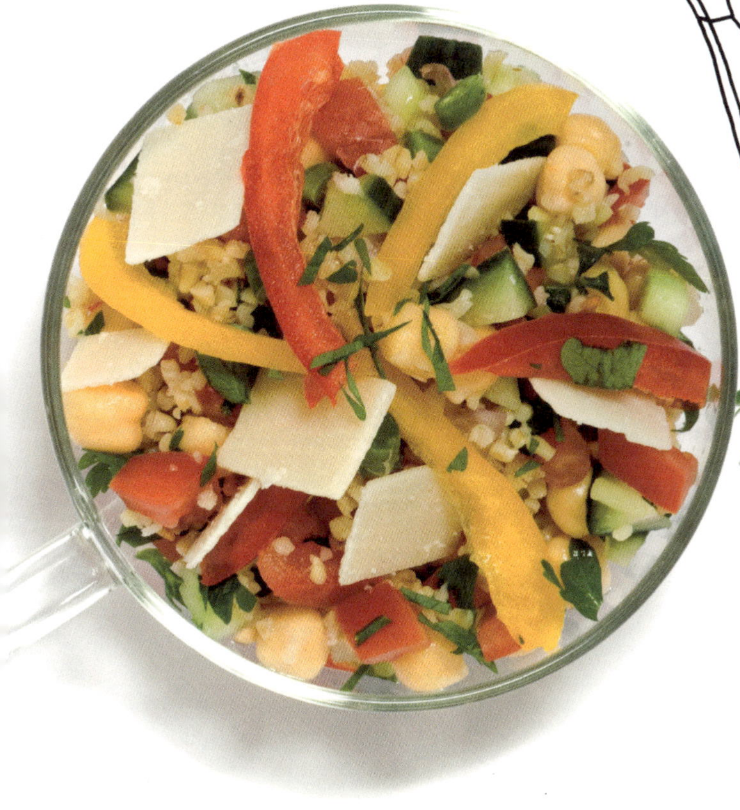

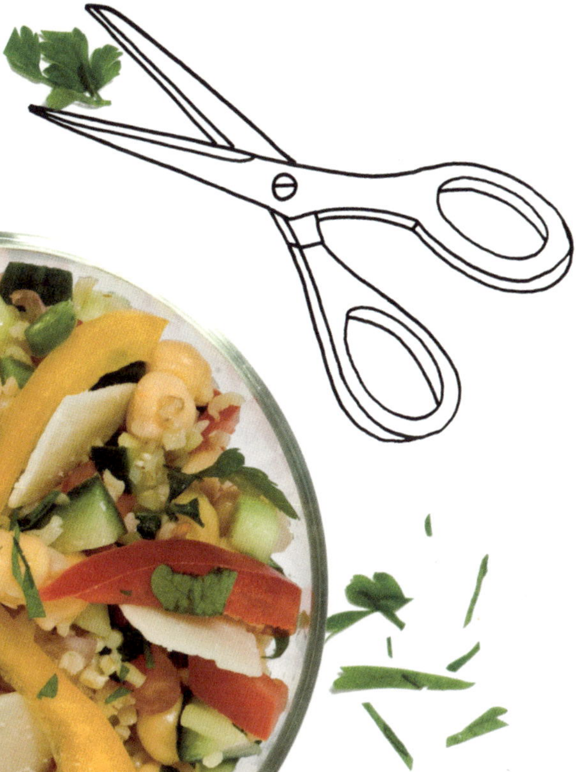

ASTUCE !

Le boulgour et le persil sont les principaux ingrédients du taboulé libanais traditionnel ; une autre spécialité libanaise savoureuse est l'« houmous », purée de pois chiches (associée à une purée de sésame – le tahin –, de l'ail, du sel, filet de citron et cumin) qui se consomme avec du pain ; ici, notre salade composée garde les pois chiches en grains et remplace le pain par le classique boulgour du taboulé, plus savoureux et nutritif que la semoule blanche.

pour 4 personnes préparation 10 min

La lunch box

sandwich équilibré pour profiter de l'été

Contrairement aux idées reçues, un sandwich peut être très équilibré. Ce jour-là, optez pour un petit déjeuner sans pain et choisissez de bons ingrédients pour confectionner votre sandwich.

Ingrédients

suggestions pour une version classique de votre sandwich

- ➜ Un peu de beurre au lait cru ou de chèvre frais
- ➜ Du jambon bio de qualité ou du jambon cru ou du poisson fumé type saumon ou truite
- ➜ Des feuilles vertes
- ➜ Des graines de courge ou gomasio

C'est parti !

Le pain doit être à la farine complète ou mi-complète (l'idéal étant la farine T80).

Pour un sandwich façon végétale, garnissez-le de crème de tofu (il en existe de délicieuses aux herbes ou aux épices, que vous trouverez en magasins bio, mais vous pouvez aussi la préparer à la maison, retrouvez la recette dans le chapitre «Cuisiner sain et savoureux»), ou bien de crudités type tomates, courgettes crues râpées, fenouil ou poivron ou chou rouge émincé… graines germées, tartare d'algues, basilic, gomasio.

Bien que végétal, ce sandwich vous apportera l'ensemble des acides aminés nécessaires pour un apport protéique adéquat.

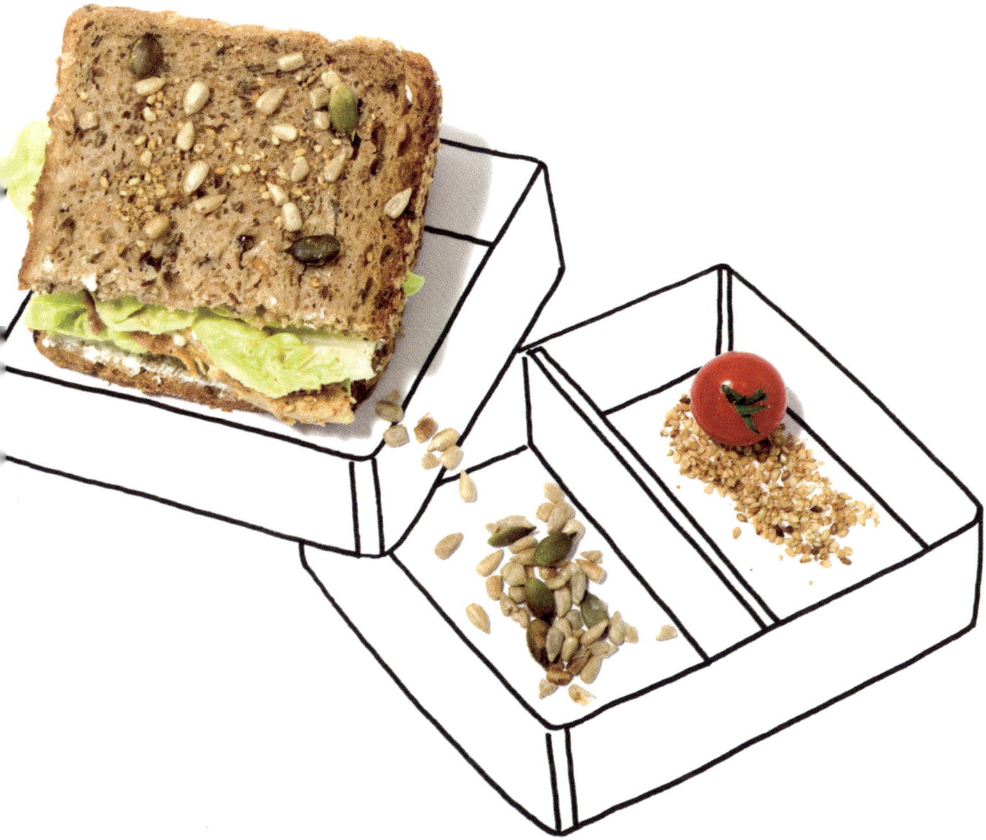

ASTUCE !

Pour vos sandwichs, optez pour des pains biologiques aux farines mi-complètes moulues à la meule de pierre.

Ces pains ayant subi une fermentation lactique plus lente que la fermentation alcoolique à la levure, ils sont plus goûteux et plus digestes.

Pensez également à varier les farines en découvrant celles de kamut, de seigle, de sarrasin, de petit épeautre…

la framboise

ZOOM

3 ingrédients de saison

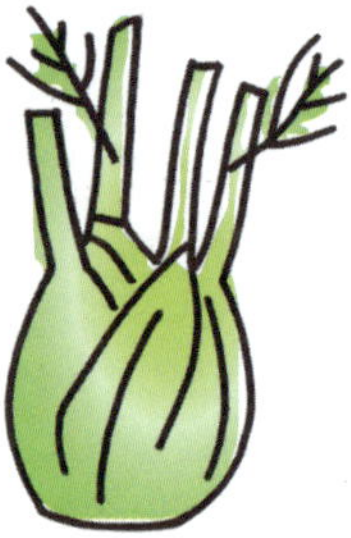

le fenouil

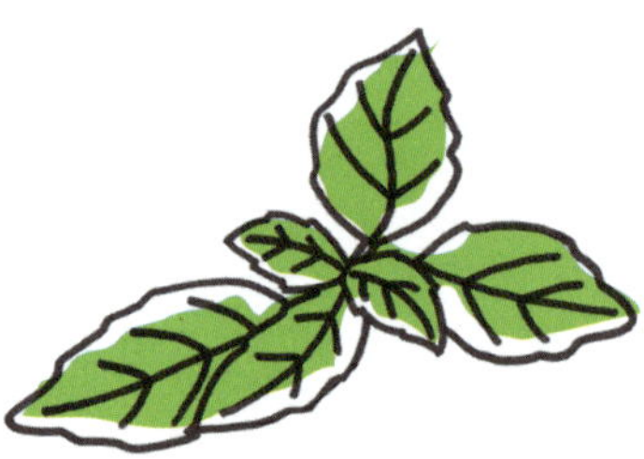

le basilic

ZOOM ingrédients bienfaits

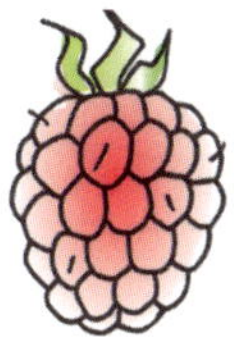

La framboise

savoureuse et légère

Elle est particulièrement intéressante et riche en nutriments et en fibres. La framboise est une variété de... ronces. Communément rouge, elle se décline en de nombreuses variétés allant du noir au blanc.

En France, les récoltes ont lieu entre juin et septembre.

Utilisation

- Achetez-la bien mûre et fraîche car elle ne continue pas à mûrir après la cueillette. Conservez-la au frais, non lavée.
  Très fragile, elle doit être consommée rapidement (dans les deux jours) ou, sinon, sucrez-la légèrement afin de la garder un peu plus longtemps. Pour en profiter en dehors de la saison, vous pouvez très facilement la congeler.
  Délicieuse crue, nature ou en salade ou sur du fromage blanc, sucrée ou non, elle constitue un dessert idéal, très léger et frais. Cuisinez-la en tarte, crumble, clafoutis, sorbet, jus, chutney, mousse ou entremets. Mariez-la au chocolat, à la menthe, aux épices, ou encore en accompagnement de certaines viandes blanches ou poissons... Et pour retrouver sa saveur au creux de l'hiver, faites-en des confitures, gelées, purées et coulis.Parfumez votre vinaigre de cidre en y plongeant quelques framboises pendant un mois avant de le filtrer.

Astuce antifringales :

- Infusez des framboises avec les feuilles pendant une demi-heure. Filtrez et buvez entre les repas.

Propriétés

La framboise est un des fruits les plus faibles en calories et un des plus denses en oligoéléments notamment en potassium, calcium, magnésium, fer, vitamine C et enfin en vitamine P qui améliore la circulation sanguine ; également riche en fibres.

On peut atténuer cet effet en tamisant les grains.

ZOOM **ingrédients bienfaits**

Le fenouil

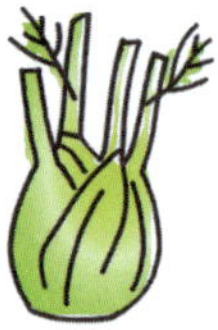

un véritable aliment santé et minceur

Plante méditerranéenne au parfum anisé, ses feuilles imbriquées ressemblent à un bulbe. Vous en trouverez de juin jusqu'au début de l'hiver.

Utilisation

- Apprenez à le cuisiner sous toutes les formes : cru, émincé en apéritif ou en salade avec du melon, du chèvre frais, des pommes de terre ou en salade de fruits avec de l'orange et de la pomme; cuit, il est parfait pour accompagner les poissons ou bien en gratin ou en soupe, ou encore braisé (cela atténue son goût anisé) ou compoté avec tomate, ail et huile d'olive. Délicieux également en confiture ou en chutney...

Propriétés

Il est utilisé pour ses vertus médicinales, antiseptiques et amincissantes.

Peu calorique, riche en fibres, c'est une mine de vitamine C, de provitamine A et de vitamine E, d'antioxydants, ainsi que de vitamine B9 ; riche aussi en minéraux : potassium, magnésium, calcium et fer, et en acides gras polyinsaturés.

ZOOM ingrédients bienfaits

Le basilic

saveur du Sud et vertu digestive

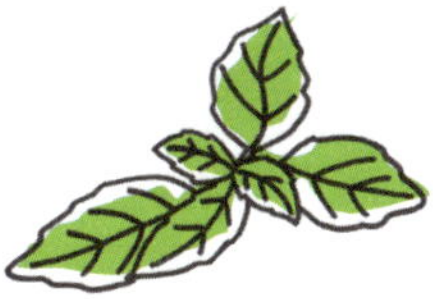

Il existe 150 variétés de basilic, dont le nom signifie «herbe du roi». Comme nombre de lamiacées, le basilic est une plante condimentaire dont les feuilles ont un arôme marqué.

Utilisation

- Très fragile, le basilic doit être consommé très rapidement.
- On utilise les feuilles et sommités fleuries du basilic comme aromate pour les salades et nombre de plats auxquels il apporte un parfum du Sud légèrement poivré.Transformé en pistou, il agrémentera merveilleusement vos pâtes.

Propriétés

Le basilic est réputé pour son action bénéfique sur la digestion en général comme anti-inflammatoire, antiseptique et anti-dyspeptique (aérophagie, gastrites, lenteurs et lourdeurs, gaz digestifs), mais aussi comme protecteur du processus cancéreux (apport de composés bioactifs).

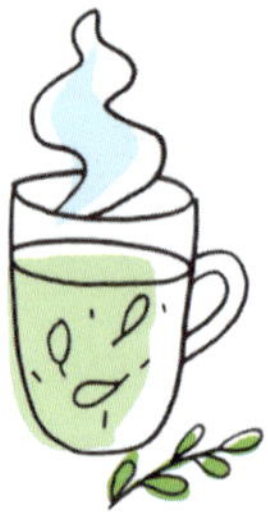

La tisane de l'été buvez du thé de Java (ou orthosiphon)

Issu d'un petit arbuste asiatique, ce thé a de nombreuses propriétés: les feuilles, riches en sels de potassium, sont diurétiques et favorisent le travail des reins, les flavonoïdes qu'il contient viennent désinfiltrer les cellules graisseuses.

Et quand il fait chaud, buvez-le glacé!

Attention! Buvez toujours votre thé en dehors des repas car il peut bloquer l'assimilation du fer.

La collation de l'été les jus, des en-cas faciles à digérer

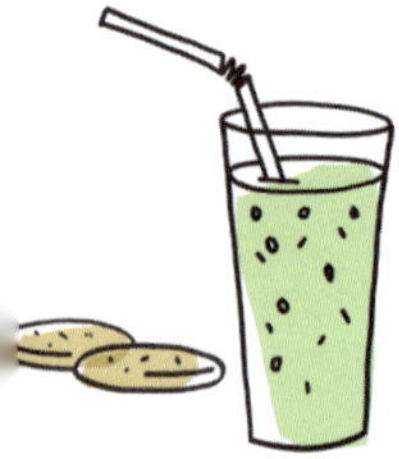

Les jus de fruits et/ou de légumes ou les smoothies fraîchement centrifugés ou mixés sont des alternatives intéressantes pour des en-cas faciles à digérer et nutritifs. Pour les fruits et légumes centrifugés, mélangez-les entre eux afin de limiter leur concentration en sucre qui est ici d'assimilation rapide car les fibres ne sont plus présentes.

Essayez en été le mélange tomate/framboise/melon ou concombre/tomate/abricot et pensez au petit morceau de gingembre aux vertus apéritives et digestives.

Ces jus et smoothies devront être insalivés longuement, presque mâchés; c'est un point important pour amorcer leur digestion et surtout en profiter pleinement.

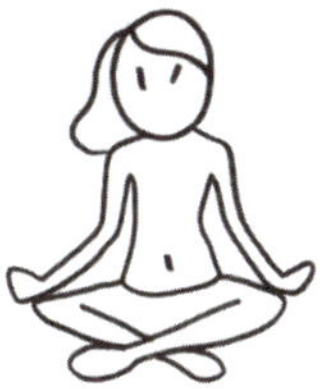

L'astuce bien-être
les huiles antiballonnements

Contre les ballonnements, essayez les huiles essentielles d'estragon, de basilic, de carvi, de coriandre ou de menthe poivrée !

Toutes reconnues pour leurs propriétés antispasmodiques, elles ont en plus l'avantage pour certaines (basilic, carvi et coriandre) de favoriser l'expulsion des gaz résultant de la fermentation intestinale !

Préparation

Mélangez 1 goutte de chaque à un peu d'huile végétale et massez votre ventre.

L'exercice de sport de l'été
Prenez de bonnes résolutions ! avec notre coach sportif, Barbara Meyer

C'est le bon moment pour commencer une activité sportive en douceur. Voici les activités physiques à privilégier pour éliminer, se muscler et mincir harmonieusement :

1. Les activités dites « cardiovasculaires » : vélo, natation, course à pied… Dépensez-vous entre 45 minutes et une heure.

2. Le pilates, pour affiner la taille.

3. Le renforcement musculaire, pour raffermir la silhouette, à raison de 2 à 3 séances de 20 min par semaine.

4. Des activités douces pour entretenir son corps et son esprit et calmer ses comportements alimentaires compulsifs : qi gong, yoga, taï chi chuan, méditation…

À vous de choisir !

Le marché de saison

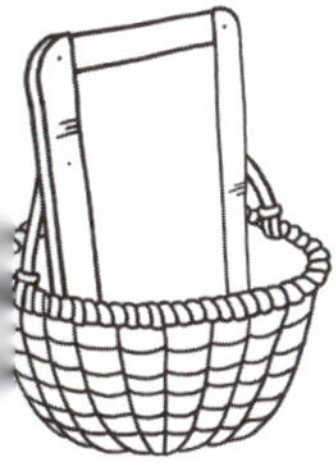

L'été est marqué par une alimentation légère où prédominent les crudités : légumes feuilles, légumes fruits et fruits juteux parvenus à pleine maturité !

Fruits : abricot, brugnon, cassis, cerise, figue, fraise, framboise, groseille, mirabelle, mûre, myrtille, pastèque, nectarine, melon, pêche, prune, raisin, poire, pomme

Légumes : radis rose, artichaut, aubergine, blette, brocoli, carotte, concombre, cornichon, courgette, fenouil, fève, haricot vert, petit pois, pomme de terre, tomate, céleri branche, flageolet, maïs, poireau, poivron, salsifis, betterave, chou, chou de Bruxelles, chou-fleur, courge, épinard, maïs

Aromates : ail (frais), échalote, oignon, herbes fraîches (persil, menthe, estragon, basilic)

Céréales : orge, seigle, riz

Légumineuses : pois chiche, lentille

Champignons : girolle, cèpe et bolet, rosé des prés, chanterelle

Viande : poulet

Poissons à chair maigre : merlan, merlu, raie, truite de mer ou bio, daurade grise

Mon programme d'automne

	lundi	mardi	mercredi
Petit déjeuner	2 à 3 galettes de sarrasin aux dattes (voir p. 142) + 1 c. à café de purée de noisette 1 pomme crue Thé vert ou chicorée ou infusion	2 à 3 galettes de sarrasin aux dattes (voir p. 142) + 1 c. à café de purée de noisette 1 clémentine Thé vert ou chicorée ou infusion	2 à 3 galettes de sarrasin aux dattes (voir p. 142) + 1 c. à café de purée de noisette 1 pomme crue Thé vert ou chicorée ou infusion
déjeuner	1 verre de jus de carotte et fenouil avec gingembre frais centrifugé 2 œufs brouillés aux champignons de Paris + 1 endive émincée avec assaisonnement + 2 noix 1 part d'entremets d'agar-agar aux poires, raisins secs et lait de riz (voir p. 168)	1 petite poignée de feuilles de mâche parsemée de gomasio + assaisonnement 120 g de lieu noir poêlé à l'huile d'olive + boulgour cuit avec carottes et oignons émincés 1 petite grappe de raisin	1 verre de jus de betterave, pomme et fenouil centrifugé avec cannelle 1 assiette de pâtes complètes mélangées avec 3 c. à soupe de lentilles, ½ carotte râpée crue et quelques olives noires + copeaux de parmesan 1 flan caramel à l'agar-agar
dîner	1 panaché de feuilles vertes avec carotte râpée et fenouil cru émincé + tofu aux olives + 1 c. à soupe d'assaisonnement + 1 tranche de pain complet 1 yaourt de chèvre ou brebis avec 1 c. à café de confiture et 1 biscuit sec à la farine complète	1 part de gâteau de pommes de terre râpées (voir p. 143) avec 1 salade d'endive aux noix et figues fraîches 3 pruneaux trempés depuis quelques heures dans un peu d'eau additionnée de fleur d'oranger	Quelques bouquets de brocolis cuits vapeur avec 2 c. à soupe de mayonnaise légère (voir p. 70) et 1 tranche de jambon + 1 tranche de pain 1 à 2 figues fraîches et 2 noix

jeudi	vendredi	samedi	dimanche
2 tranches de pain de petit épeautre toastées 1 c. à café de purée d'amande avec 1 c. à café de gelée de coing 1 poire crue Thé vert ou chicorée ou infusion	2 tranches de pain de petit épeautre toastées 1 c. à café de purée d'amande avec 1 c. à café de gelée de coing 1 clémentine Thé vert ou chicorée ou infusion	1 coupe de crème Buldwig améliorée (voir p. 65) avec les fruits frais de votre choix Thé vert ou chicorée ou infusion	1 coupe de crème Buldwig améliorée (voir p. 65) avec les fruits frais de votre choix Thé vert ou chicorée ou infusion
1 poignée de mâche parsemée de quelques graines de courge et tournesol torréfiées (voir p. 145) + 1 c. à soupe d'assaisonnement 1 steak haché de 120 g poêlé à l'huile d'olive + 1 pomme de terre vapeur écrasée à la fourchette 1 petite grappe de raisin	1 panaché de feuilles vertes de saison avec 1 c. à soupe d'assaisonnement 1 filet de poulet cuit en papillote avec moutarde à l'ancienne + 1 à 2 c. à soupe de quinoa cuit 1 yaourt de soja (voir p. 65) avec 1 c. à café de confiture	1 salade de mâche et d'endive aux noix et figues fraîches 1 part de tarte au chèvre frais, tapenade et céleri boule (voir p. 98) 2 carrés de chocolat noir avec 1 chicorée	2 à 3 c. à soupe de salade de betterave crue et céleri râpé avec 1 c. à soupe d'assaisonnement 1 part de filet mignon de porc ou de veau cuit avec morceaux de potimarron et pommes de terre, huile d'olive, aromates 1 part de clafoutis amandin aux poires et lait végétal
2 c. à soupe de carottes râpées avec 1 c. à café de gomasio (voir p. 146) + jus de citron et huile d'olive 1 œuf mollet posé sur 2 c. à soupe de lentilles et quelques copeaux de parmesan + 2 galettes de riz 3 pruneaux trempés depuis quelques heures dans un peu d'eau additionnée de fleur d'oranger	1 soupe miso (voir p. 144) 2 sardines à l'huile d'olive + 1 bol de riz mi-complet ½ poire crue en morceaux mélangée à 3 c. à café de yaourt de brebis parsemé de 3 amandes	1 verre de jus de betterave, pomme et fenouil avec gingembre frais 1 sandwich avec pain mi-complet (farine T80), purée de sésame, thon au naturel, gomasio et feuilles vertes 2 abricots secs trempés depuis quelques heures dans un peu d'eau additionnée de fleur d'oranger	4 c. à soupe de salade composée mélangeant riz mi-complet, épinards crus émincés, grains de raisin frais, coriandre hachée, noisettes + assaisonnement + 1 soupe miso 1 yaourt de soja (voir p. 65) avec 1 c. à café de confiture et 1 biscuit sec à la farine complète

pour 4 personnes préparation 15 min cuisson 6 min

Petites galettes
de sarrasin aux dattes

Ingrédients

- 100 g de sarrasin non grillé
- 50 g de noisettes
- 1 œuf entier bio ou fermier
- 6 dattes (Medjool, de préférence)
- 3 pincées de cannelle
- Eau

C'est parti !

La veille, moudre le sarrasin et les noisettes en farine grossière à l'aide d'un moulin à café ou d'un petit robot. Placez cette farine avec la cannelle dans un récipient creux et incorporez ce qu'il faut d'eau afin d'obtenir une pâte à crêpe un peu épaisse. Couvrez et réservez au frais jusqu'au lendemain.

Le matin même, cassez un œuf entier dans la pâte, mélangez bien l'ensemble, ajoutez un peu d'eau si nécessaire et incorporez les dattes Medjool coupées en petits morceaux.

Chauffez une poêle antiadhésive et faites cuire les galettes assez épaisses 3 min de chaque côté à feu doux.

Vous pouvez aussi les cuire la veille et les conserver 2 à 3 jours au frais, dans un film alimentaire ; vous les passerez au grille-pain au moment du petit déjeuner.

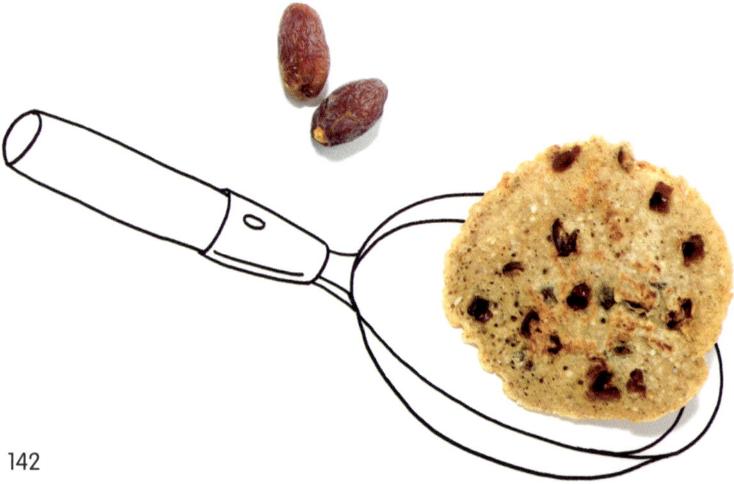

pour 4 personnes préparation 15 min cuisson 20 min

Gâteau

de pommes de terre râpées

Ingrédients

- 4 grosses pommes de terre
- 3 œufs
- 2 gousses d'ail
- 3 pincées de Panch Phoron (mélange d'épices : fenugrec, nigelle, graines de moutarde, fenouil et cumin)
- 1 belle poignée de persil
- Sel aux herbes

C'est parti !

Placez dans le bol du robot les œufs, l'ail, le persil, les épices et le sel.

Mixez le tout. Épluchez les pommes de terre, changez le couteau du robot et remplacez par la râpe fine. Râpez les pommes de terre, mélangez l'ensemble, goûtez pour rectifier le sel.

Versez très peu d'huile d'olive dans une poêle antiadhésive, chauffez doucement et versez la préparation dans la poêle.

Au bout de 5 min, couvrez et cuisez encore 10 min puis retournez le gâteau sur une assiette de façon à faire glisser l'autre face sur la poêle pour la faire dorer pendant 5 min.

Dégustez bien chaud avec une salade verte parsemée de dés de tomates et de quelques olives noires.

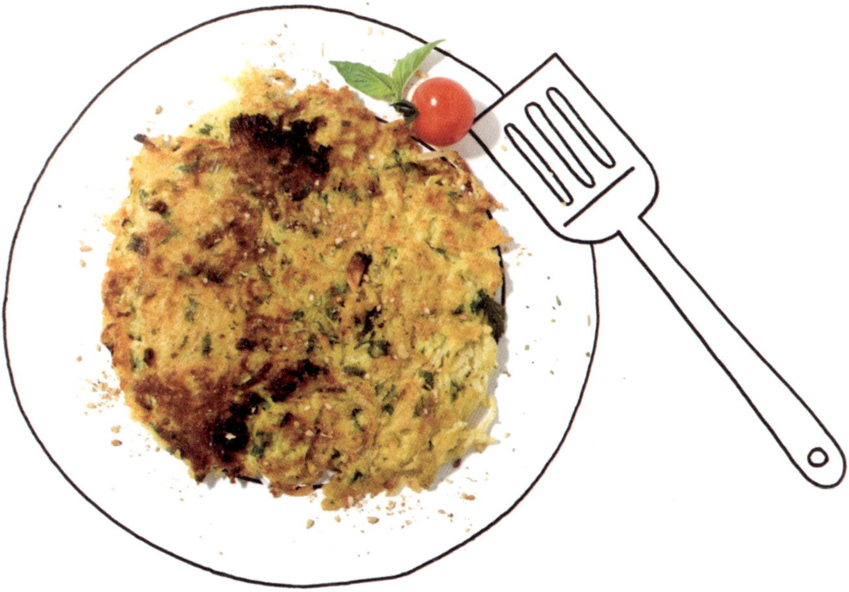

pour 4 personnes préparation 15 min cuisson 10 min

Soupe miso

Ingrédients

- 1 échalote
- 1 carotte
- ½ navet
- Quelques morceaux d'algue wakamé
- 1 c. à soupe de miso d'orge
- Persil
- Huile d'olive
- Tofu (facultatif)

C'est parti !

Faites revenir l'échalote émincée avec 1 c. à soupe d'huile d'olive.

Ajoutez 2 bols d'eau froide, la carotte et le ½ navet en petits cubes et faites cuire à mi-couvert pendant

10 min.

Jncorporez ensuite les morceaux d'algue wakamé émincés finement.

Lorsque les légumes sont «al dente», ajoutez 1 c. à soupe de miso d'orge dilué avec un peu de bouillon et retirez du feu.

Servez avec du persil haché.

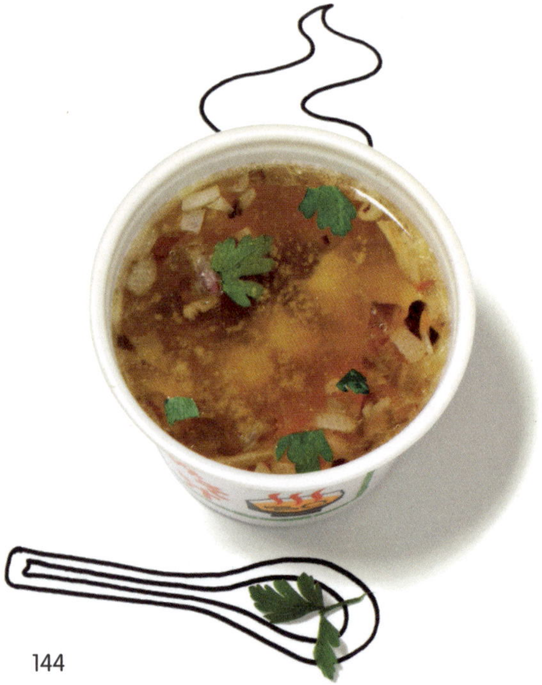

ASTUCE !

Pour une soupe plus consistante, pensez aussi à incorporer quelques petits cubes de tofu 5 min avant de servir. Rien ne vous empêche d'acheter une soupe miso toute prête
en magasin bio et d'ajouter vos légumes.

pour un bocal préparation 10 min

Graines
de courge et de tournesol torréfiées

Ingrédients

- Graines de courge
- Graines de tournesol

C'est parti !

Faites griller à sec dans une poêle sur feu vif ces deux sortes de graines à part égale en remuant sans cesse. Les graines de courge gonflent et éclatent, les graines de tournesol dorent. Elles ne doivent pas brûler.

Elles sont délicieuses parsemées sur des crudités.

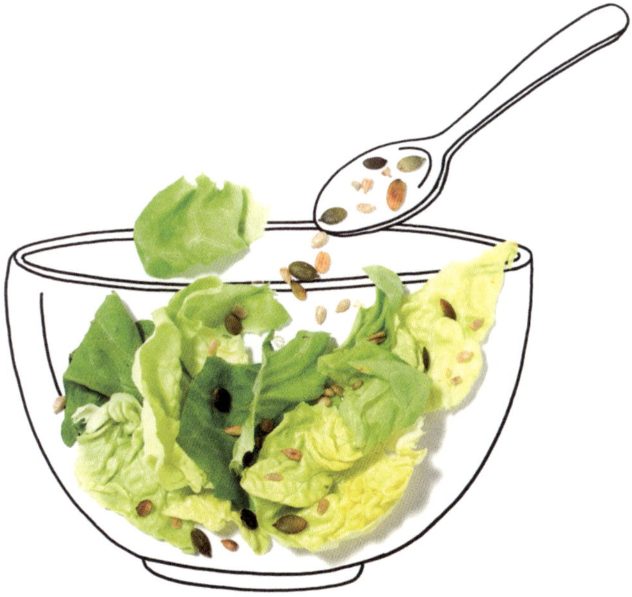

pour un bocal préparation 10 min

Gomasio maison

Le gomasio est un condiment fait avec des graines de sésame grillées puis écrasées avec du sel dans un suribashi (bol japonais rainuré) à l'aide d'un pilon en bois. Vous pouvez le trouver en magasin bio mais il est bien meilleur lorsqu'il est fait maison et en petite quantité car ces précieuses petites graines oléagineuses rancissent vite ; il faut le conserver dans un bocal fermé au réfrigérateur. On peut l'utiliser régulièrement pour saupoudrer des légumes vapeur, des céréales ou des crudités et bénéficier ainsi de ses précieuses vertus.

Ingrédients

200 g de graines de sésame

→ 1 c. à café de gros sel gris ou fleur de sel (prévoir 1 part de sel pour 9 parts de sésame)

C'est parti !

Faites légèrement griller dans une poêle à sec et à feu doux les graines de sésame avec le gros sel.

Attention à ne pas le faire trop griller,

il deviendrait amer.

Versez le tout dans un suribashi. Écrasez avec le pilon en bois en tournant contre les stries du bol.

Écrasez bien les graines de sésame afin qu'elles puissent être digérées facilement.

Sans suribashi, vous pouvez également faire votre gomasio dans le bol d'un robot muni d'une lame.

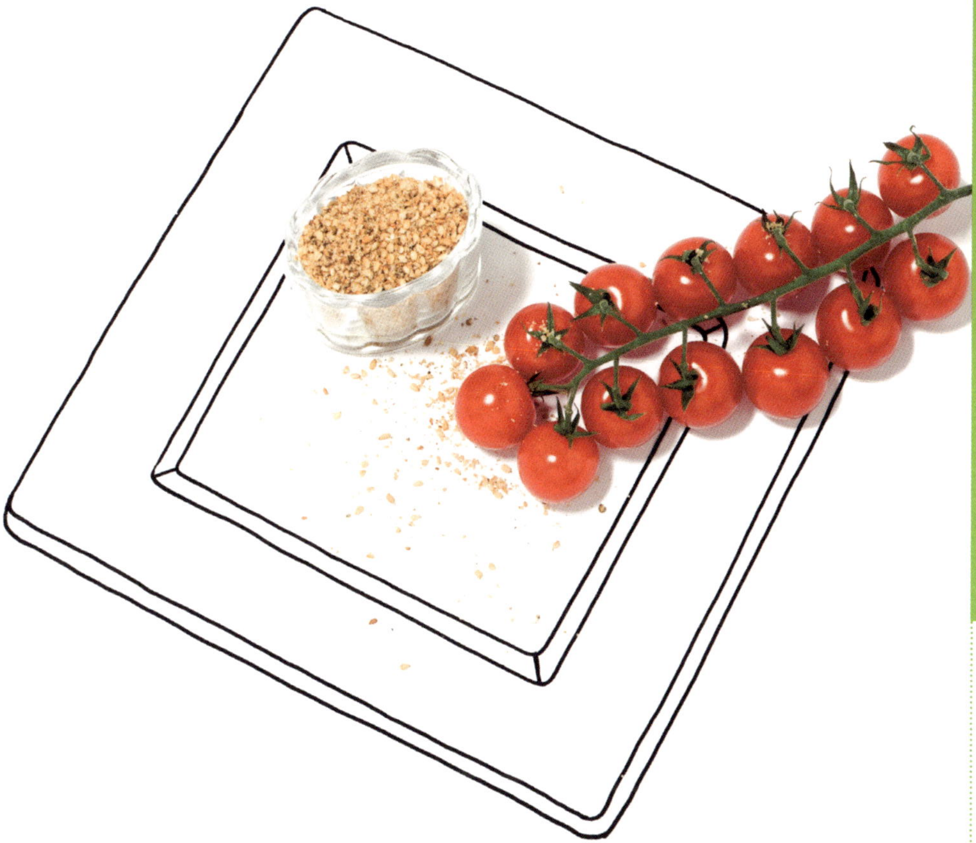

ASTUCE !

Tout comme l'huile qui en est extraite, le sésame est bénéfique à l'équilibre nerveux et à la mémoire. Ne dit-on pas : « Sésame ouvre-toi » ?

pour 8 personnes préparation 20 min cuisson 50 min

Le plat unique

Tarte aux légumes

Les teintes mordorées d'automne sont pareilles à celles des tartes aux légumes ! Vous pouvez les réaliser toute l'année avec des légumes de saison.

Ingrédients

Pour la pâte brisée

- 180 g de farine bise T80
- 4 c. à soupe d'huile d'olive
- 1 c. à café de sel
- ½ verre d'eau tiède

- Environ 600 g de légumes (au début de l'automne : 2 courgettes, 3 tomates, 1 aubergine ; à la fin de l'automne : 3 poireaux, 2 panais, 200 g de champignons

Pour la garniture

- 3 œufs entiers
- ¼ de l de lait de soja nature
- ou d'avoine
- 1 c. à café d'arrow-root
- Quelques pincées de sel, curry doux et noix muscade râpée
- 50 g de tomme de chèvre râpé

C'est parti !

Préparez la pâte brisée : ménagez un puits au centre du tas de farine pour recueillir l'huile et le sel ; malaxez l'ensemble rapidement du bout des doigts pour obtenir une pâte grumeleuse que vous rendrez compacte en y ajoutant progressivement de l'eau ; laissez reposer ½ heure à température ambiante dans un linge.

Pendant que la pâte repose, braisez les légumes durant 5 à 10 min à feu doux, à la poêle avec un peu d'huile d'olive et à mi-couvert.

Préparez la garniture en battant les œufs avant d'ajouter le lait, l'arrow-root, le sel et les épices.

Abaissez la pâte au rouleau et foncez un moule à tarte ; déposez-y les légumes bien répartis puis ajoutez la garniture ; saupoudrez le tout de tomme de chèvre râpée.

Faites cuire dans le bas du four à 170 °C pendant 40 min.

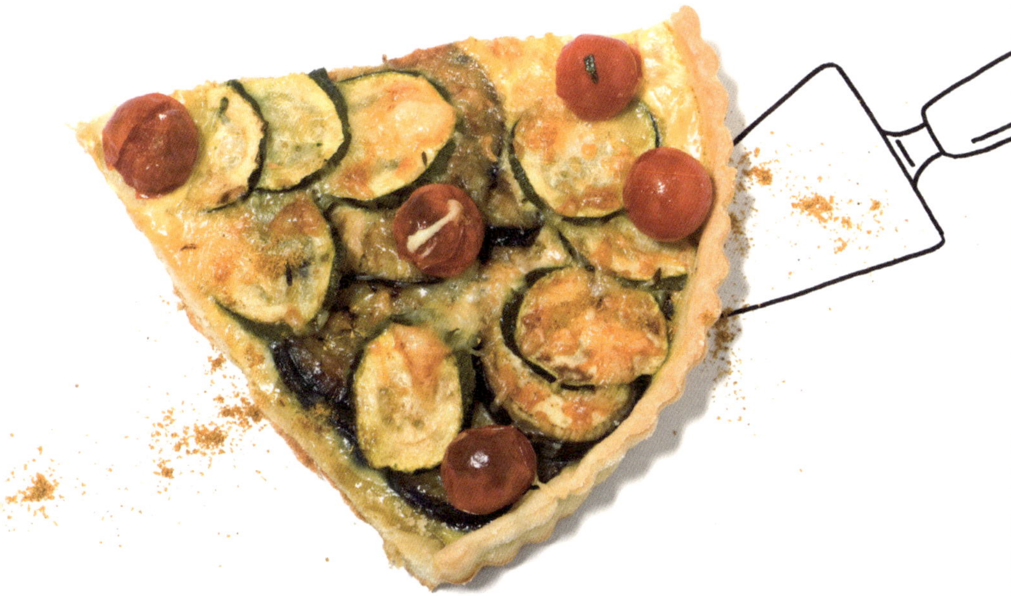

ASTUCE !

Cette tarte aux légumes peut se consommer chaude ou froide, accompagnée d'une salade verte assaisonnée. Elle peut comporter bien d'autres légumes en toute saison.

pour 8 personnes **préparation 20 min** **cuisson 50 min**

La lunch box

Terrine de graines germées au potimarron

Les terrines et pâtés végétaux sont bien adaptés à ce type de repas. Ils peuvent se déguster dans un sandwich avec des crudités et feuilles vertes ou être disposés dans une boîte avec crudités et feuilles vertes assaisonnées.

Ingrédients

- → 1 grand pot à confiture de graines germées depuis 2 jours
- → (ex. : ½ pot de lentilles + ½ pot de blé ou ½ pot de soja vert + ½ pot d'épeautre)
- → 1 petit potimarron
- → 1 gros oignon
- → 1 c. à soupe de miso
- → 2 c. à soupe d'huile d'olive
- → 1 belle poignée de persil 1 c. à café de cumin en poudre

C'est parti !

Brossez seulement le potimarron, coupez-leen deux et enlevez les pépins. Coupez-le grossièrement et faites-le cuire à la vapeur ou à l'étouffée pendant 15 min.

Pelez l'oignon et coupez-le en 4.

Dans le bol d'un robot muni d'une lame, placez les graines germées, la chair du potimarron, l'oignon, le miso, l'huile d'olive, le cumin et le persil.

Mixez pour conserver de fins morceaux, versez dans un moule à cake et faites cuire 35 min à 180 °C au bain-marie. Dégustez…

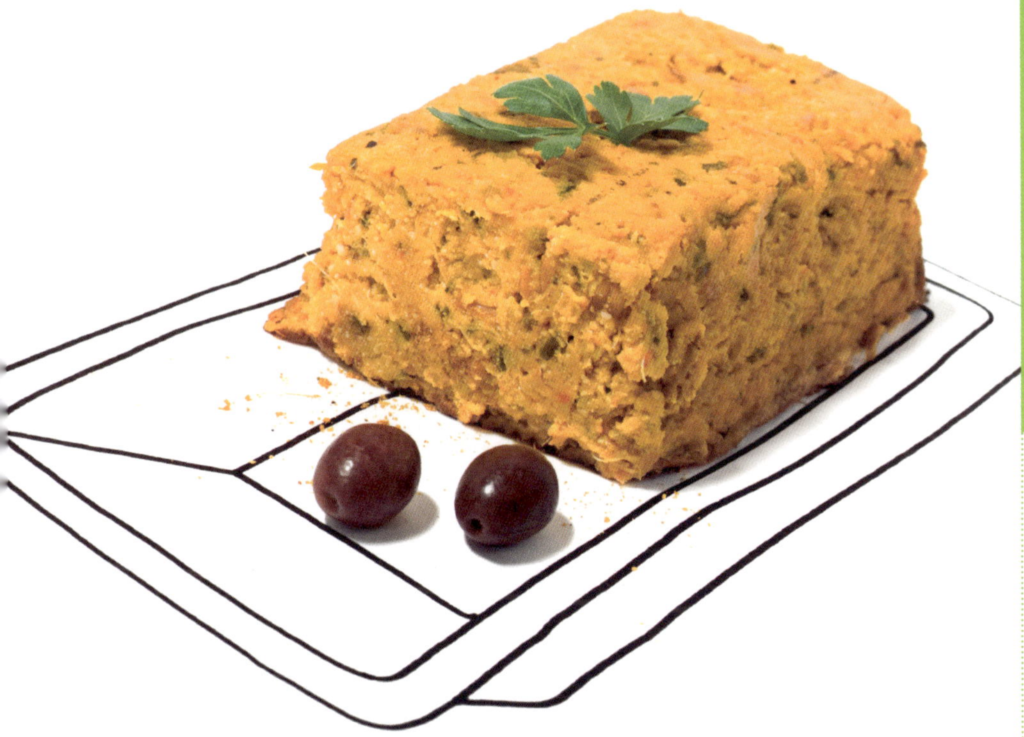

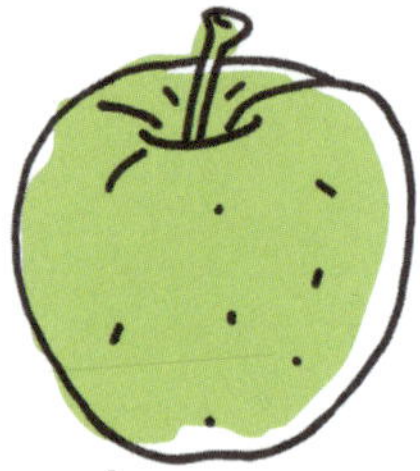

la pomme

ZOOM

3 ingrédients de saison

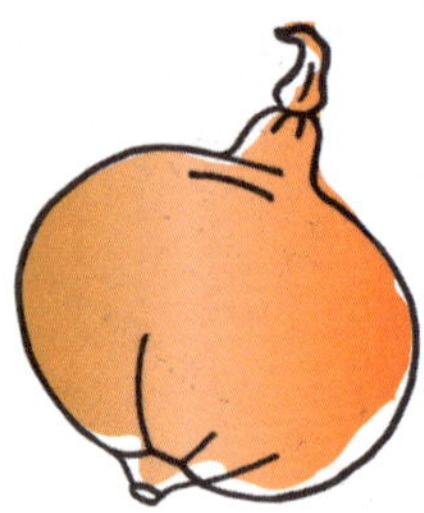

le potimarron

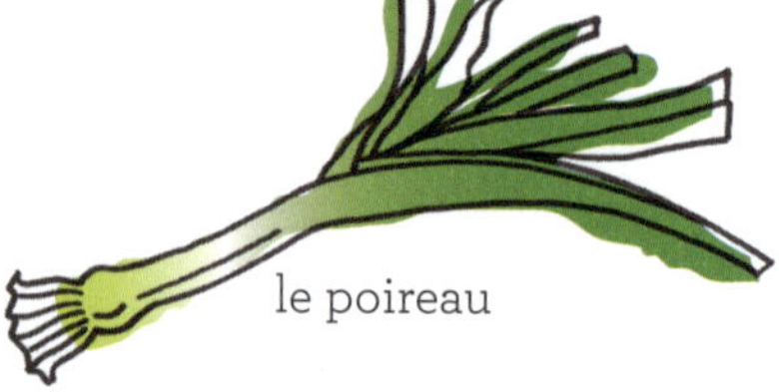

le poireau

ZOOM ingrédients bienfaits

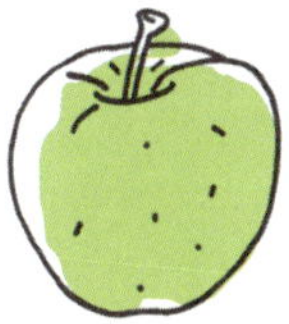

La pomme

coupe-faim énergétique

«La pomme du matin éloigne le médecin.»
Ce fruit local, économique, facile à conserver, pratique à consommer, a, semble-t-il, toutes les vertus.

Utilisation

- Crue, elle se croque en en-cas ou dans une salade sucrée ou salée. À consommer de préférence avec la peau pour profiter des vitamines! Excellente pour obliger à bien mastiquer.
- Elle peut aussi se manger cuite au four ou en compote, dans de délicieux desserts ou en accompagnement de certains plats (viandes blanches en particulier).

Propriétés

Il apparaît qu'une consommation régulière de pommes aide à retrouver son poids d'équilibre. Peu calorique, sa consistance ferme implique une bonne mastication d'où un effet coupe-faim encore accentué par ses fibres, avec un rassasiement durable.

D'autre part, riches en pectine, antioxydants et oligoéléments, les pommes sont favorables à la protection de nombreuses pathologies (diabète, maladies cardiovasculaires, cancer du côlon...).

Ses glucides, dont le fructose, soutiennent en douceur la glycémie lors des en-cas.

Le potimarron

le must des légumes d'automne

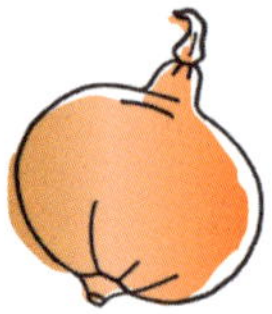

Le potimarron («potiron doux de Hokkaïdo»), très proche de la citrouille, doit son nom à sa saveur caractéristique de purée de châtaigne.

Utilisation

- Cuit, vous pouvez l'accommoder de mille façons : en purée, en soupe, en frites, en soufflé, en beignet, en pâté végétal, en tarte, en chutney.
- Essayez-le aussi cru, râpé, agrémenté de cerfeuil, huile de courge, jus de citron et fleur de sel.
- En pratique, pour les purées et les soupes: le brosser sans l'éplucher, l'évider et le découper en morceaux puis le cuire dans une eau légèrement salée; égoutter puis mixer. Ainsi profite-t-on de tous les nutriments de la peau la plus riche en fibres et en antioxydants.

Propriétés

Très dense et nutritif, le potimarron contient nombre de fibres, des composés protecteurs, dont beaucoup d'antioxydants: deux fois plus de provitamine A que les carottes, ainsi que beaucoup d'autres vitamines (B, C, D, E et PP), des acides aminés essentiels et de nombreux minéraux (phosphore, calcium, magnésium...).

Le poireau

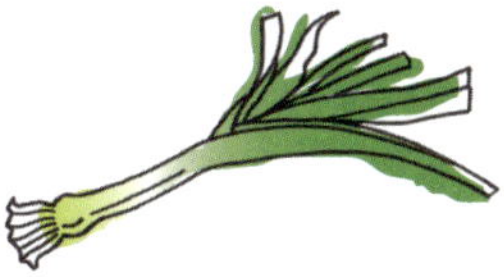

le compagnon idéal

C'est LE légume de la période automne-hiver par excellence. Sa présence continue sur nos étals de septembre à juin est due à la diversité des variétés et du fait qu'on le cultive un peu partout en France.

En moyenne, les Français consomment entre 3 et 4 kg de poireaux par an, ce qui est peu. Déjà beaucoup apprécié des Romains et des Égyptiens, il fut longtemps un des aliments de base en France. Un peu délaissé à cause de son goût puissant, il est de nouveau apprécié pour ses qualités nutritionnelles indéniables et son faible coût.

Utilisation

- Choisissez-les fermes, droits, bien colorés. Peu importe leur calibre car les gros sont aussi tendres que les fins.
  Avant de les cuisiner, nettoyez-les bien mais ne jetez pas les parties vert foncé, les plus denses en nutriments protecteurs.
- Froids, mangez-les en entrée avec une vinaigrette légère ou une sauce soja, ou encore déclinez-les en terrine.
- Chauds, faites-en des soupes saines et nourrissantes, des tartes ou des gratins, plus appréciés par les enfants.

Propriétés

Riche en eau, en antioxydants, en fibres et en composés aromatiques souffrés, le poireau est très peu calorique mais rassasiant.

Effet favorable sur le transit, l'élimination de l'acide urique, sur l'immunité et la protection anticancer (glucosinolates).

Enfin, le poireau apporte aussi des vitamines B1, B6 et C, du fer, calcium, phosphore, magnésium, potasse, manganèse, carotènes et folates.

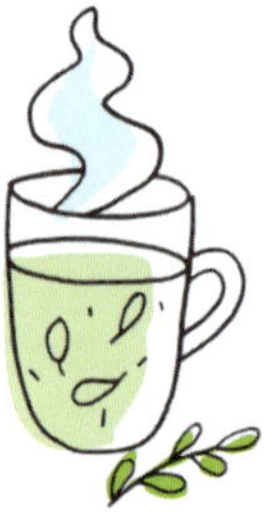

La tisane de saison

Antigrignotage !

Mélangez à parts égales de la mélisse calmante et du maté vert (un léger coupe-faim).

Pour une tasse d'eau bouillante, mettez une cuillerée à café de ce mélange et laissez infuser 10 min.

À boire en cas de fringale !

Mise en garde : les tisanes minceur ne sont pas recommandées pendant la grossesse et l'allaitement.

La collation de l'automne

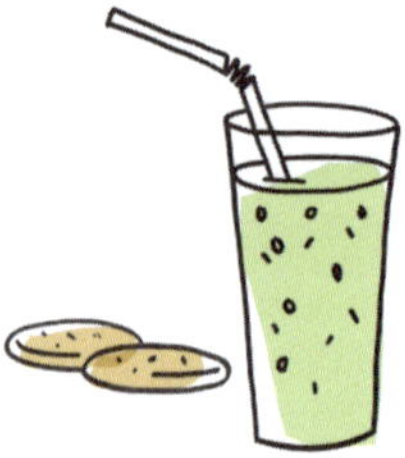

Vive les amandes !

L'amande a mille vertus. Elle est alcalinisante, plus riche en protéines, calcium, potassium, vitamine B3 que la noisette et aussi moins grasse. Elle est amilolytique, c'est-à-dire qu'elle facilite la dégradation des glucides lors de la digestion.

En en-cas, croquez une poignée d'amandes ou une tranche de pain avec 1 c. à café de purée d'amande.

Petit conseil : le soir, mettez à tremper vos amandes, ainsi le lendemain vous pourrez les peler avant de les manger (la peau ligneuse de l'amande peut être irritante pour l'intestin).

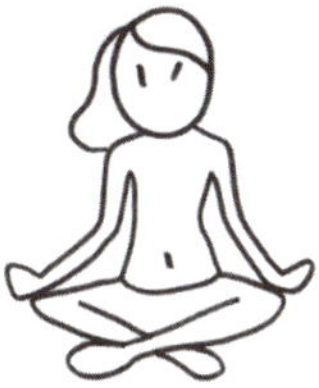

L'astuce bien-être
de l'automne

Respirez !

Contrôler sa respiration permet de mieux gérer des émotions parfois envahissantes ou des envies compulsives.

Tirée de la pratique du hatha yoga, la méthode la plus simple consiste à pratiquer la « respiration calme ».

Inspirez progressivement et complètement, sans forcer, puis expirez lentement, sans effort.

Concentrez-vous alors sur cet exercice pendant plusieurs minutes jusqu'à ce que vous ressentiez une réelle détente.

Vous pouvez faire un autre exercice, celui de la « respiration purificatrice ».

En position debout, les jambes écartées, inspirez lentement et profondément.

Retenez l'air cinq secondes et expirez par à-coups, les lèvres serrées comme si vous vouliez siffler.

Recommencez cinq fois.

L'exercice de sport de l'automne

Du sport sans y penser !

Savez-vous que :

- 1 heure de ménage,
- 1 heure de jardinage,
- ou 1 heure de bricolage actif

brûle autant de calories qu'une marche rapide ?

Le balai version musculation !

Tenez-vous droite, allongez le dos et et rentrez le ventre. Gardez les épaules basses. Tenez le manche du balai dans la main, le plus haut possible.

Avancez une jambe d'un grand pas et fléchissez la jambe de devant. Avancez au fur et à mesure dans la pièce en vous replaçant à chaque pas.

Le balai version cardio !

Mettez de la musique entraînante et courez sur place derrière votre balai. Vous pouvez aussi restez 2 temps sur chaque pied.

La poussière K.-O. !

Face au meuble à dépoussiérer, avancez une jambe d'un pas et pliez les 2 genoux. Tenez-vous droite, allongez le dos et et rentrez le ventre. Gardez les épaules basses.

Si, comme beaucoup, vous n'avez pas la possibilité de faire suffisamment d'exercice, consolez-vous. Dorénavant, abordez votre ménage comme votre gym hebdomadaire, avec plaisir et, pourquoi pas, en musique !

Vous aurez bientôt une silhouette de rêve dans une maison propre !

Le marché de saison

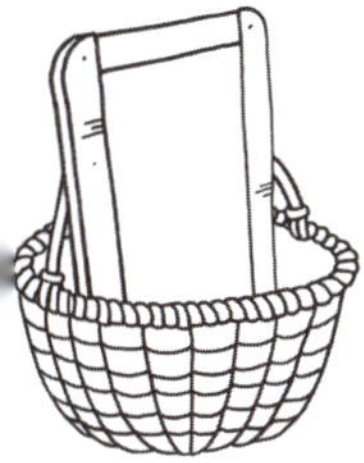

Profitez des légumes (surtout les cucurbitacées) et des fruits aqueux avant l'hiver. C'est aussi le bon moment pour faire une cure de raisins !

Fruits : châtaigne, coing, figue, framboise, kiwi, noix, pêche de vigne, poire, pomme, raisin, datte, feijoa, kaki, clémentine, mandarine, orange, pamplemousse, pomelo, banane

Légumes : radis noir, artichaut, betterave, blette (ou bette), brocoli, carotte, céleri-rave, fenouil, chou rouge, chou de Bruxelles, chou-fleur, concombre, courges (courge, citrouille, potiron, potimarron…), courgette, épinard, haricot vert, navet, panais, poireau, poivron, pomme de terre, salsifis, tomate, topinambour, céleri branche, chou rouge, crosne, endive, cardon, igname, avocat

Salades : laitue, mâche, salade chicorée

Aromates : échalote, oignon

Céréales : riz, maïs, quinoa

Légumineuses : lentille, soja

Champignons : cèpe et bolet, champignon de Paris, coprin, coulemelle, pleurote, rosé des prés, girolle, trompette de la mort, chanterelle

Viande : veau

Poissons semi-gras : rouget, morue, mulet, lieu noir, turbot, carpe

Mon programme d'hiver

	lundi	mardi	mercredi
Petit déjeuner	1 coupelle de sarrasin cuit avec des morceaux de poire, petits raisins, lait de riz et cannelle Thé vert ou chicorée ou infusion	1 coupelle de sarrasin cuit avec des morceaux de poire, petits raisins, lait de riz et cannelle Thé vert ou chicorée ou infusion	2 tranches de pain kamut toastées 2 c. à café de purée de sésame blanc + 1 c. à café de miel 1 clémentine Thé vert ou chicorée ou infusion
déjeuner	1 sandwich avec pain mi-complet (farine T80), crème de tofu persillée, carottes râpées, graines de courge et de tournesol torréfiées (p. 145), feuilles vertes 2 mandarines	1 tranche de pain toastée avec 1 c. à café de beurre et quelques radis roses 120 g de saumon bio avec brocolis cuits à la vapeur+ gomasio (p. 146) 2 carrés de chocolat noir avec 1 biscuit sec à la farine complète	3 à 4 c. à soupe de salade d'hiver aux lentilles (p. 164) 1 tranche de jambon 1 yaourt de brebis avec 1 c. à café de miel
dîner	1 salade verte avec radis noir râpé + gomasio (p. 146) 2 sardines à l'huile d'olive + 1 part de polenta instantanée cuite avec du bouillon végétal et des paillettes d'algues et un filet d'huile d'olive 1 compote pomme-coing	1 bol de soupe au quinoa, pommes de terre et poireaux (p. 167) avec 1 c. à soupe de comté râpé 3 pruneaux trempés depuis quelques heures dans un peu d'eau additionnée de fleur d'oranger	1 salade de mâche + assaisonnement 1 œuf brouillé cuit avec le reste du quinoa aux pomme de terre + copeaux de parmesan 1 compote pomme-coing avec 1 biscuit sec à la farine complète

jeudi	vendredi	samedi	dimanche
2 tranches de pain kamut toastées 2 c. à café de purée de sésame blanc + 1 c. à café de miel 1 clémentine Thé vert ou chicorée ou infusion	2 tranches de pain kamut toastées 2 c. à café de purée de sésame blanc + gomasio 1 œuf coque Thé vert ou chicorée ou infusion	1 part de gâteau de couscous de kamut banane/coco/raisins Thé vert ou chicorée ou infusion	1 part de gâteau de couscous de kamut banane/coco/raisins Thé vert ou chicorée ou infusion
1 verre de jus de carotte, fenouil et pomme 2 c. à soupe de riz mi-complet + 1 c. à soupe de lentilles + 1 part de chèvre frais + 1 petite endive émincée crue+ assaisonnement 1 tranche d'ananas frais parsemé de noix de coco	1 panaché de feuilles vertes de saison + assaisonnement 2 filets de maquereaux grillés (p. 122) + 2 c. à soupe de riz mi-complet 1 à 2 carrés de chocolat au lait et noisettes	Radis roses, bâtonnets de carottes, bouquets de chou-fleurs trempés dans la mayonnaise légère (p. 70) 1 caille farcie au petit épeautre et pomme fruit vapeur (p. 165) 1 flan caramel à l'agar-agar	1 verre de kombucha accompagné de toasts de chèvre frais et tapenade 1 part de pissaladière d'hiver (p. 166) avec 1 panaché de feuilles vertes et 1 c. à café de gomasio 1 part d'entremets pommes, poires, raisins à l'agar-agar (p. 168)
1 soupe de potimarron, fenouil et oignons 1 tranche de pain complet toastée + 1 c. à café de beurre + truite fumée + roquette 1 yaourt de soja maison (p. 65) avec 1 biscuit sec à la farine complète	1 soupe de potimarron, fenouil et oignons 1 salade de haricots rouges cuits agrémentés d'émincés de truite fumée, endives, paillettes d'algues et gomasio 1 compote pomme-poire-raisins secs	1 salade de mâche parsemée de copeaux de roquefort et noix 1 tranche de jambon cru + 2 galettes de riz complet 2 figues sèches trempées depuis quelques heures dans un peu d'eau additionnée de fleur d'oranger	1 bol de velouté de panais et rutabaga agrémenté de petit épeautre cuit la veille et dés de tofu aux olives 1 yaourt de soja maison (p. 65) avec 1 c. à café de crème de châtaigne ou confiture

pour 6 personnes préparation 20 min cuisson 35 min

Salade d'hiver

aux lentilles germées (ou seulement cuites à l'eau)

Ingrédients

- 1 bol de lentilles germées ou cuites
- ½ verre de noix
- ½ verre de raisins secs trempés pendant 1 h
- 1 pomme acidulée
- 3 carottes
- 1 endive
- Huile de noix
- Huile d'olive
- Vinaigre de cidre
- Sel gris

C'est parti !

Coupez la pomme en morceaux avec la peau. Râpez finement les carottes épluchées et émincez l'endive.

Faire « décrudir » les lentilles germées à la vapeur pendant 10 min (ou pour celles non germées, les cuire à grande eau légèrement salée pendant 25 min).

Mélangez-les avec tous les autres ingrédients. Assaisonner d'huiles de noix et d'olive, vinaigre de cidre et sel.

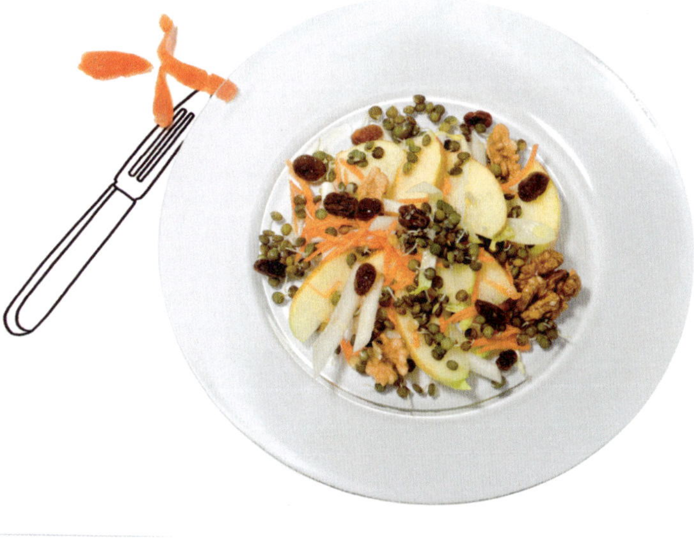

pour 4 personnes préparation 25 min cuisson 30 min

Cailles farcies

au petit épeautre et pommes fruits vapeur

Ingrédients

- 1 caille portion par personne
- 100 g de petit épeautre
- 1 oignon
- 2 c. à café de raisins secs
- Huile d'olive
- 1 c. à soupe de calvados
- 1 c. à café de graines de carvi
- Sel gris

C'est parti !

Faites tremper le petit épeautre toute une nuit et faites-le cuire 30 min dans de l'eau salée frémissante en couvrant. Égouttez.

Émincez un oignon et faites-le revenir dans 1 c. à soupe d'huile d'olive avec les graines de carvi.

Jncorporez les raisins secs préalablement marinés dans le calvados et leur marinade.

Remuez et ajoutez environ 4 c. à soupe de petit épeautre cuit. Salez.

Garnissez les cailles avec ce mélange, frottez-les d'huile d'olive et salez l'extérieur.

Placez-les dans un plat à four et faites-les cuire 30 min à 160 °C (th. 6) en les arrosant à mi-cuisson.

Servez avec des pommes fruits cuites à la vapeur ou à l'étouffée.

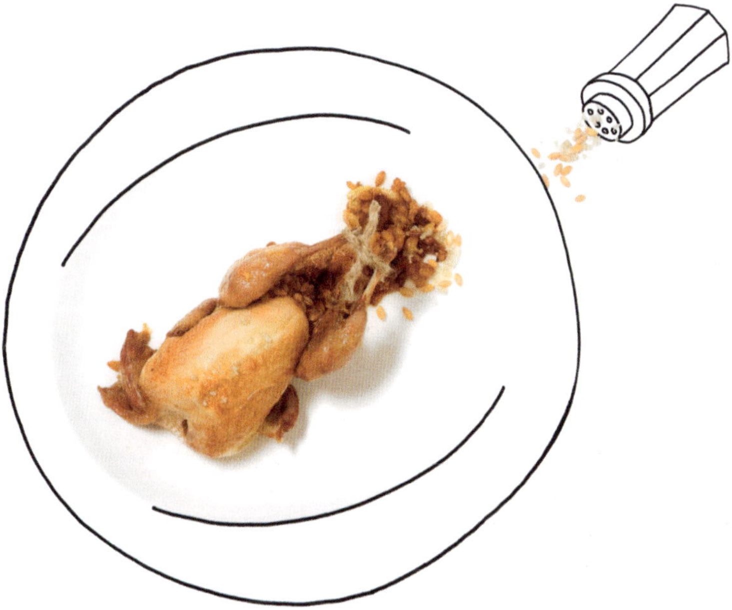

pour 6 personnes préparation 30 min cuisson 30 min

Pissaladière
d'hiver

Ingrédients

Pour la pâte à tarte

- 200 g de farine (150 g de farine T80 + 50 g de petits flocons d'avoine)
- 1 c. à soupe de paillettes d'algues sèches
- 3 à 4 c. à soupe d'huile d'olive
- 1 c. à café rase de sel
- 5 c. à soupe d'eau

Garniture

- 5 gros oignons
- 2 poireaux
- 1 petite boîte de filets d'anchois marinés à l'huile d'olive
- Quelques olives noires
- Grains de cumin
- Huile d'olive

C'est parti !

Préparez la pâte : mélangez les ingrédients secs ensemble. Sablez avec l'huile d'olive et ajoutez ensuite l'eau pour former la pâte que vous laisserez reposer environ une heure à température ambiante recouverte d'un film.

Pendant ce temps, émincez les oignons et les poireaux finement au robot ou au couteau. Faites-les suer doucement dans 5 c. à soupe d'huile d'olive avec quelques grains de cumin, salez légèrement. En fin de cuisson, incorporez des olives noires détaillées en petits morceaux.

Étalez la pâte finement, répartissez dessus la compotée oignons/poireaux et disposez en étoile les filets d'anchois marinés à l'huile d'olive.

Faites cuire pendant 35 min à 200 °C (th. 6), cuisson par le sol du four, non ventilée, en prenant soin de placer la tarte dans le bas du four.

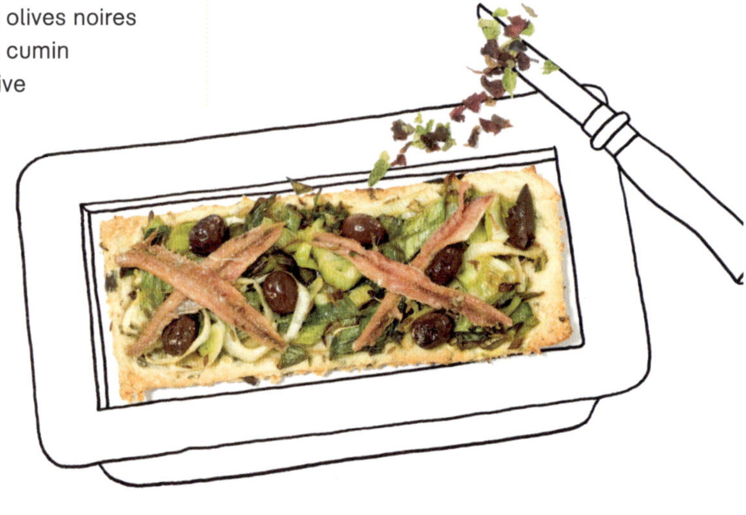

pour 4 personnes préparation 25 min cuisson 30 min

Soupe au quinoa
pommes de terre et comté

Ingrédients

- 1 poireau
- 2 pommes de terre
- 50 g de quinoa
- 500 ml d'eau
- 1 c. à café de bouillon de volaille ou de légumes
- ½ c. à café de curry de Ceylan
- 1 c. à soupe d'huile d'olive
- 50 g de comté bio

C'est parti !

Lavez et émincez le poireau. Pelez et coupez les pommes de terre en morceaux. Lavez le quinoa.

Faites suer le poireau dans l'huile d'olive avec les épices. Ajoutez les pommes de terre et le quinoa.

Remuez, mouillez avec l'eau dans laquelle vous aurez dissous le bouillon et faites cuire à mi-couvert, eau frémissante, pendant 30 min.

Servez chaque soupe dans les bols et parsemez de comté.

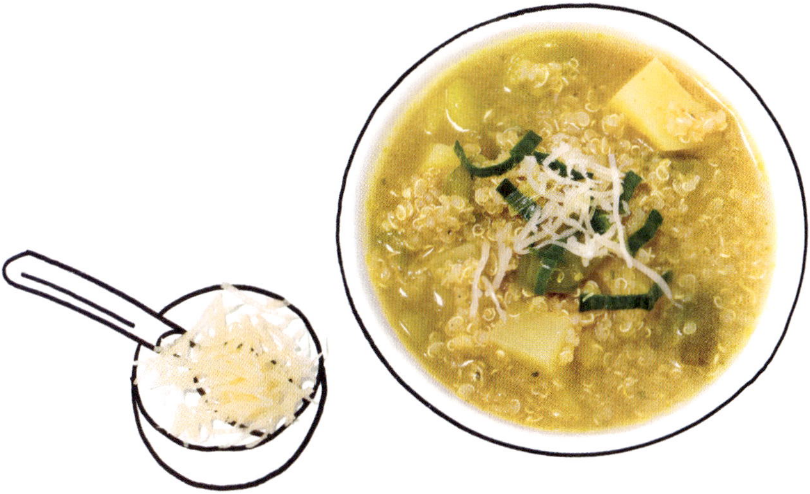

pour 4 personnes préparation 25 min cuisson 20 min

Entremets

aux pommes, poires et raisins secs en fine gelée d'agar-agar, crème vanille coco et copeaux de noix de coco torréfiés

Ingrédients

- 1 pomme
- 2 poires williams
- 20 g de raisins secs
- 300 ml de jus de pomme/poire2 g d'agar-agar en poudre
- 3 pincées de cannelle
- 200 ml de crème
- de soja vanillée
- 150 ml de lait de coco
- 20 g de copeaux de noix de coco

C'est parti !

Pelez et coupez la pomme et les poires en cubes. Placez-les dans une cocotte avec les raisins secs lavés, la cannelle et 250 ml de jus de pomme/poire.

Faites cuire à mi-couvert et frémissement pendant 20 min.

Diluez l'agar-agar dans le restant de jus pomme/poire tiédi (environ 50 ml) et ajoutez-le aux fruits cuits. Remuez et faites cuire pendant 5 min. Versez dans un plat, laissez refroidir et réservez au frais.

Torréfiez les copeaux de noix de coco dans une poêle à sec en remuant constamment.

Mélangez la crème vanille avec le lait de coco à l'aide d'un fouet à main.

Versez une cuillère à soupe de crème dans chaque assiette. Posez une part d'entremets et parsemez de copeaux de coco.

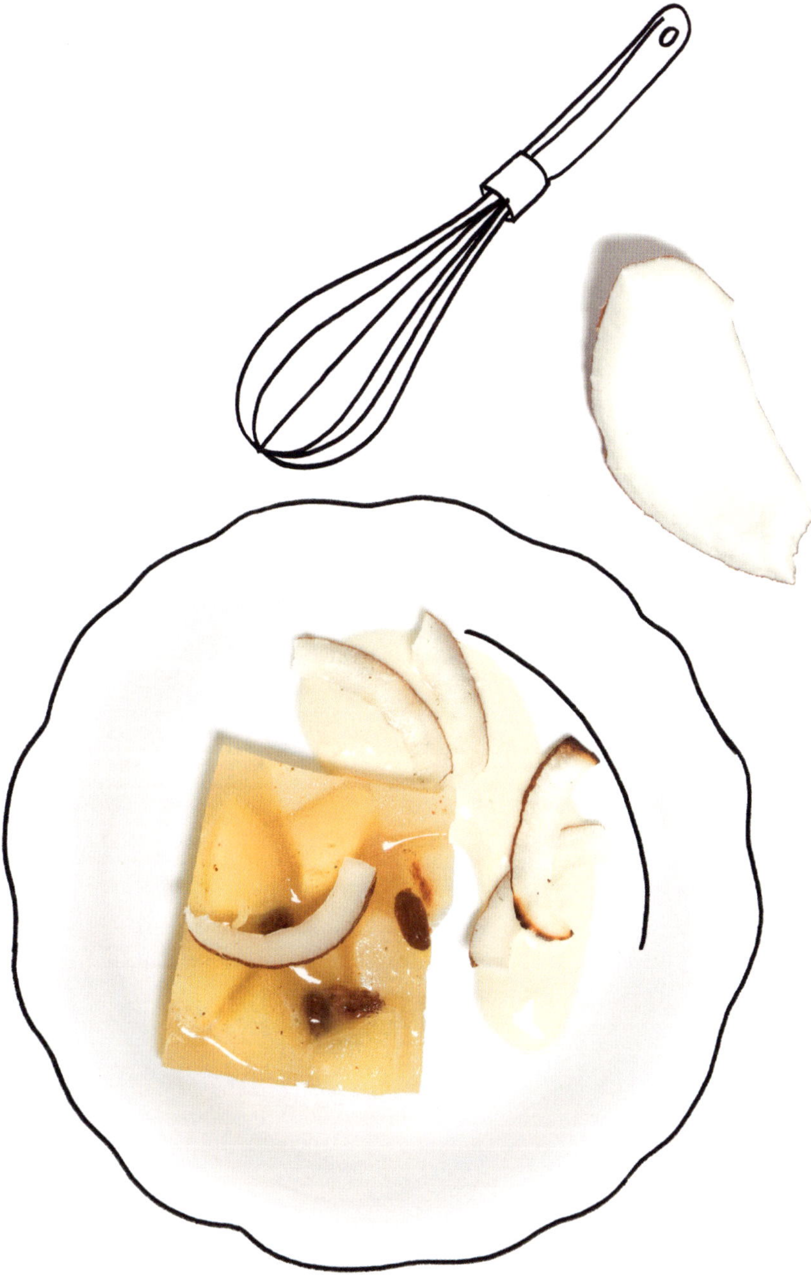

pour 4 personnes préparation 15 min cuisson 30 min

Le plat unique

la soupe !

En hiver, rien de tel qu'une bonne soupe pour se réchauffer ! Il s'agit ici d'une soupe complète végétale avec des légumes de saison, une céréale et une légumineuse.

Ingrédients

- 2 litres d'eau
- 1 bol de pois cassés
- 1 bol de flocons d'avoine
- 3 poireaux
- ½ à 1 potimarron,
- selon la taille
- 1 branche de céleri
- 2 oignons
- 2 gousses d'ail
- 3 c. à soupe de tamari (sauce de soja fermentée)
- Persil
- Gruyère ou parmesan râpé
- Gros sel marin non raffiné

C'est parti !

Après 1/2 journée de trempage, mettez les pois cassés dans l'eau froide destinée à la soupe et faites-les cuire à couvert et à feu doux durant 30 min.

Ajoutez les légumes (potimarron évidé et découpé en morceaux ; poireaux lavés et découpés en rondelles ; ail et oignons émincés) et poursuivez la cuisson une vingtaine de minutes.

Salez modérément en fin de cuisson et ajoutez le persil, la branche de céleri et le tamari. Mixez l'ensemble.

Faites tremper les flocons d'avoine quelques minutes et servez avec du gruyère ou du parmesan râpé.

Ce potage onctueux et parfumé est d'autant plus riche en nutriments protecteurs que le mixeur permet de consommer la peau concentrée en antioxydants du potimarron, le roi des légumes de l'automne et de l'hiver.

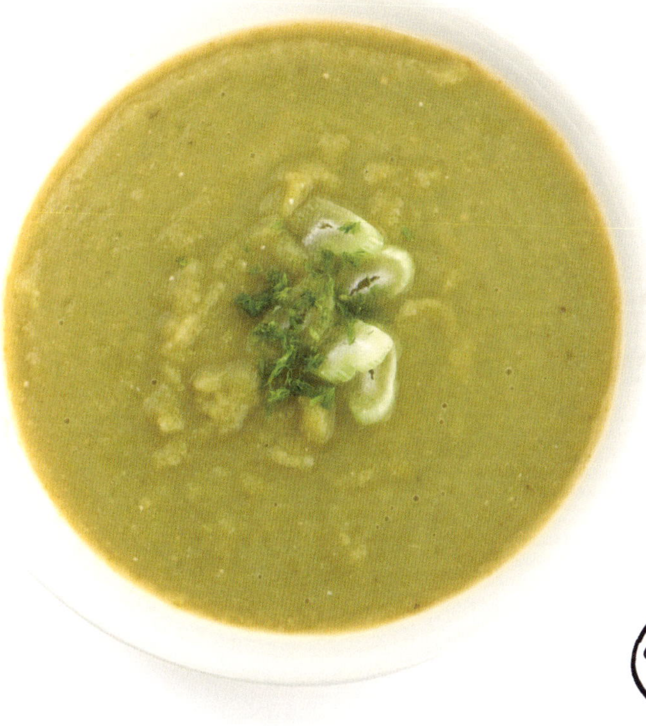

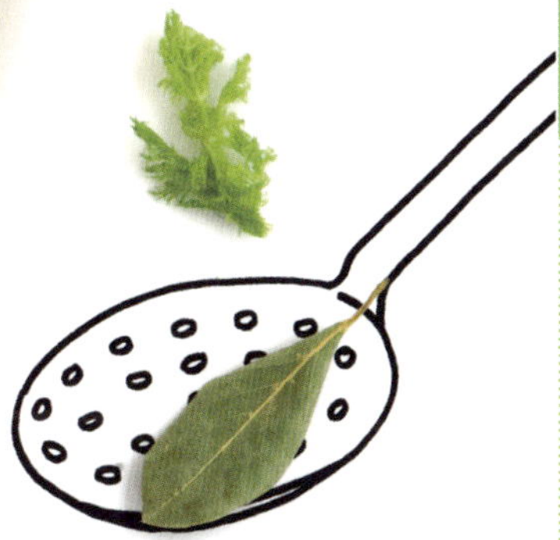

ASTUCE !

Les pois cassés et le potimarron permettent de confectionner aussi de délicieuses purées.

pour 4 personnes préparation 30 min cuisson 40 min

La lunch box

Tarte aux légumes toute simple

Un reste de riz et lentilles du dîner de la veille, agrémenté de quelques feuilles vertes, copeaux de chèvre et lamelles de jambon cru, forme un repas sain et goûteux.

Une tarte végétale peut aussi constituer une pause repas saine et délicieuse.

Ingrédients

- 1 tasse bien pleine de farine de blé T80 (soit 130 g)
- ½ tasse de flocons d'avoine petits (soit 50 g)
- ¼ de tasse de graines de sésame (soit 40 g)
- ½ c. à café de sel
- ¼ à ½ tasse d'huile d'olive (env. 5 c. à soupe)
- ¼ de tasse d'eau (env. 3 c. à soupe)

- Assortiment de légumes de saison : carottes, poireaux, navet ou brocoli, fenouil, potimarron ou courgette, poivron rouge, oignon
- 4 œufs
- 300 ml de lait de soja nature ou de lait d'avoine nature
- 1 c. à soupe d'arrow-root
- ½ c. à 1 c. de noix muscade râpée
- Sel
- Herbes fraîches ou aromates pour salade

C'est parti !

Préparez la pâte à tarte aux flocons : mélangez la farine, les flocons, les graines de sésame et le sel, puis sablez du bout des doigts avec l'huile. Ajoutez l'eau pour que la pâte soit souple. Ne laissez pas reposer et étalez à la main directement dans le plat à tarte préalablement huilé avec un peu d'huile d'olive. Pensez toujours à précuire cette pâte pendant 10 min à 180 °C (th. 5) dans un four non ventilé (n'oubliez pas de piquer le fond de tarte avant).

Faites cuire les légumes à la vapeur.

Battez ensemble au fouet à main les œufs. Ajoutez le lait, l'arrow-root et la noix muscade, du sel et les herbes.

Étalez les légumes sur la pâte et versez l'appareil dessus. Saupoudrez d'un gomasio fait maison et enfournez pour 20 min, à 180 °C toujours.

Servez avec une salade verte bien assaisonnée.

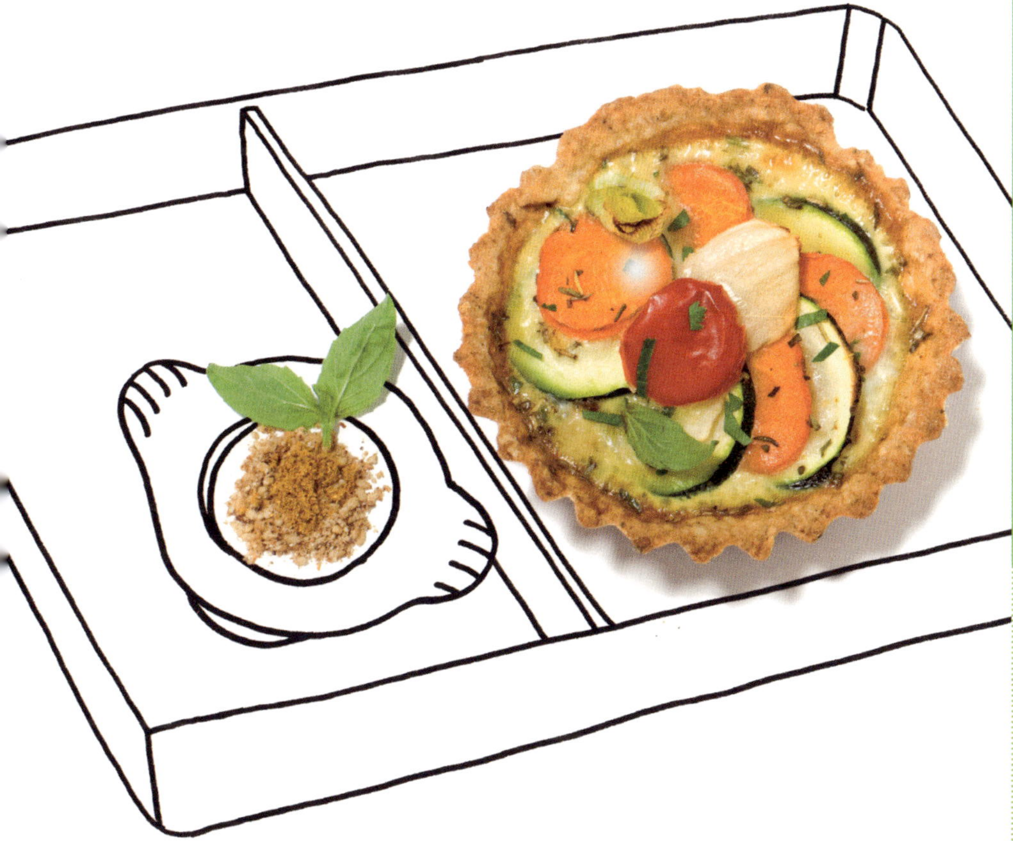

ASTUCE !

Grâce aux ingrédients non dénaturés et riches en nutriments qui composent cette tarte, son apport nutritionnel et son impact sur votre poids seront bien différents des traditionnelles quiches, riches en calories vides (pâte feuilletée, crème liquide UHT, fromage pasteurisé, sel, beurre).
Pensez à utiliser votre gomasio en pesant 20 g de gomasio et 20 g de graines de sésame.

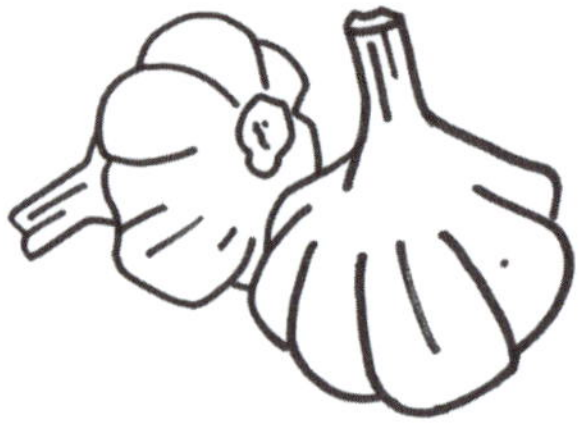

l'ail

ZOOM

3 ingrédients de saison

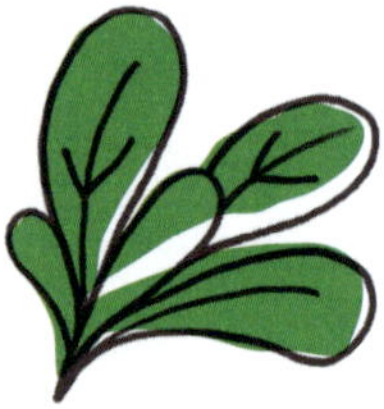

la mâche

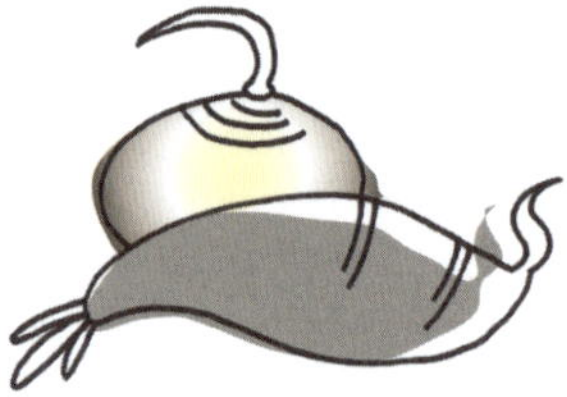

le radis noir

ZOOM ingrédients bienfaits

L'ail
l'atout santé

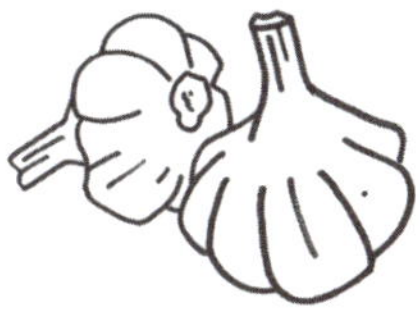

L'ail est une plante bulbeuse vivace, originaire d'Asie centrale. Ce légume-condiment fait partie intégrante de la cuisine française depuis des siècles. On trouve de l'ail toute l'année, frais ou séché. L'ail nouveau est récolté en juin et juillet ; l'ail d'hiver se trouve sur les étals jusqu'en avril.

Utilisation

- Choisissez des têtes d'ail bien fermes et conservez-les à température ambiante, dans un endroit sec et sombre. Vous pourrez les garder environ 6 mois, jusqu'à 1 an pour certaines variétés. L'ail frais en revanche ne se conserve que quelques jours au frais.
- Pelez la gousse puis coupez-la en longueur et enlevez le germe si besoin.
- Intégrez l'ail cru à toutes vos vinaigrettes ou laissez mariner les gousses d'ail directement dans votre huile pour la parfumer. Pour préparer de l'aïoli, mélangez 1 jaune d'œuf, 6 gousses d'ail pressées et 15 cl d'huile d'olive.
- Bien cuit, son goût est beaucoup plus doux. Insérez par exemple des morceaux d'ail dans vos viandes pour les parfumer. Cuisez des gousses entières, au four, braisées, frites ou cuites 3 min à l'eau, cela fera une excellente garniture.

Propriétés

L'ail est un concentré de micronutriments, vitamines A, B et C, composés sulfureux, acides aminés, calcium, cuivre, germanium, fer, potassium, magnésium, sélénium, zinc, d'antioxydants, et de composés aromatiques (glucosinolate). Immuno-stimulant, antiseptique, régulateur des graisses et de la tension artérielle, protection anti-cancer.

ZOOM ingrédients bienfaits

La mâche

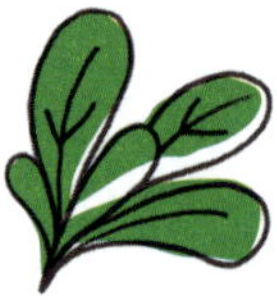

votre alliée minceur de l'hiver

La mâche est une plante de la famille des Valérianacées, cultivée dans un sous-sol sableux. C'est la salade d'hiver par excellence. Son succès est grandissant grâce à ses nombreuses vertus nutritionnelles, mais elle est encore loin de la consommation des autres variétés de salades. Cela est d'autant plus dommage que c'est un produit local, la France étant le premier producteur européen de mâche.

Utilisation

- Choisissez-la bien fraîche : les feuilles doivent être vertes et brillantes. La mâche se conserve 3 à 4 jours dans le bac à légumes du réfrigérateur.
- Pour enlever le sable, rincez-la à l'eau sans la faire tremper.
- Mangez-en très régulièrement tout l'hiver et de préférence crue, en salade pour préserver tous ses bienfaits. Elle est délicieuse avec des morceaux de pommes, des noix, du fromage frais ou encore des betteraves. À assaisonner au dernier moment avec un peu d'huile de noix.
- La mâche peut également se consommer cuite étuvée à l'huile d'olive ou dans un velouté au lait d'avoine et petits flocons.

Propriétés

Très faible en calories et coupe- faim efficace grâce à ses nombreuses fibres, la mâche est votre alliée minceur de l'hiver !

Riche en vitamines C et E, bêtacarotènes, elle a des vertus antioxydantes.

La mâche est également source d'oméga-3 (acides gras essentiels), de vitamine B9 (antifatigue et antistress), de fer. Particulièrement recommandée donc pour les végétariens et les femmes enceintes.

ZOOM ingrédients bienfaits

Le radis noir

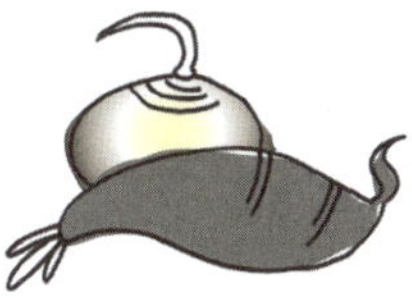

stimulant des fonctions biliaires

Le radis noir, originaire d'Asie, appartient à la famille des crucifères. On en consomme la racine qui ressemble à un très grand radis, à la peau noire mais à la chair blanche.

Il est préconisé dans le régime Okinawa grâce à ses qualités nutritionnelles et médicinales.

Utilisation

- Choisissez-le bien ferme, avec la peau lisse, gages de fraîcheur. Conservez-le au frais, vous pourrez le garder jusqu'à 3 semaines.
- La peau du radis noir est tout à fait comestible, il suffit simplement de la brosser car une fois émincé finement à l'aide d'une mandoline, taillé en volutes avec un coupe-légumes rouet ou simplement râpé, ce liséré noir sera du plus bel effet. Son côté piquant est d'ailleurs fortement atténué dès qu'il est émincé. Pour l'apéritif, faites-en une sauce : râpez le radis noir et mélangez-le à du fromage blanc avec un peu d'aneth et du gomasio. À manger étalé sur des blinis ou dans une verrine.
- Le radis noir peut également être consommé cuit, comme un navet. Délicieux dans un pot-au-feu !
- Vous pouvez également cultiver vous-même vos radis noirs, c'est très facile : il vous suffit de le semer en avril en pleine terre, au soleil, sans engrais. Arrosé régulièrement, il ne piquera pas.

Propriétés

Le radis noir est favorable à la stimulation biliaire, il soutient donc notre digestion souvent trop sollicitée lors des périodes de fêtes, sous forme de jus fraîchement centrifugé en petite quantité ou en ampoules destinées à cet effet. Très riche en fibres, il facilite le transit intestinal et a un effet antibactérien sur la flore intestinale et immuno-stimulant (riche en glucosinolate).

Il apporte également de nombreux nutriments essentiels : vitamine C, potassium, calcium végétal, soufre, sel, iode. (Pour autant, ne pas en abuser si pathologies biliaires.)

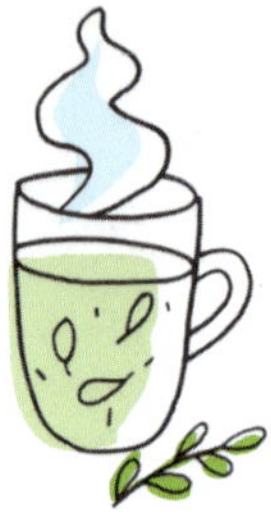

La tisane d'hiver

Antigraisses !

Voici le top 3 des plantes antigraisses :

- le fucus : il favorise la combustion des lipides, notamment grâce à sa richesse en iode ;
- l'artichaut : il renferme de la cynarine qui favorise l'élimination des toxines accumulées dans l'organisme à cause du surpoids ;
- la reine des prés : elle draine l'organisme.

Pour une tasse, mettez une cuillerée à soupe de ce mélange à parts égales. Faites bouillir 3 min et laissez infuser 10 min.

Attention ! Cette tisane est contre-indiquée en cas de problème thyroïdien ou de grossesse.

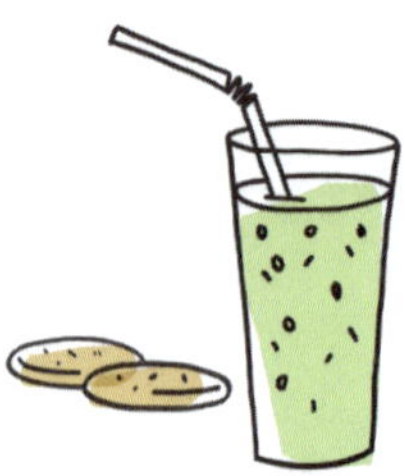

La collation de l'hiver

Le gâteau de couscous de banane/coco/raisins

Faites chauffer ½ l de lait de soja vanillé. Pesez 150 g de couscous et faites-le gonfler dans le liquide chaud en couvrant. Dans votre robot, cassez 3 œufs, ajoutez 1 c. à s. d'huile de tournesol, 3 à 4 bananes selon la taille, 5 gouttes de HE de citron. Mixez le tout et incorporez le mélange au couscous, ajoutez alors un peu de noix de coco râpée et quelques raisins secs lavés. Versez dans un plat, décorez des rondelles d'une banane et saupoudrez de noix de coco. Faites cuire à four chaud 170 °C pendant 30 min. Petit déjeuner très énergétique pour des matins plein de vitalité !

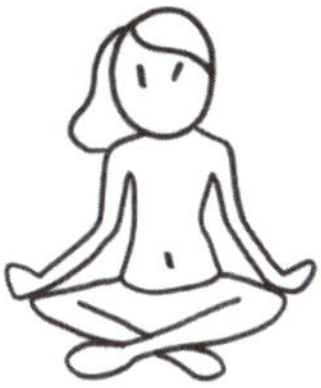

L'astuce bien-être
de l'hiver

Conseils anticonstipation

- Le chlorure de magnésium : panacée hivernale. Immuno-stimulant, régulateur neuro-musculaire, il améliore aussi le transit.
- Diluez un sachet de 20 g de chlorure de magnésium (en pharmacie) dans un litre d'eau, à consommer à raison d'un verre/jour.
- Mettez les fibres insolubles à l'honneur ! Céréales entières, poire, carotte, pomme de terre, betterave, épinard, fraise, brocoli, chou, asperge…
- Buvez beaucoup d'eau, essentiellement avant les repas pour ne pas diluer les enzymes qui interviennent pendant la digestion.
- Évitez le sucre, les boissons gazeuses et les graisses qui ralentissent le transit.
- Mangez lentement pour ne pas ingérer trop d'air et surtout mastiquez bien.
- Croquez quelques graines d'anis étoilé (badiane) en fin de repas.
- Bougez pour faciliter la digestion. Choisissez de préférence un sport d'endurance : course à pied, marche rapide, vélo…

À vous un bon transit et un ventre plat !

Le conseil sportif

N'oubliez pas vos abdos ! avec notre coach sportif, Barbara Meyer

Pour avoir un ventre plat, il faut muscler vos abdominaux. Cela est d'autant plus important que la ceinture abdominale soutient le dos.

Pour avoir une taille de guêpe, faites travailler l'ensemble de votre ceinture abdominale (obliques et grands droits de l'abdomen) avec cet exercice : avant de vous mettre en mouvement, expirez longtemps et profondément de sorte que votre sternum, accompagné des épaules, descende. Le haut du ventre se creuse. Gardez cette posture, concentrez-vous sur la respiration. Elle doit se faire avec votre cage thoracique : vos côtes s'écartent à l'inspiration et se rapprochent à l'inspiration.

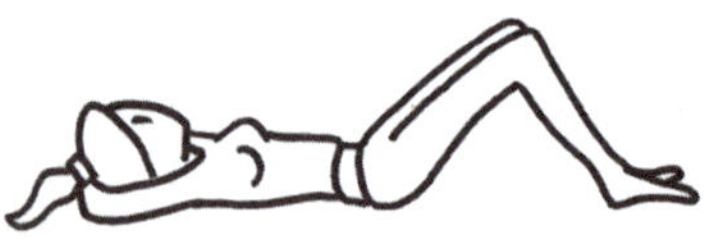

Allongez-vous sur le dos, jambes pliées, pieds serrés, genoux écartés, bras derrière la tête.

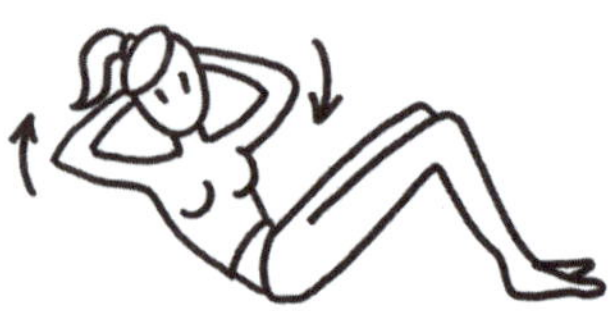

Remontez le buste, en enroulant la colonne vertébrale, et effectuez lentement une torsion du buste à droite ou à gauche en accompagnant le mouvement avec les bras. Afin de préserver le périnée, inspirez en relevant le buste pour accompagner l'ouverture des côtes.

Redescendez sans que le dos touche le sol pour faire glisser votre buste vers le bas. L'objectif est d'aligner les coudes avec les épaules. Recommencez une dizaine de fois en changeant de côté à chaque fois.

Si vous débutez ou reprenez les abdos, vous pouvez allonger les jambes au sol. L'exercice aura autant d'efficacité, voire plus, car cette position vous garantit une exécution parfaite du mouvement.

L'important, c'est moins la quantité que la régularité. Alors, faites cet exercice quotidiennement, ne serait-ce que 5 min. Et, tout au long de la journée, à chaque fois que vous passez sous une porte, contractez votre périnée, poussez votre nombril vers la colonne vertébrale et grandissez-vous en gardant les épaules en bas !

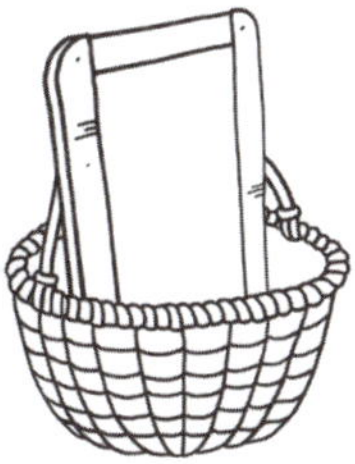

Le marché de saison

L'hiver est la saison la moins abondante en fruits et légumes, variez légumes racines et tubercules, fruits séchés et oléagineux.

Légumes : radis noir, betterave, cardon, carotte, céleri-rave, chou (vert, blanc, rouge, frisé, pommé, de Bruxelles, brocoli), courges (courge, citrouille, potiron, potimarron…), crosne, endive, navet, panais, poireau, pomme de terre (de conservation), salsifis, topinambour, fenouil, rutabaga, oseille

Fruits : citron niçois, clémentine, kiwi, mandarine, orange, noix, poire, pomme, pomelo, ananas, mangue, banane

Salades : frisée, laitue, mâche

Aromates : ail, échalote, oignon

Céréales : épeautre, avoine, sarrasin

Légumineuses : haricot, pois cassé, lentille

Champignon : truffe noire

Viande : bœuf

Poissons à chair grasse : sardine, maquereau, saumon, anchois

Conclusion

Réponses aux questions les plus fréquentes

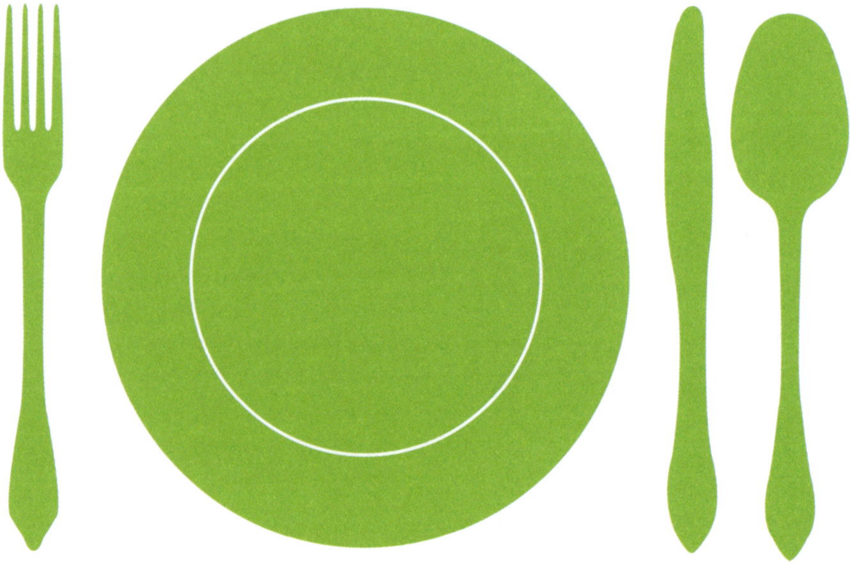

Conclusion

Vous l'aurez compris... tout cela n'est pas un régime! Ou alors, c'est le régime du bien-portant qui décide de le rester, ou bien encore de celui qui a compris que l'on peut recouvrer la santé, singulièrement son poids d'équilibre, durablement grâce à une alimentation saine – non polluée et riches en nutriments protecteurs – et équilibrée, faisant la part belle aux végétaux, particulièrement pour les apports en protéines.

Durablement car délivré de la dictature des calories, réconcilié enfin avec des aliments qui permettent de se faire plaisir sans se nuire, et surtout guidé par une meilleure connaissance de soi par l'alimentation; durablement car un tel comportement alimentaire est à la fois préventif et curatif, jouant un rôle moteur pour l'entourage au lieu de mettre au ban de la société et, à terme, en péril la santé de ceux qui se livrent vraiment à un régime.

Une telle réforme alimentaire, une telle prise de conscience, amènent en fait à concilier deux démarches complémentaires:

une démarche individualiste motivée par la préservation du capital le plus précieux que l'on puisse posséder: sa santé et son bien-être;

une démarche altruiste qui intègre dans ses choix la préservation de son cadre de vie dont dépend intimement ce bien-être.

Or le contenu de l'assiette conditionne nombre d'enjeux environnementaux, sanitaires, socio-économiques, énergétiques et écologiques que l'on a pu faire valoir de recommandations en menus types et recettes...

Il importe de se convaincre que nos choix contribuent à orienter l'évolution de la société, que notre pouvoir d'achat peut, selon nos choix, se retourner contre nos intérêts comme les servir à condition d'intégrer ces enjeux.

Autant de sérieuses raisons pour agir en cohérence, en « consom'acteur », pour donner du sens au développement durable par le contenu de son assiette, pour le plus grand bien de sa santé et celle de la planète.

Toutes nos réponses aux questions les plus fréquentes

En quoi ce programme durable est-il différent ?

Les régimes actuels sont hypocaloriques, restrictifs et parfois très déséquilibrés. Ils ont souvent une efficacité immédiate certaine : quand on réduit ses portions alimentaires de manière drastique, ou que l'on supprime radicalement une grande partie de son alimentation, mécaniquement on maigrit. Mais cela a un effet pervers car on reprend très rapidement ce poids, c'est ce qu'on appelle « l'effet yo-yo ». On recommence alors un nouveau régime, ce cercle vicieux est à terme dangereux pour votre santé et mauvais pour votre ligne car l'on reprend plus de graisses qu'auparavant.

Ce programme repose sur de nouvelles associations alimentaires dont l'objectif est de vous rendre autonome afin de vous libérer de ces régimes et de la dictature des calories. Sans frustration ni fatigue, vous pourrez mincir durablement. Les menus ne sont pas restrictifs mais axés sur le plaisir avec des recettes rassasiantes et savoureuses. Il ne s'agit en aucun cas de s'affamer ! Au contraire, il s'agit de s'alimenter en fonction de sa faim et non de ses pulsions grâce à une meilleure connaissance de soi et des aliments.

Dois-je compter mes calories ?

Non ! Vous ne trouverez pas de comptage des calories dans ce programme et c'est un choix. Il faut se délivrer des calories ! Il ne s'agit pas de se carencer pour vous faire maigrir car cela est dangereux, frustrant et inefficace à moyen terme puisque vous reprendrez inexorablement les kilos perdus ainsi.

Il s'agit en revanche de raisonner «qualitatif» plutôt que «quantitatif» : les aliments de qualité riches en nutriments protecteurs sont moins caloriques à poids égal que leurs équivalents raffinés ou reconstitués (concentrés en « calories vides») pour un effet bien plus rassasiant.

Enfin, l'idée est de vous rendre à la fois plus libre par une bien meilleure connaissance des aliments et de leur association plutôt que de calculer servilement leurs calories !

Combien puis-je espérer perdre de poids en suivant ce programme ?

Notre expérience montre que ce programme permet de perdre 3 à 4 kg par mois jusqu'au poids d'équilibre. Cela est bien entendu une moyenne, et dépend du surpoids et de son «ancienneté», du temps qu'il vous faudra à adopter ce nouveau mode d'alimentation, de votre morphologie, de votre âge, de votre équilibre hormonal.

Mais, ce qui importe surtout, c'est que vous puissiez conserver cette ligne durablement et sans effort. Que souhaitez-vous réellement: perdre 10 kg très vite mais reprendre encore plus, ou perdre 10 kg à vie?

J'ai besoin de liberté et de souplesse, dois-je suivre le programme à la lettre?

Non! Le programme sert de guide car vous avez besoin de jalons directeurs précis au début du parcours, mais le but est de recouvrer une autonomie grâce aux fondamentaux de l'équilibre alimentaire. Il faut du temps pour les intégrer dans son comportement, quitte à s'en écarter quelque peu au début: il s'agit d'une véritable rééducation alimentaire au cours de laquelle il est normal de faire quelques faux pas. Ces écarts ne doivent pas vous démotiver. Pour vous aider à adapter les menus à votre style de vie et à vos goûts, utilisez «le plan d'une journée type».

J'adore le chocolat, le fromage, le pain... Est-ce que je peux continuer à en manger?

Oui. Ce programme n'est pas restrictif car l'objectif est que vous suiviez cette nouvelle alimentation à vie, alors pensez-vous vraiment pouvoir vous passer de vos aliments préférés pour toujours? Non!

Nos menus comportent aussi bien du chocolat noir que des fromages, du pain, des desserts... mais nous vous apprenons à bien choisir ces ingrédients en fonction de leur composition et qualité nutritionnelles (par exemple, chocolat noir à 70 % de cacao et non chocolat au lait), et à les cuisiner façon Cuisine Originelle® et surtout, à suivre vos envies!

Le but de nos recettes: vous faire fondre... aussi de plaisir!

Faut-il arrêter de manger sucré après 17 heures?

Absolument pas! En revanche, il s'agit d'éviter les sucres raffinés pour ne consommer que des produits contenant du sucre à index glycémique bas (voir dans les Annexes, le pôle calorique).

Puis-je boire du vin ou un apéritif?

Le vin n'est pas proscrit si c'est un plaisir pour vous, car ce programme doit s'inscrire dans votre vie et vos envies. En revanche, consommez avec modération et discernement: nous vous invitons vraiment à préférer les crus bio, car la viticulture est grande consommatrice de pesticides, et les vins rouges, riches en tanins et composés protecteurs, au milieu du repas. Pour l'apéritif, il vaut mieux éviter les apéritifs sucrés et autres liqueurs et les mélanges avec des sodas. Préférez-leur un bon vin (rouge ou blanc), des vins aromatisés au naturel (de noix, de pêche...), des cocktails de jus de fruits. Essayez aussi le kéfir ou le kombucha!

Puis-je boire du café?

En général, nous vous proposons d'autres boissons que le café (chicorée par exemple), mais cela ne signifie pas que vous devez vous passer de café si c'est important pour vous.

Tout est dans la mesure ! Pour le café, l'idée est de ne pas dépasser 1 tasse par jour. Sinon, par la stimulation des surrénales, la caféine en excès favorise les « à-coups » d'hypoglycémie et les sensations de faim qui en découlent.

Et si j'ai faim entre les repas ?

Si vous avez réellement faim entre les repas, alors vous avez peut-être besoin de fractionner davantage vos repas : ajoutez 1 à 2 collations dans la journée. Et surtout, accordez plus de temps à la mastication.

Vers 10-11 heures :

• soit 1 fruit de saison ou des fruits séchés (figues, abricots, pruneaux) avec ou non des fruits oléagineux (5 amandes par exemple) + une boisson (tisane, thé) ;

• soit une tranche de pain, 1 cuillerée à café de purée de noisette et 2 carrés de chocolat noir bio ;

• ou encore une petite part de gâteau de semoule.

Vers 17 heures :

• soit la même chose que pour la collation du matin ;

• soit un jus de légumes ou légumes/fruits (ex. carotte-fenouil-pomme)

Quoi qu'il en soit, gardez une certaine régularité dans vos horaires car votre corps s'habitue à un rythme et il est bon de respecter ses cycles. Mais dites-vous bien qu'une collation motivée par la faim est tout à fait légitime. Alors ne vous frustrez pas inutilement.

Vais-je réussir à maigrir sans faire beaucoup d'activités physiques ?

Nous ne saurions que vous conseiller de pratiquer une activité physique régulière d'endurance et de moyenne intensité (telle que la marche soutenue une demi-heure par jour), ne serait-ce que pour votre santé et votre bien-être. Mais, souvent, le déséquilibre réside dans le fait que les dépenses énergétiques ne sont pas en rapport avec la consommation alimentaire. Si vous ne vous dépensez pas du tout, modérez les quantités de nourriture quotidienne ; privilégiez les légumes et protéines végétales car pour un poids équivalent à d'autres aliments, elles apportent plus de « sucres d'endurance » avec un index glycémique bas.

Je suis enceinte, ce programme est-il contre-indiqué ?

Ce programme est tout à fait adapté à la grossesse car c'est une alimentation saine, équilibrée et vitalisante. Rappelons que la grossesse n'est pas une maladie et ne justifie pas qu'il faille manger pour deux mais bien deux fois mieux !

Attention : lorsqu'une femme est enceinte, elle entend tout et son contraire. Certaines recommandations sont plus fondées sur des croyances que sur la réalité. Nous vous invitons à ne prendre au sérieux que les préconisations argumentées, qui permettent de faire intervenir votre propre sens critique : tout « conseil » *ex cathedra* est sans valeur, voire fantaisiste, ou dangereux. Dans le doute, demandez conseil à votre médecin.

J'allaite mon bébé, dois-je modifier mon programme ?

Si vous allaitez, ce programme est tout à fait adapté car cette alimentation vous permettra de retrouver progressivement votre ligne mais sans risque de carence pour vous et votre bébé. Les aliments vitalisants vous aideront aussi à vous remettre de la fatigue de l'accouchement et des nuits perturbées, voire à surmonter une phase de baby blues…

En règle générale, une maman qui allaite n'a pas de raisons d'éviter certains aliments (épices, ail, chou), mais il faut respecter ce qui déplaît à bébé et arrêter un aliment modifiant le goût du lait. En revanche, vous devrez sans doute boire plus mais votre soif est là pour vous le rappeler! Pour aider la lactation, vous pouvez prendre du fenugrec ou des décoctions de houblon.

En revanche, restons prudents en ce qui concerne les huiles essentielles qui sont des actifs très concentrés. En règle générale, il convient de consulter votre médecin ou de demander conseil à votre pharmacien avant d'utiliser tout produit pouvant avoir une action pharmacologique ou pouvant être potentiellement toxique (huile essentielle, plante médicinale, gélules de plante, extrait concentré de plante, produit de dermocosmétique concentré en actif…).

La quarantaine stressée, difficile de garder la ligne !

40 ans? On a tous une vie un peu trop bien remplie et le stress nous poursuit, ce qui se voit assez vite sur le ventre et les hanches…

Suivez bien nos menus, mangez des aliments riches en fibres et faites de la marche et de la relaxation pour évacuer le stress.

Votre prise de poids s'accélère mais surtout votre masse musculaire commence naturellement à décroître (ce qui est particulièrement dommage si on considère que les muscles dépensent de l'énergie même au repos). La solution : intégrez dans votre planning une activité régulière!

Mettez-vous aussi au thé vert entre les repas qui favorise l'élimination des graisses.

J'ai pris du poids avec la ménopause

La ménopause est souvent une tranche de vie féminine marquante! Pourtant, contrairement aux idées reçues, celle-ci ne s'accompagne pas automatiquement d'une prise de poids rapide. Le plus souvent, les rondeurs se sont lentement installées autour du ventre, des seins, des bras et du cou (souvent des conséquences de l'effet yo-yo des régimes précédents) et c'est le relâchement cutané qui fait réellement prendre conscience de sa silhouette.

Autour de 50 ans et plus, il est important de consommer des aliments riches en calcium et minéraux sans pour autant se gaver de produits laitiers de vache, trop riches en graisses saturées, mais plutôt en ayant recours aux végétaux tels qu'amandes, apports de lithotames. Suivez bien notre programme pour avoir une alimentation qui vous apporte minceur et santé. Et surtout, restez bien active pour vous maintenir en forme et entretenez votre masse musculaire.

La démarche de ce programme est fondamentalement une prévention sanitaire par l'alimentation et une aide à la correction de bien des troubles (excès de poids, HTA, troubles métaboliques des sucres et des graisses...). De plus, l'effet rassasiant et énergisant amène à réduire progressivement les quantités ingérées par rapport à une alimentation «conventionnelle», sans fatigue, bien au contraire. Or il est prouvé – scientifiquement et par le vécu de nombre de centenaires – que frugalité et longévité vont de pair.

Je suis diabétique, j'ai du cholestérol et/ou triglycérides en excès. Puis-je suivre ce programme ?

Notre programme n'a pas été conçu spécifiquement pour répondre à des pathologies et ne peut donc pas remplacer un régime alimentaire particulier prescrit par un médecin. En revanche, ce mode d'alimentation très sain et équilibré permet de recouvrer la santé dans bien des cas et surtout de la préserver, particulièrement pour à la fois prévenir et corriger les troubles métaboliques et pathologies liées aux sucres et aux graisses ; exception faite des terrains allergiques pour lesquels des évictions alimentaires spécifiques sont évidemment nécessaires au cas par cas.

Je veux suivre une alimentation végétarienne, comment adapter mes menus ?

Par essence, ce programme propose des menus comportant plus de protéines végétales et moins de protéines animales que les autres types d'alimentation. Par ailleurs, le plan d'une journée type permet d'adapter facilement le programme à un régime végétarien qui associe végétaux, œufs et produits laitiers.

Si vous suivez une alimentation 100 % végétalienne (sans produits animaux), il faut absolument équilibrer vos menus pour ne pas risquer de carences. Vous devez remplacer les protéines animales par des protéines végétales associant une légumineuse et une céréale complète.

Selon les indications du pôle protéique citées dans les Annexes et les choix d'ingrédients mentionnés dans les menus d'une journée type (ingrédients variant selon les saisons), trois familles d'associations alimentaires sont envisagées qui alternent au fil de journées végétariennes équilibrées :

- une légumineuse + une céréale complète + des légumes crus et cuits ;
- des légumes crus et cuits + deux

œufs (à la coque, au plat, en omelette) + un produit laitier ;

- des légumes crus et cuits + un œuf ou un produit laitier + un légumineuse ou une céréale complète.

Je travaille et déjeune à l'extérieur, comment adapter mes menus ?

Nous avons bien entendu pensé à vous ! Ce programme a été conçu en tenant compte du rythme de vie de la plupart des personnes actives et des mères de famille. Il est également adaptable car vous avez toujours la possibilité de simplifier un menu à l'aide du plan d'une journée type qui permet de comprendre la logique alimentaire de la journée.

Des menus « lunch box » par saison vous sont également proposés pour vos repas à l'extérieur. Les plats uniques sont ici tout indiqués !

Et, sinon, au restaurant, essayez dans un premier temps de manger légèrement (pas trop carné si possible, préférez le poisson ou les œufs), d'éviter les produits trop transformés et industriels (gâteaux…) et de privilégier les légumes.

Les menus sont-ils adaptés à toute ma famille ?

Absolument ! Les menus et les recettes sont tout à fait adaptés et même recommandés pour une famille puisqu'il ne s'agit pas d'un régime affamant et hypocalorique mais d'une alimentation équilibrée vitalisante et rassasiante. Facteur de prévention sanitaire, elle ne pourra que contribuer à ce que votre famille soit en pleine santé ! Pour les plus jeunes en revanche (moins de 2 ans), nous vous invitons à suivre les conseils de votre médecin concernant la diversification alimentaire.

Puis-je intervertir le déjeuner et le dîner ? et un jour avec un autre ?

Oui. L'équilibre alimentaire est à considérer sur le long terme, donc sur une journée cela peut être assez souple.

Nos menus sont généralement construits selon l'idée que votre activité et vos besoins énergétiques sont plus importants dans la journée ; les dîners sont donc plus légers, mais libre à vous de les intervertir sur une journée.

Intervertir deux jours n'aura pas non plus d'incidence sur l'équilibre de votre semaine. Mais rappelez-vous que souvent un dîner régulièrement trop copieux pérennise un état de surpoids.

Je n'aime pas les légumineuses.

Si vous ne consommez jamais de légumineuses (lentilles, haricots rouges ou blancs…), vous ne pourrez pas remplacer les protéines animales par des protéines végétales équilibrées associant une céréale et une légumineuse, à moins que vous ne remplaciez les graines de légumineuses par des dérivés du soja.

Le tofu (lait de soja caillé), par

exemple, peut être accommodé de multiples façons en remplacement de la viande dans des légumes farcis, en brouillade, millefeuille, crème...

Sinon, il faut que vous continuiez à manger régulièrement de la viande mais surtout du poisson et des œufs (maximum 6 par semaine).

Cela est très important car si votre alimentation ne comporte pas suffisamment de protéines, vous risquez de sérieuses carences en acides aminés essentiels.

Ayez recours à des plats mixtes associant une céréale complète et un produit animal (un peu de viande ou de poisson ou un œuf ou un produit laitier).

J'ai du mal à digérer certains aliments des menus.

Changer d'alimentation implique toujours un temps d'adaptation, ce qui explique peut-être vos ballonnements.

En général, les légumes sont plus digestes cuits et il vaut mieux éviter les aliments trop acidifiants.

Pensez à faire tremper les légumineuses.

Et voici une astuce pour les oignons et échalotes : il faut enlever le germe et les couper dans le sens de leurs fibres ce qui favorise vraiment leur digestion et les cuire comme indiqué dans les recettes, sans beurre ni crème.

Surtout, il est très important que vous mangiez dans le calme et lentement, en prenant le temps de bien mastiquer. C'est le premier temps d'une réforme alimentaire et le gage d'une bonne digestion.

Mon poids stagne !

Certaines personnes perdent beaucoup au début, d'autres mettent plus de temps. Cela dépend d'énormément de facteurs : nombre de kilos en trop, habitudes alimentaires précédentes, morphologie, âge, équilibre hormonal, nombre de régimes suivis, rythme de vie, motivation.

La perte de poids se fait souvent par étapes. Vous perdez plus facilement au début grâce au changement d'alimentation. Puis il est normal que votre poids stagne. Ne vous découragez pas, continuez tranquillement le programme et ne vous pesez pas trop souvent car cela n'a pas grand sens, seule la tendance est intéressante.

Vous pouvez réduire un peu les quantités mais attention à ne pas vous affamer, sinon vous allez abandonner. À vous de trouver petit à petit les bonnes quantités correspondant à votre appétit. Une fois encore, faites bien attention à la mastication qui est peut-être insuffisante.

Si, tout en suivant le programme, votre poids stagne pendant plusieurs semaines d'affilée, il se peut que vous ayez atteint votre poids d'équilibre. Dans ce cas, félicitations. Continuez à bien suivre ce programme afin d'adopter parfaitement ce nouveau mode d'alimentation qui vous permettra de rester mince durablement.

Je perds beaucoup de poids.

Il n'y a pas lieu de s'inquiéter. Il est fréquent de perdre du poids assez rapidement les premières semaines dans la mesure où nos menus constituent vraiment un changement de votre mode d'alimentation.

Au-delà, une perte de poids persistante doit amener à consulter votre médecin.

Ce programme de vie va-t-il me coûter plus cher ?

Oui et non. Au début, il faudra investir dans un « fond de placard » avec de nouveaux ingrédients et peut-être investir progressivement dans de nouveaux ustensiles de cuisine comme un cuit-vapeur pour adopter la cuisson douce. À terme, votre budget sera équilibré par rapport à vos dépenses antérieures, grâce aux économies réalisées sur ces produits onéreux.

Par quoi puis-je remplacer les produits contenant du lactose ?

Petit rappel: le lactose est un glucide naturellement présent dans le lait des mammifères. Pour être digéré, il est dégradé dans le tube digestif par une enzyme : la lactase. L'insuffisance ou l'absence de cette enzyme provoque des ballonnements, diarrhées, spasmes digestifs et malabsorptions...

Dans les menus, vous remarquez la présence régulière et en petites quantités de fromage de chèvre ou de brebis, yaourts et occasionnellement fromage de vache. Il faut dire que le fromage bien choisi, c'est-à-dire au lait cru, bio ou de petits producteurs fermiers soucieux de la qualité, est un régal pour les papilles. Sous cette forme, le lait est facilement assimilable car déjà prédigéré par la fermentation, de plus les bactéries naturellement présentes dans le lait cru aident notre propre flore à mieux le transformer.

À l'inverse, la pasteurisation, qui est utilisée pour protéger le lait de la contamination bactérienne et favoriser la conservation, élimine aussi une protéine, la cytokine TGF-1 (Transforming Growth Factor). Celle-ci permet la maturation et la production des IgA qui interviennent dans la tolérance alimentaire. La pasteurisation et surtout les laits maternisés sont vingt à trente fois moins concentrés en TGF-1 que le lait cru. L'absence de cette protéine favorise la survenue des intolérances alimentaires et par là des allergies. Sa présence dans le lait cru explique son effet protecteur contre les allergies.

Sous cette forme, les produits laitiers sont donc bénéfiques pour la santé avec des protéines mieux tolérées et plus d'acides gras insaturés. Il est donc dommage de vouloir les éliminer complètement; par contre il faut éviter de les incorporer sous forme de beurre et de crème (la plupart du temps au lait pasteurisé ou UHT) dans vos plats ou de boire du lait: dans ce cas buvez plutôt un verre de lait végétal type avoine ou riz ou un mélange avoine, riz, soja.

En cas de réelle intolérance ou allergie au lait de vache, ne consommez que des produits laitiers de chèvre ou de brebis et/ou des crèmes de tofu, des petits cubes de tofu fermentés aux herbes, des yaourts de soja, mais sans pour autant abuser du soja.

Consommez d'autres aliments également riches en calcium et minéraux variés tels que les amandes, le chou, certaines algues.

Pour vous donner une idée des correspondances : ¼ de litre de lait = 120 g d'amandes (4 poignées).

Autre solution à retenir : les lithotames. Ces algues contiennent beaucoup de calcium facilement assimilable mais également de nombreux autres micronutriments : magnésium, iode, fer, cuivre, zinc, manganèse, phosphore, molybdène, cobalt.

Il existe des laits végétaux, très digestes, enrichis en lithotames.

Par quoi puis-je remplacer les aliments contenant du gluten ?

Petit rappel : le gluten est la protéine de l'amande centrale, mélangée à de l'amidon, qui permet à la pâte de lever. En sont pourvues les céréales suivantes : blé, épeautre, petit épeautre, kamut, seigle, orge, avoine.

Lorsque l'on souhaite, pour des raisons médicales type maladie cœliaque, évincer strictement le gluten, il est préférable de se diriger vers des céréales qui en sont naturellement dépourvues comme le sarrasin, le riz, le quinoa, le millet, le maïs, le teff et aussi la farine de châtaigne.

En effet, les substituts « sans gluten » à base de farine de blé sont des aliments traités et appauvris par l'industrie agroalimentaire et donc déséquilibrés. De plus, leur goût et leur texture ne peuvent rivaliser avec les céréales (transformées ou non en farines) citées plus haut.

Par exemple, au petit déjeuner, ces petites galettes seront délicieuses : quelques grains de sarrasin fraîchement moulus dans un moulin à café en farine grossière et mélangé avec un lait végétal, quelques raisins secs et pincées de cannelle. Faites-les cuire à feu doux dans une poêle anti-adhésive et dégustez-les avec un peu de purée d'amande ou de noisette.

Pour une pâte à tarte, confectionnez-la avec pour moitié farine de riz complet et farine de châtaigne ou farine de riz et farine de teff.

La farine de riz qui, une fois cuite, a une texture râpeuse et sèche est parfaitement équilibrée par le moelleux de la farine de châtaigne et de teff. Ajoutez ensuite un filet d'huile d'olive ou de margarine bio spéciale cuisine, éventuellement un œuf et ce qu'il faut d'eau pour obtenir une boule de pâte souple.

Il en est de même pour les gâteaux où la farine de blé peut aisément être remplacée par ces différentes farines naturellement sans gluten.

Pensez alors à ajouter de la levure bio ou levure de boulanger ou quelques pincées de bicarbonate car c'est le gluten qui permet à la pâte de filer et de monter. Sans cette protéine qui aère les pâtes, les gâteaux sont souvent compacts et manquent de moelleux. Alors battez les blancs en neige, associez les farines plus sèches (riz, maïs) à celles plus moelleuses (châtaigne, teff, sarrasin).

Quant à ceux qui n'ont pas de véritable maladie cœliaque, il est important de ne pas se frustrer inutilement. Une farine de blé T80 moulue à la meule de pierre, alternée dans vos préparations avec de la farine de petit épeautre, kamut et bien sûr toutes celles citées plus haut ne vous créera aucun désagrément. L'important étant de varier et d'équilibrer ces céréales entre elles, c'est-à-dire celles avec et sans gluten.

Pour le pain, celui au pur levain, qui permet la dégradation et la prédigestion du gluten, est à privilégier.

Deuxième partie

Les 100 recettes

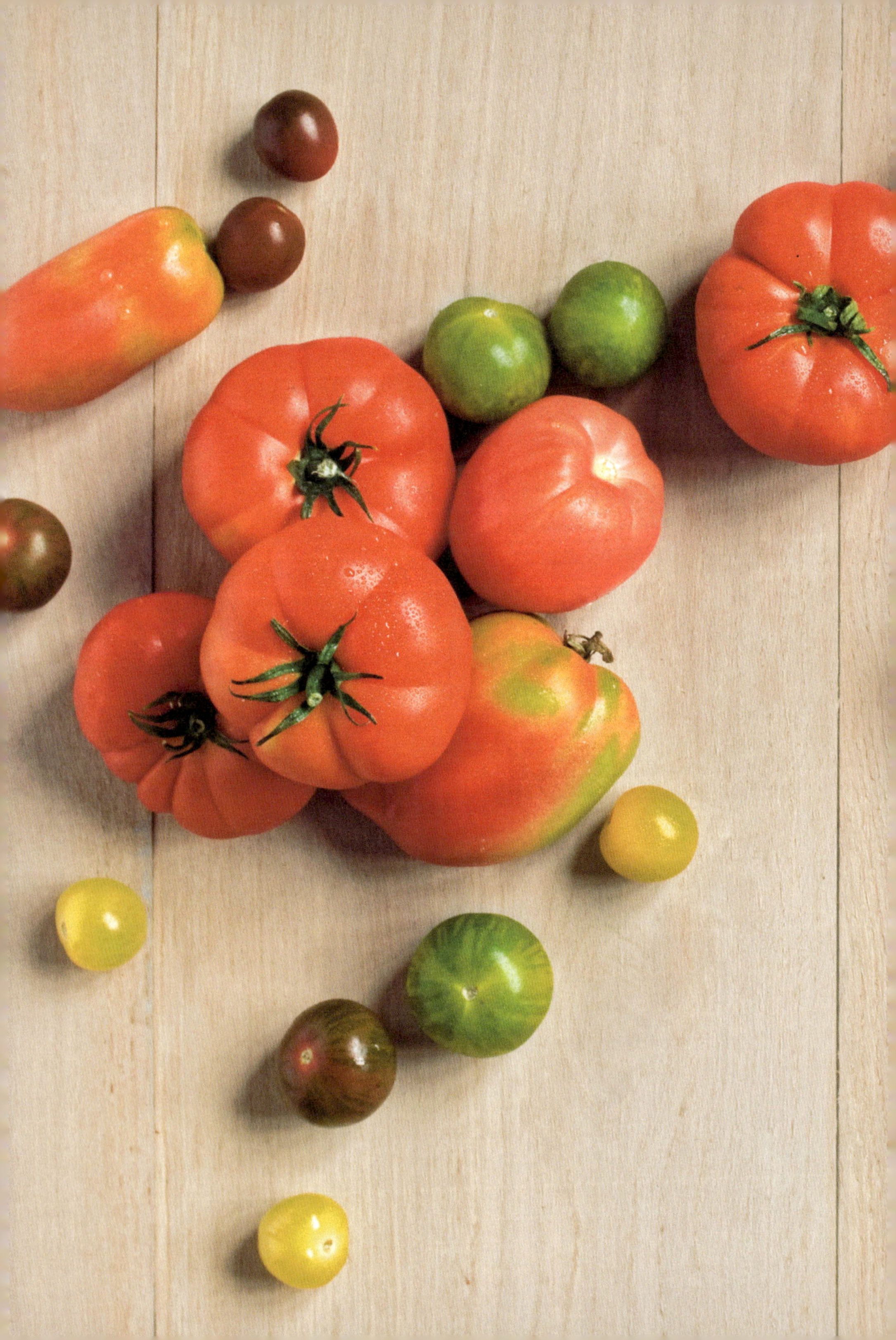

Entrées

L'entrée d'un repas est plus qu'une mise en bouche dynamisant le plaisir de la table : elle doit d'emblée apporter des micronutriments essentiels – vitamines et oligoéléments – assurés au mieux par des crudités, faciliter l'assimilation digestive de l'ensemble du repas et une meilleure tolérance aux aliments cuits. Rappelons l'importance de prendre le temps de mâcher pour amorcer les réflexes du métabolisme digestif et du rassasiement.

Une soupe constitue aussi bien une entrée qu'un véritable plat selon sa consistance et sa composition en nutriments variés, y compris en protéines. Servie chaude aux saisons froides (mijotée à feu doux pour ne pas altérer les nutriments), elle peut aussi donner lieu à une préparation froide.Le mixeur est ici très pratique, à la fois pour obtenir facilement une onctuosité délicieuse et pour dispenser de l'épluchage, et bénéficier ainsi de l'intégralité des apports des ingrédients.

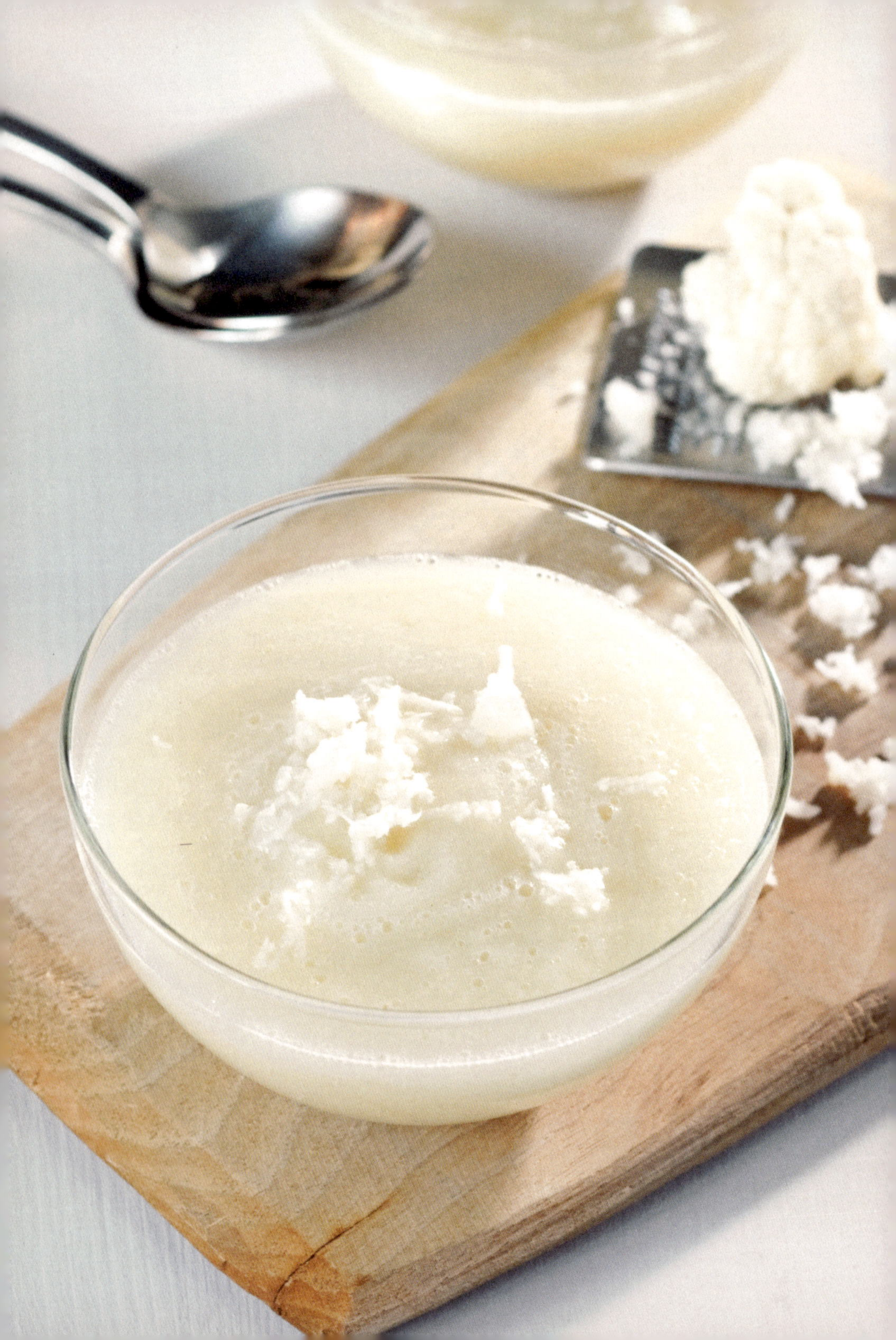

pour 6 personnes préparation 10 min cuisson 30 min

velouté blanc
de chou-fleur et panais

1 chou-fleur
2 panais
2 oignons
2 c. à soupe de purée de cajou
Sel fin non raffiné

AUTOMNE • HIVER

Lavez et découpez le chou-fleur en bouquets. Épluchez les panais et les oignons. Émincez le tout. Ajoutez de l'eau jusqu'à mi-hauteur des légumes et du sel selon votre goût.

Faites cuire à feu doux pendant 30 min à mi-couvert. Mixez hors du feu en ajoutant la purée de cajou.

Astuce !

Gardez 1 ou 2 bouquets de chou-fleur que vous râperez pour obtenir comme une neige que vous saupoudrerez sur le velouté.

Vous pouvez aussi torréfier quelques noix de cajou au four ou à la poêle et les ajouter au dernier moment.

Pourquoi c'est bon pour moi ?

Les saveurs subtiles du panais et du chou-fleur sont confortées par celles de la noix de cajou, riche en acides gras insaturés, protéines et amidon.

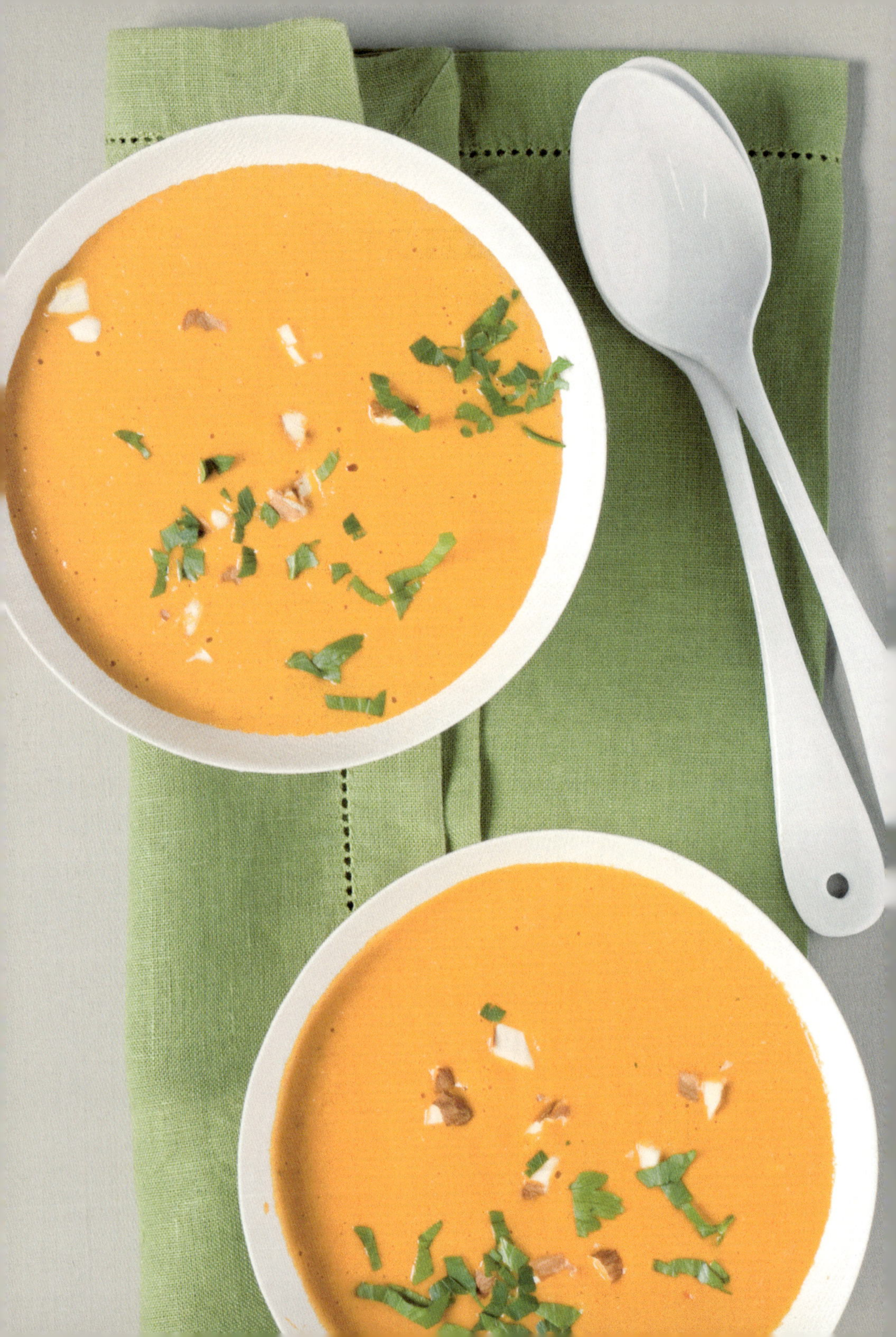

pour 6 personnes | préparation 15 min | cuisson 30 min

soupe de tomate
et cacahuète

5 tomates
2 oignons
500 g de courge muscade
1 c. à café de bouillon de légumes en poudre
1 c. à soupe d'huile d'olive
Curry de Ceylan
1 c. à soupe de purée de cacahuète nature
Sel

ÉTÉ • AUTOMNE

Pelez les oignons et émincez-les. Faites-les suer 10 min dans une cocotte avec l'huile d'olive et quelques pincées de curry de Ceylan.

Lavez les tomates et pelez la courge, détaillez-les en morceaux ; ajoutez-les dans la cocotte. Versez un fond d'eau puis ajoutez le bouillon de légumes. Faites cuire à feu doux pendant 20 min.

Hors du feu, ajoutez la purée de cacahuète et mixez. Servez aussi bien chaud que froid.

Astuce !

Réalisez cette recette à la fin de l'été lorsque les tomates sont bien mûres et que les premières courges apparaissent.

Pourquoi c'est bon pour moi ?

Cette soupe est un véritable concentré d'antioxydants : lycopène de la tomate, anthocyanes du poivron – surtout s'il est rouge ou jaune – et acides gras insaturés de la graine oléagineuse.

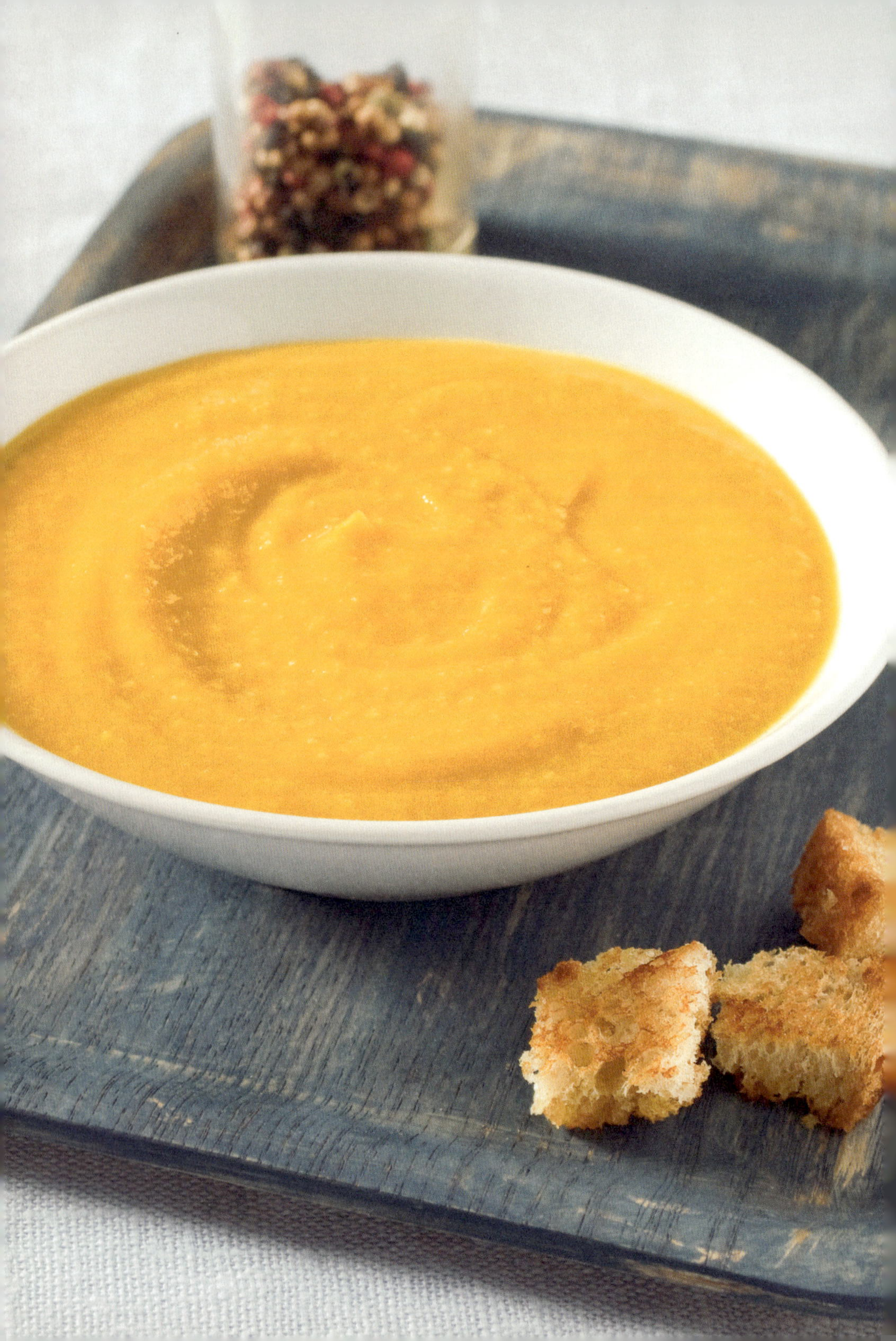

pour 3 à 4 personnes préparation 20 min cuisson 30 min

velouté de potiron
à l'avocat

1 kg de potiron
(type courge muscade)
1 avocat mûr
1 gousse d'ail
1/2 c. à café de panch
phoron (sorte de curry doux)
Sel aux herbes

AUTOMNE

Pelez le potiron et coupez-le en morceaux ; faites cuire la chair à couvert 30 min avec 1 verre d'eau et le panch phoron.

En fin de cuisson, ajoutez l'ail pelé émincé et du sel aux herbes.

Jncorporez la chair de l'avocat, mixez et servez aussitôt.

Pourquoi c'est bon pour moi ?

Version automnale et plus roborative du velouté précédent, avec cette fois les antioxydants du potiron dominés par le bêta-carotène (très concentré dans l'enveloppe que l'on peut consommer facilement grâce au mixeur) et les acides gras d'un fruit oléagineux (pour un velouté plus consistant et riche en vitamines, préférez le potimarron).

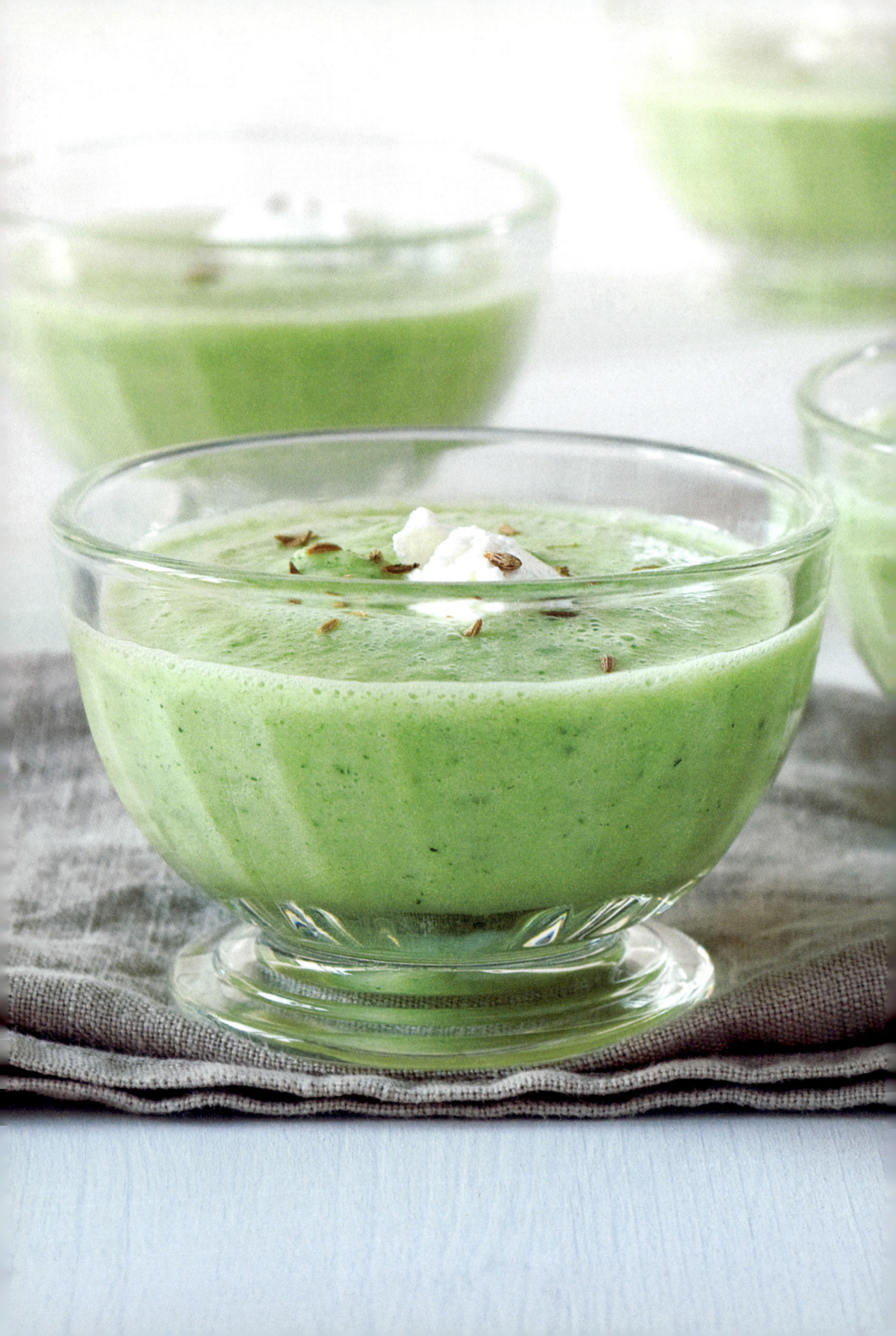

pour 4 personnes préparation 5 min

soupe froide de concombre

courgette et chèvre aux graines de carvi

1 concombre
1 courgette
1 petit chèvre frais
1 pincée de graines de carvi
1 pincée de sel

PRINTEMPS • ÉTÉ

Pelez le concombre, lavez la courgette ; coupez-les en morceaux, ainsi que le chèvre.

Mixez tous les ingrédients ensemble et réservez au frais.

Dégustez dans des petites coupes avec un copeau de chèvre frais posé sur le dessus.

Astuce !

Vous pouvez cuisiner les lentilles corail « à toutes les sauces » : l'été, tentez le velouté corail-tomate (avec quelques oignons nouveaux et une épice douce tel le garam massala), ou corail-melon relevé d'herbes fraîches (menthe et basilic). L'automne, ajoutez aux lentilles des châtaignes concassées, du potimarron râpé, des carottes, des panais, selon votre marché !

Pourquoi c'est bon pour moi ?

Une entrée rafraîchissante, permettant de débuter un repas par des crudités riches en micronutriments, équilibrée grâce à l'apport du laitage de chèvre bien toléré. La touche de carvi apporte des propriétés médicinales immunostimulantes.

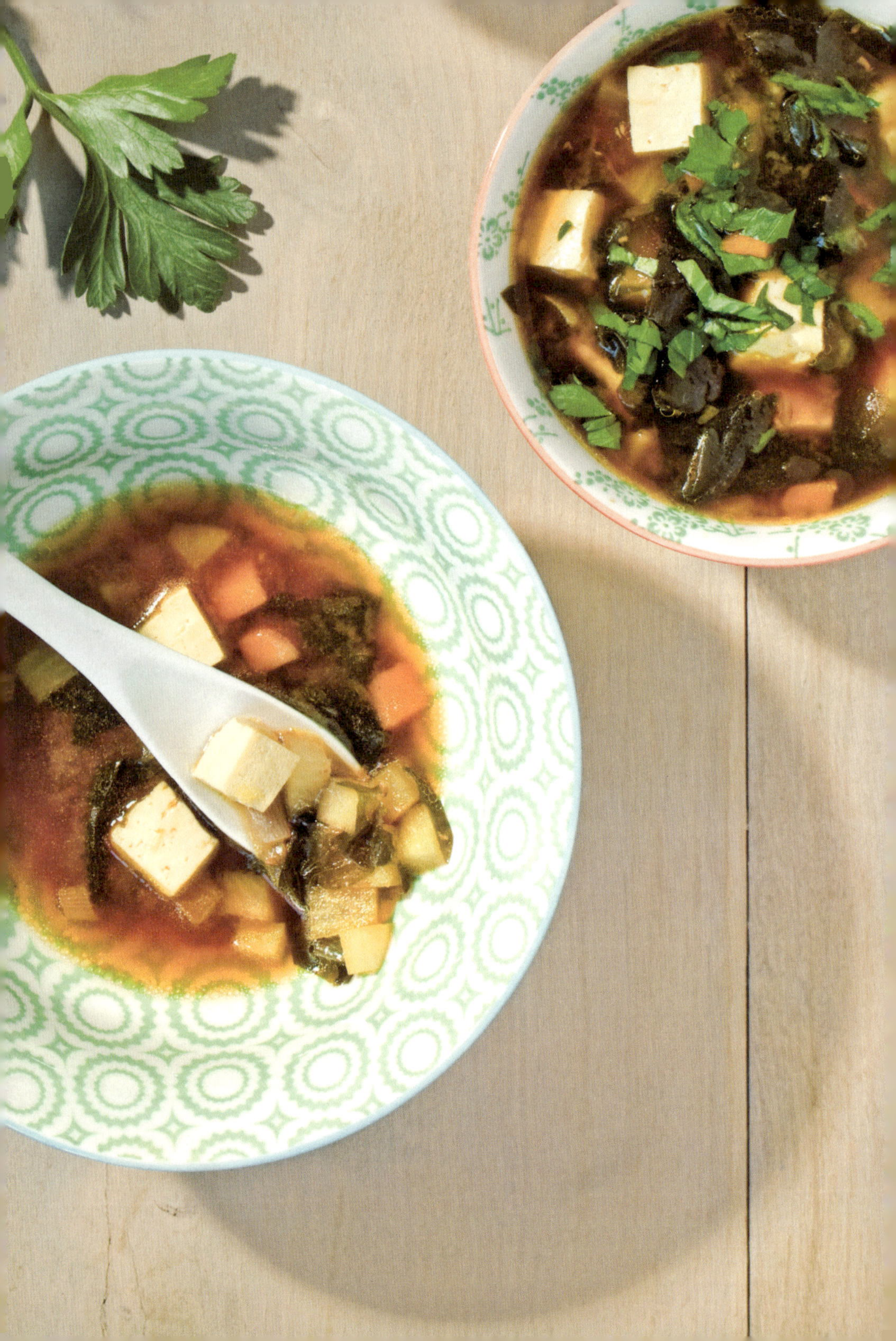

pour 2 personnes préparation 15 min cuisson 20 min

soupe miso

1 carotte
1/2 navet
1 échalote
Quelques morceaux d'algue wakamé fraîche
100 g de tofu nature
1 c. à soupe d'huile d'olive
1 c. à soupe de miso (type Barley miso)
Persil

PRINTEMPS

Pelez et émincez l'échalote, faites-la revenir 5 min avec l'huile. Ajoutez 2 bols d'eau froide et les légumes, pelés et coupés en petits cubes.

Laissez cuire 10 min, puis incorporez des morceaux de wakamé émincés finement et le tofu coupé en petits cubes.

Ajoutez alors le miso dilué dans un peu de bouillon. Retirez du feu. Servez avec du persil haché.

Astuce !

Essayez aussi avec des cébettes, du chou frisé et des cubes de betterave.

Pourquoi c'est bon pour moi ?

Voilà une soupe qui joue à la fois le rôle d'entrée et de plat équilibré grâce aux acides aminés essentiels et aux nutriments variés des produits dérivés du soja (le miso, pâte fermentée, et le tofu, fromage frais de soja).

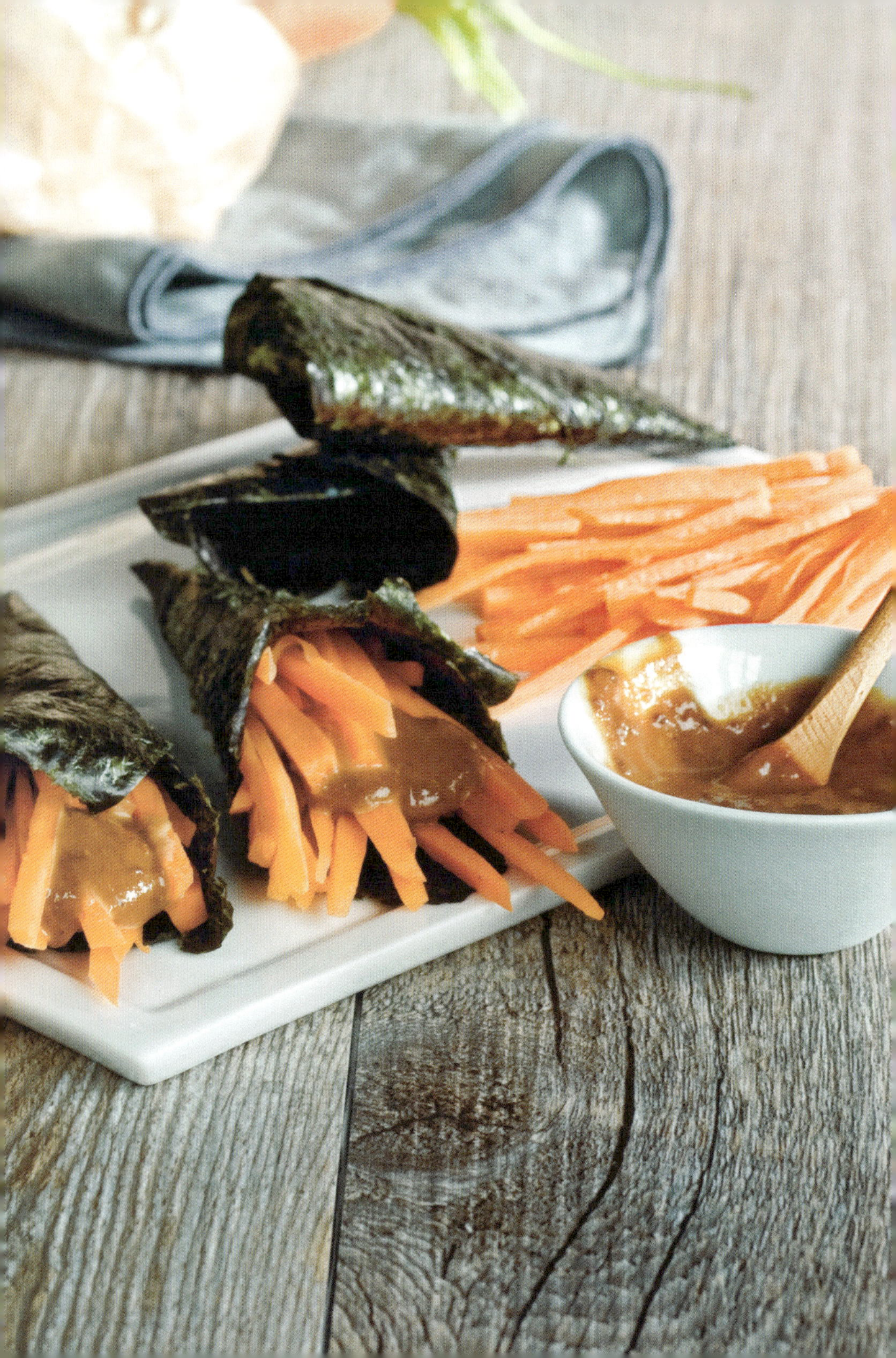

pour 4 personnes préparation 25 min

cornet de nori
aux carottes et crème de sésame

1 feuille de nori (algue sèche utilisée pour les makis)
1 carotte
1 c. à soupe de tahin (purée de sésame blanche)
1 c. à café de miso (type barley miso)

TOUTES SAISONS

Coupez la feuille de nori en quatre. Taillez la carotte en fins bâtonnets et cuisez-les 10 min à la vapeur.

Mélangez le tahin et le miso avec ce qu'il faut d'eau pour obtenir une crème de sésame.

Confectionnez le rouleau : roulez le carré de nori en forme de cône et collez la pointe avec un peu de crème de sésame. Puis farcissez-le avec les bâtonnets de carotte et 1 c. à café de crème de sésame.

Variante

On peut accompagner le rouleau de gomasio, par exemple.

Essayez aussi comme garniture du saumon fumé, de la poire et de l'aneth, un mélange savoureux !

Pourquoi c'est bon pour moi ?

Le bêta carotène des carottes se trouve conforté par les aliments complets : le tahin (purée de sésame) et le miso (pâte fermentée de soja).
Le tout est joliment emballé dans une algue, elle-même pourvue de protéines et oligoéléments !

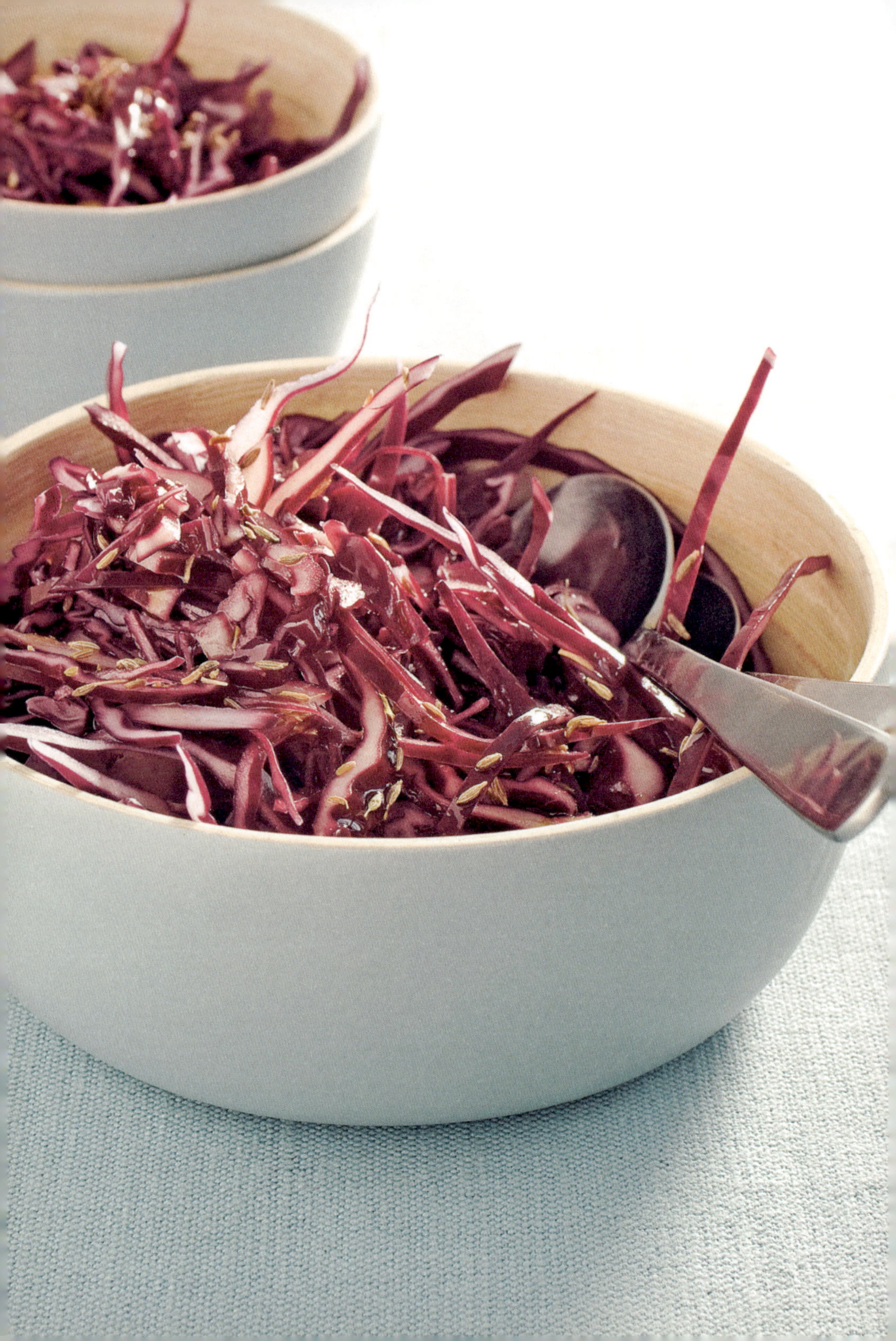

pour 4 personnes préparation 10 min cuisson 4 min

chou rouge
aux graines de carvi

3 feuilles de chou rouge
2 c. à soupe de vinaigre de cidre
1 c. à soupe d'huile de colza
1 pincée de graines de carvi
1 c. à soupe rase de gros sel
Sauce de soja

AUTOMNE • HIVER

Portez à ébullition une casserole remplie d'eau avec le gros sel.

Enlevez la côte centrale du chou rouge et émincez les feuilles en lanières.

À ébullition, faites blanchir le chou : laissez-le cuire 4 min, puis égouttez-le et rafraîchissez-le sous l'eau froide. Réservez-le dans un récipient et ajoutez le vinaigre de cidre. Mélangez bien afin qu'il retrouve sa belle couleur mauve.

Assaisonnez le chou rouge avec l'huile de colza et les graines de carvi. Ajoutez un filet de sauce soja et dégustez.

Pourquoi c'est bon pour moi ?

Les choux, riches en vitamine C, oligoéléments et composants protecteurs variés, doivent être régulièrement consommés ; le chou rouge est particulièrement fourni en antioxydants ; il est conforté en nutriments protecteurs aromatiques par le carvi, le vinaigre de cidre et l'huile de sésame.

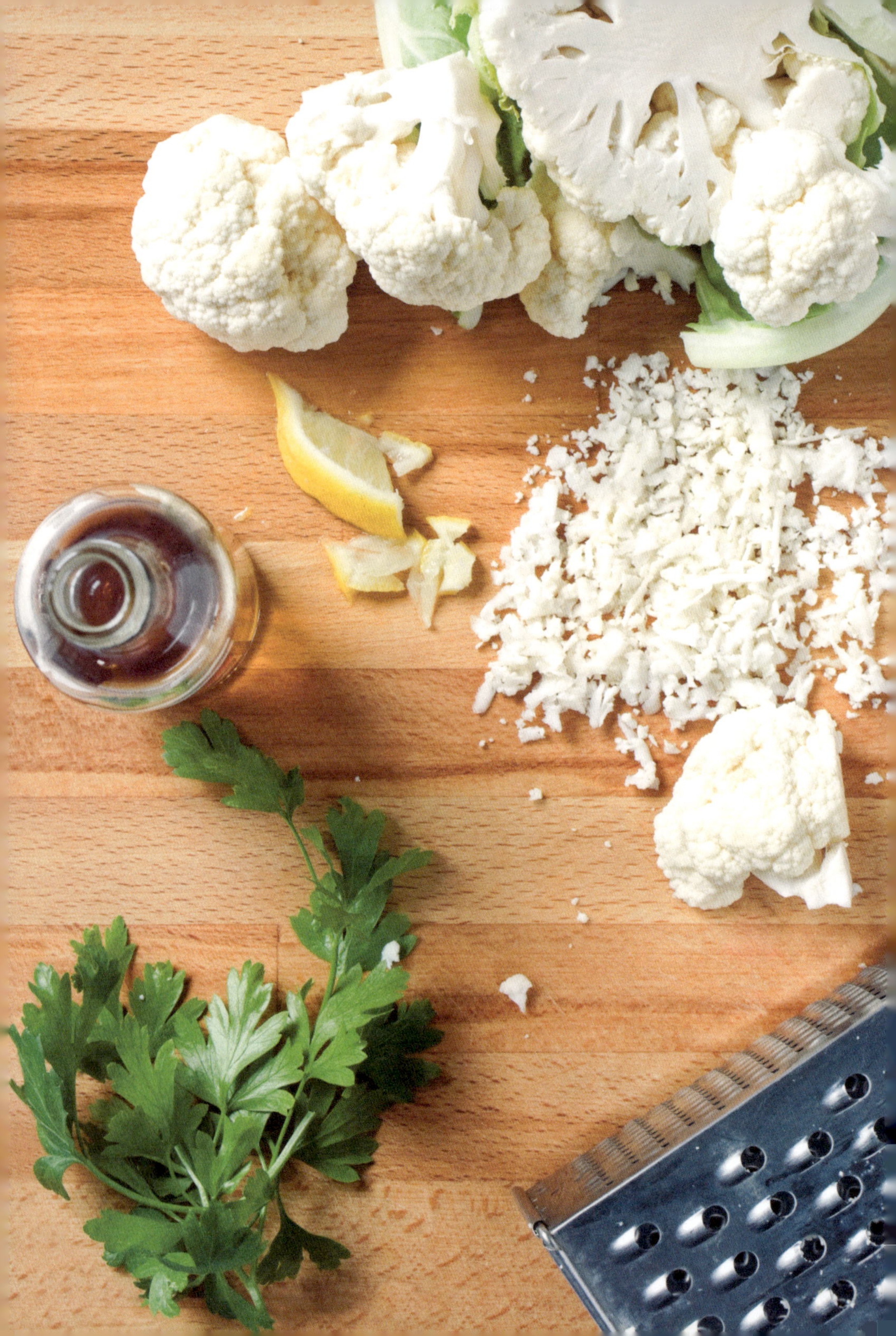

pour 2 personnes préparation 15 min

neige de chou-fleur
à l'huile de sésame grillé

1/4 de chou-fleur
1 quartier de citron confit au sel (voir p. 385)
Le jus de 1 citron
2 c. à soupe d'huile de sésame grillé
3 branches de persil

AUTOMNE • HIVER

Passez le chou-fleur à la râpe à fromage, puis hachez le citron confit.

Assaisonnez la semoule de chou-fleur obtenue avec le jus de citron, l'huile, le citron confit et le persil haché. Réservez au frais.

Variante

Vous pouvez remplacer le chou-fleur par du brocoli et accompagner ce plat de gomasio.

Pourquoi c'est bon pour moi ?

Retenez ce procédé culinaire simple qui consiste à râper les inflorescences grenues du chou-fleur (mais aussi du brocoli et du chou romanesco) : cela vous permettra de les manger crues et de bénéficier au maximum des propriétés propres au chou.

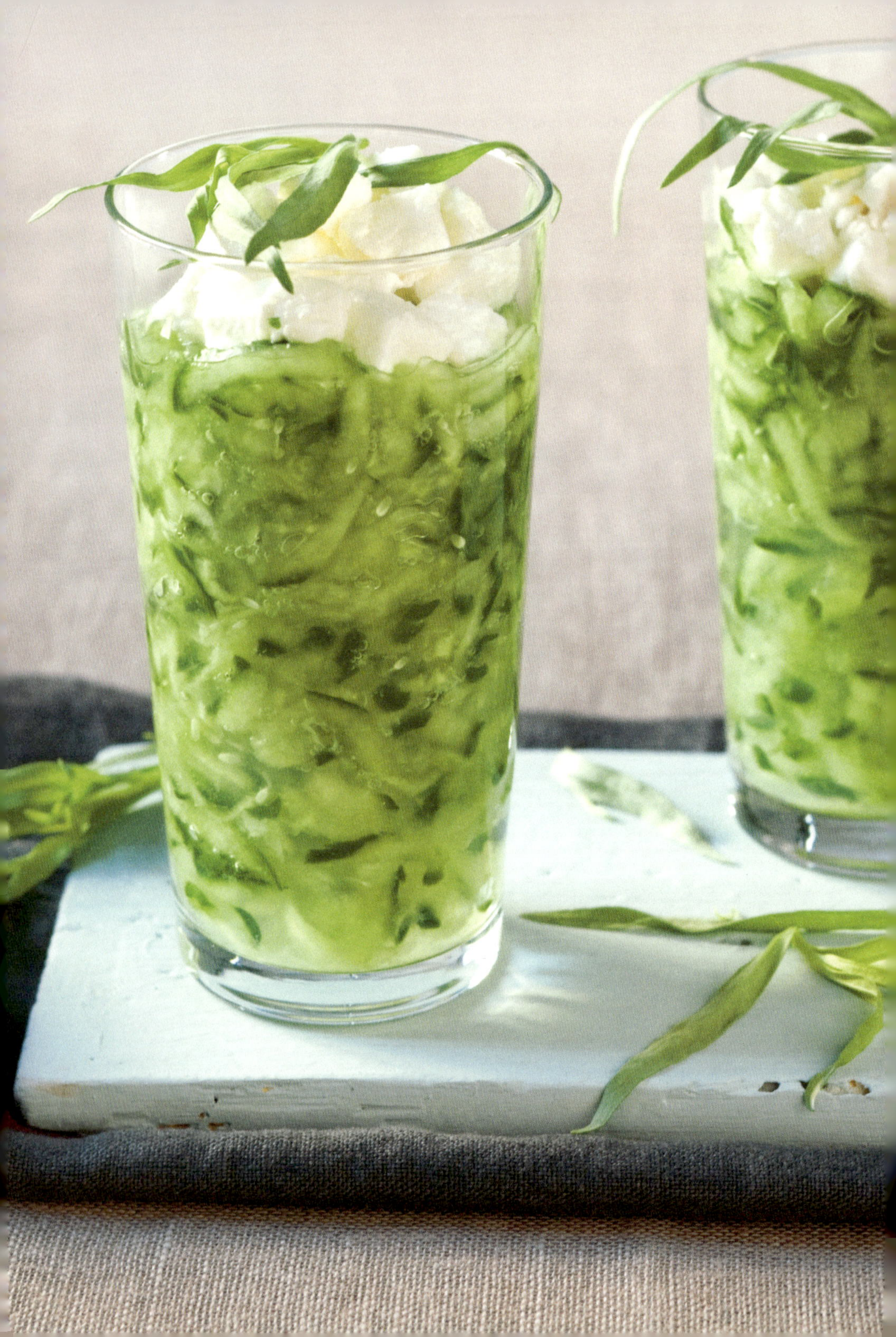

pour 4 personnes préparation 20 min repos 20 min cuisson 1 min

gelée de concombre
chèvre frais et estragon

1 concombre
1 gousse d'ail
100 g de chèvre frais
4 feuilles d'estragon
1/2 c. à café d'agar-agar
Sel

ÉTÉ

Pelez et hachez l'ail. Épluchez, épépinez et râpez le concombre. Mettez-le à dégorger pendant 20 min dans une passoire avec une pincée de sel et l'ail, au-dessus d'un récipient pour récupérer le jus.

Détaillez le chèvre en petits cubes de 5 mm de côté.

Délayez l'agar-agar dans le jus de concombre, puis portez à ébullition pendant 1 min.

Coulez le jus obtenu dans des petits verres, ajoutez le concombre râpé, les cubes de chèvre et les feuilles d'estragon cassées à la main.

Réservez au réfrigérateur et servez ces amuse-bouche très frais… accompagnés de pain toasté !

Pourquoi c'est bon pour moi ?

Une entrée rafraîchissante, permettant de débuter un repas par des crudités riches en micronutriments, équilibrée grâce à l'apport du laitage de chèvre bien toléré.

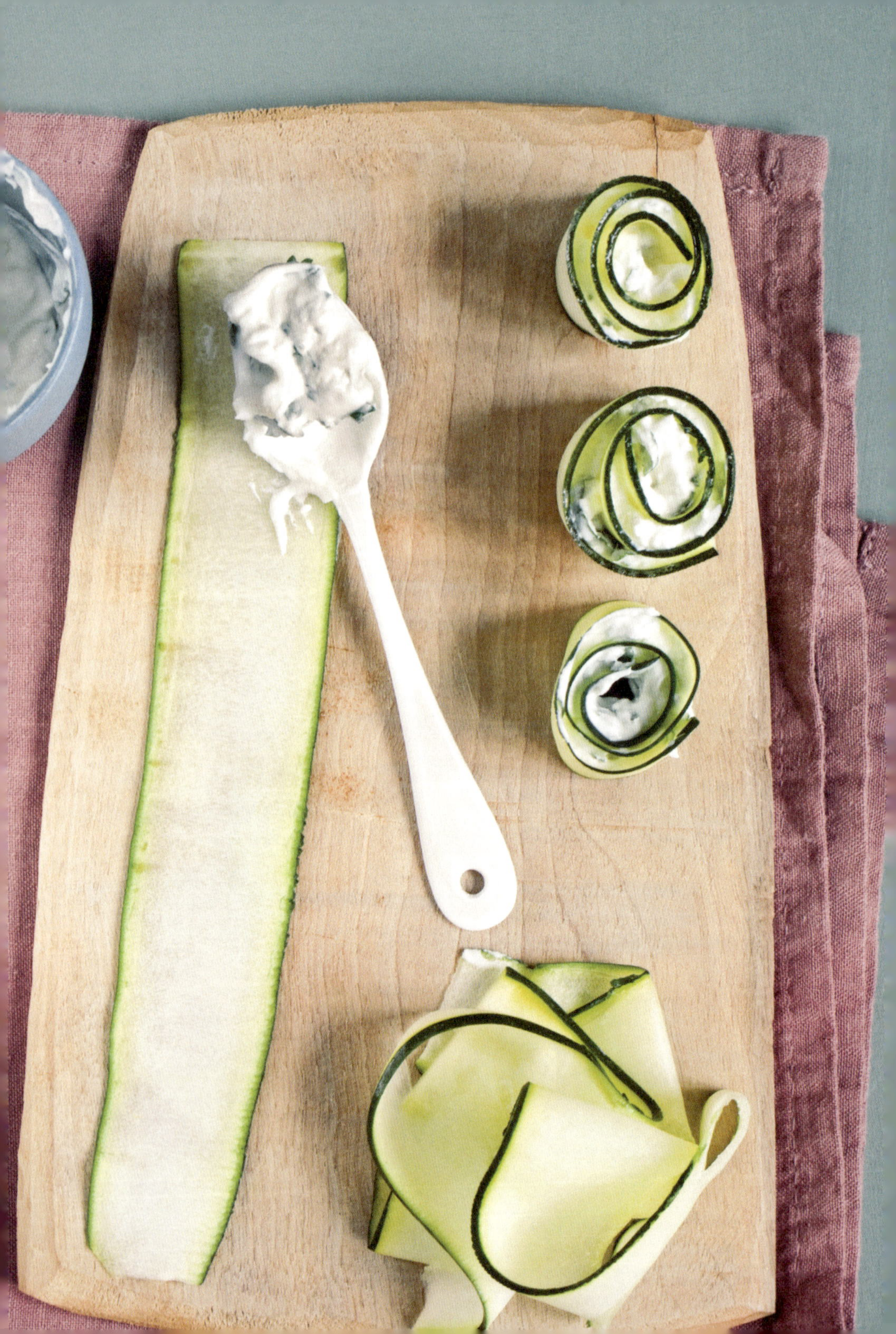

pour 4 personnes préparation 20 min

rouleau de courgette
et crème de chèvre

1 courgette
1 chèvre frais
1 grosse gousse d'ail
6 branches de persil
Sel

ÉTÉ

Pelez la gousse d'ail, lavez le persil ; hachez-les séparément à l'aide d'un couteau.

Mélangez à la fourchette le chèvre, le persil, l'ail et une pincée de sel.

Lavez la courgette, puis émincez-la en bandes de 1 mm d'épaisseur dans la longueur, avec une mandoline.

Posez les bandes de courgette à plat, étalez 1 c. à café de crème de chèvre sur toute la longueur et roulez !

Un amuse-bouche à déguster bien frais.

Pourquoi c'est bon pour moi ?

Décorative et rafraîchissante, cette mise en bouche est équilibrée grâce au fromage de chèvre.

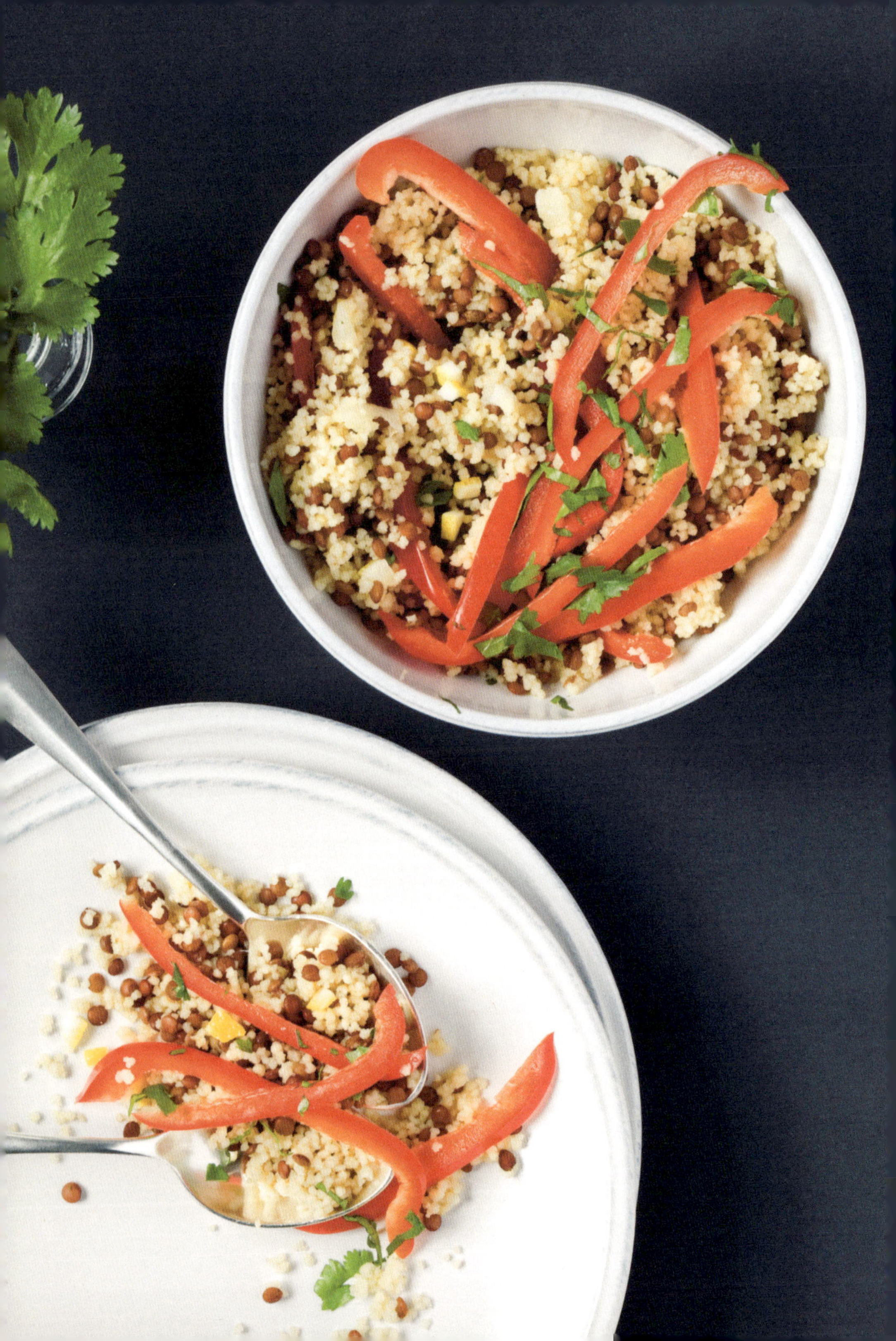

pour 6 personnes préparation 20 min cuisson 20 min végétarien

méli-mélo de lentillons

au couscous d'épeautre, poivron rouge et coriandre

200 g de couscous d'épeautre
150 g de lentillons de Champagne
1 poivron
1 quartier de citron confit au sel (voir p. 385)
1/2 bouquet de coriandre
2 c. à soupe d'huile d'olive
2 c. à soupe de vinaigre balsamique
1 c. à café de bouillon de légumes déshydraté
Sel fin non raffiné

ÉTÉ

Rincez les lentillons, mettez-les dans une casserole avec leur double d'eau salée. Faites cuire pendant 20 min à petits frémissements et égouttez-les.

Mesurez 1 fois 1/2 le volume de couscous en eau. Portez l'eau à ébullition. Pendant ce temps, dans un saladier, mélangez le couscous avec le bouillon de légumes. Versez l'eau bouillante et laissez gonfler à couvert pendant 15 min.

Rincez la coriandre, puis hachez-la, ainsi que le citron confit. Lavez et émincez finement le poivron.

Dans un saladier, mélangez le couscous, les lentillons, la coriandre, le citron confit, le poivron. Assaisonnez avec l'huile d'olive et le vinaigre balsamique. Rectifiez en sel si besoin.

astuce !

Vous pouvez servir cette entrée avec des spaghettis de courgette, un coulis de shiro miso (délayez 1 c. à soupe de shiro miso dans 2 c. à soupe de vin blanc) et des copeaux de chèvre frais.

Accompagnée de la soupe de tomate et cacahuète (voir p. 203), cette entrée se transformera en un délicieux déjeuner vite réalisé !

Pourquoi c'est bon pour moi ?

Cette entrée peut constituer l'essentiel d'un plat végétarien équilibré : elle associe une céréale (couscous) et une légumineuse (lentillons).

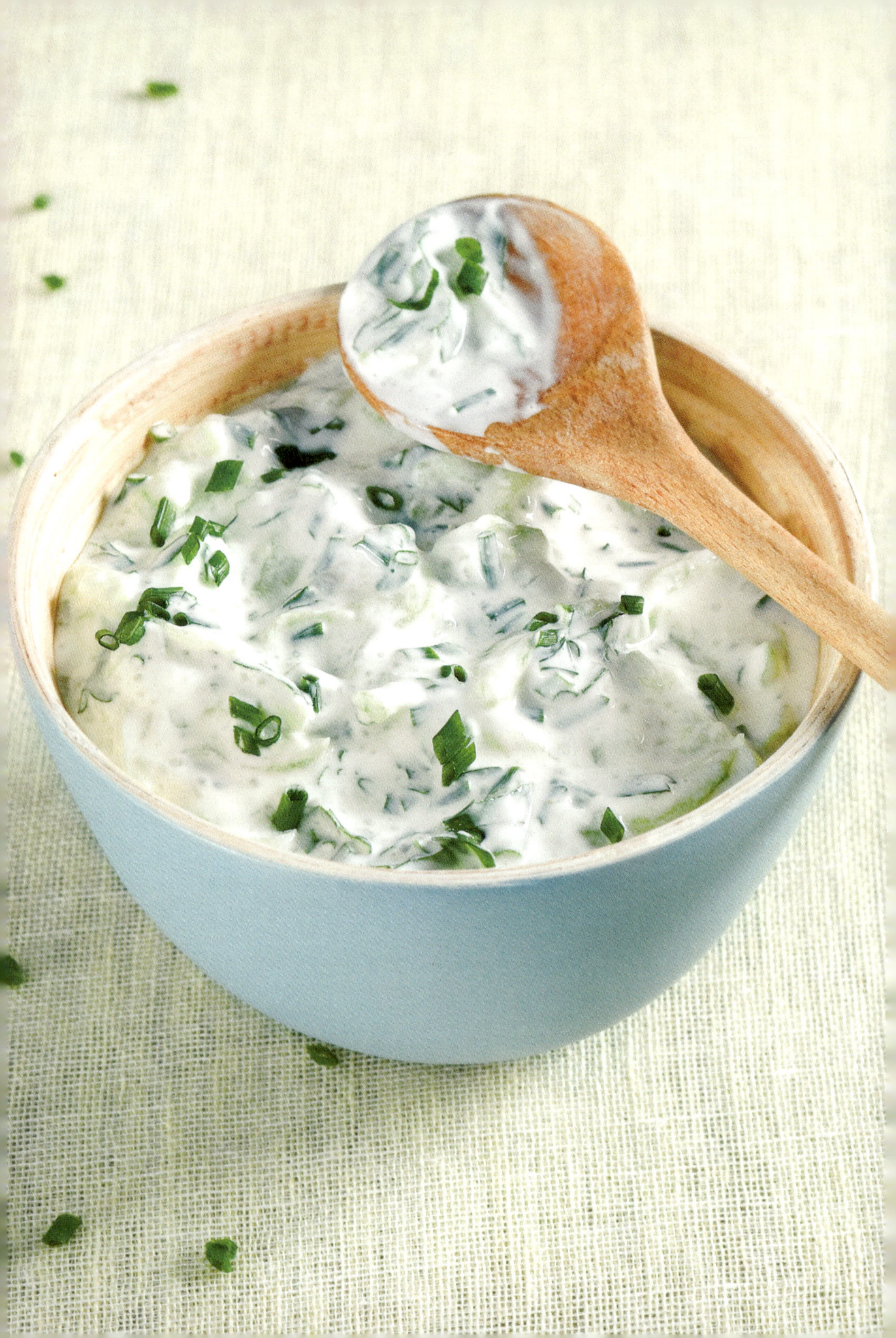

pour 4 à 6 personnes préparation 15 min végétarien

tzatziki

2 petits concombres
2 yaourts nature
(au lait de soja, de vache,
de chèvre ou de brebis)
(voir p. 367)
1 ou 2 gousses d'ail frais
hachées
1 c. à soupe d'huile d'olive
1 c. à soupe de vinaigre
de cidre
Sel fin non raffiné
1/2 bouquet de ciboulette
fraîche

ÉTÉ

Pelez les concombres, coupez-les en deux dans le sens de la longueur et retirez les pépins à l'aide d'une cuillère à café.

Selon votre goût, râpez fin ou gros vos concombres, salez et laissez- les s'égoutter à travers une passoire. Lavez et hachez les feuilles de ciboulette.

Dans un récipient, mélangez ensemble les yaourts avec l'huile d'olive, le vinaigre balsamique et l'ail.

Ajoutez la crème obtenue au concombre, rectifiez en sel et réservez au frais.

Servez en accompagnement d'une terrine de légumes et d'un panaché de feuilles vertes, par exemple.

Variante

Vous pouvez remplacer la ciboulette par de la menthe fraîche.

Pourquoi c'est bon pour moi ?

En accompagnement ou à tartiner, cette pâte végétarienne rafraîchissante est un concentré de nutriments variés.

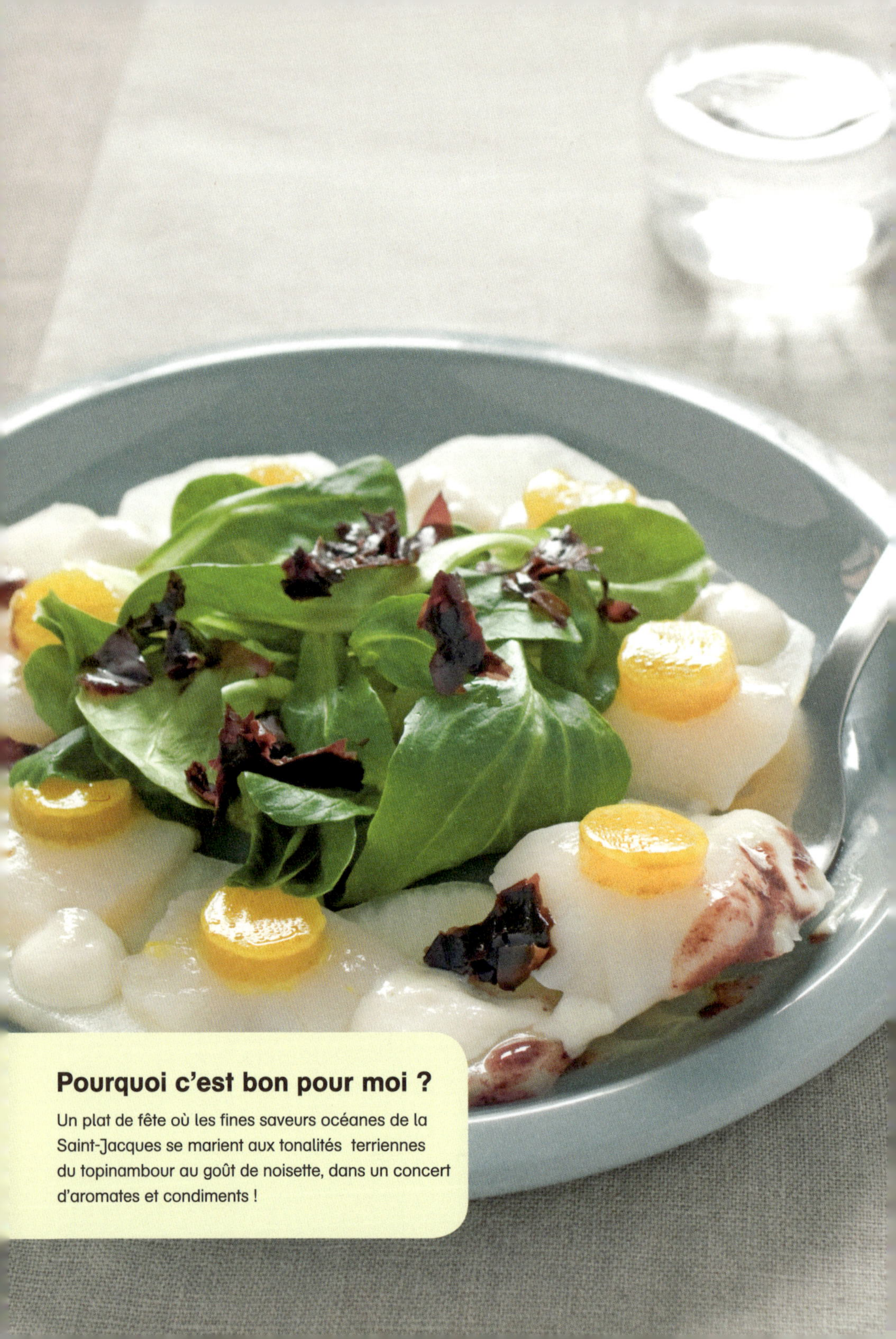

Pourquoi c'est bon pour moi ?

Un plat de fête où les fines saveurs océanes de la Saint-Jacques se marient aux tonalités terriennes du topinambour au goût de noisette, dans un concert d'aromates et condiments !

pour 4 personnes préparation 30 min cuisson 15 min

carpaccio de topinambours
aux noix de Saint-Jacques

AUTOMNE • HIVER

3 topinambours
10 coquilles Saint-Jacques
150 g d'algue dulse fraîche conservée au sel (en magasin bio)
150 g de mâche
2 échalotes
1/2 verre de vin blanc sec
1 1/2 citron
1 c. à soupe d'huile d'olive
2 c. à soupe d'huile de sésame première pression
1 g d'agar-agar
1/2 c. à café d'un mélange de cannelle et de curcuma
1 c. à soupe de tahin (purée de sésame blanche)
Gomasio (voir p. 393)
Sel gris

astuce !

Les barbes des Saint-Jacques qui entourent la noix dans la coquille sont très goûteuses : utilisées ainsi, elles donneront à la gelée une belle saveur iodée. Pour simplifier cette recette vous pouvez bien sûr jeter les barbes et ne pas faire la gelée. Le plat sera aussi très savoureux !

Pelez les topinambours et réservez-les dans une eau citronnée avec le jus de 1/2 citron.

Ouvrez les coquilles Saint-Jacques, prélevez les noix, lavez-les rapidement sous l'eau froide et séchez-les. Conservez les barbes, lavez-les et laissez-les dégorger dans de l'eau froide 15 min.

Pelez et émincez les échalotes. Faites-les suer pendant 10 min avec l'huile d'olive, les épices et de sel. Ajoutez les barbes égouttées et mouillez avec le vin dans lequel vous aurez fait dissoudre l'agar-agar. Laissez réduire 10 min. Passez le liquide à travers un chinois directement dans un plat afin d'obtenir une épaisseur d'environ 3 mm. Laissez prendre au réfrigérateur.

Lavez l'algue dulse et émincez-en 50 g grossièrement. Lavez la mâche et coupez les pieds. Mélangez l'algue et la mâche, réservez.

Placez le reste de la dulse dans le bol d'un blender, ajoutez le jus de 1/2 citron et l'huile de sésame. Mixez en ajoutant ce qu'il faut d'eau afin d'obtenir une émulsion qui nappe la cuillère. Rectifiez en sel si nécessaire.

Dans un bol, mélangez le tahin avec le jus de 1/2 citron et quelques pincées de sel. Ajoutez ce qu'il faut d'eau afin d'obtenir une crème onctueuse.

Émincez chaque noix en trois ou quatre selon l'épaisseur et réservez.

Au moment de servir, émincez finement les topinambours à l'aide d'une mandoline. Disposez-les en carpaccio dans chaque assiette. Ajoutez 6 lamelles de noix de Saint-Jacques par assiette et au-dessus de chacune, un petit rond de gelée de barbes découpé à l'aide d'un emporte-pièce.

Placez au centre de chaque assiette une petite poignée de mâche et dulse. Tracez les assiettes avec la crème de sésame acidulée et l'émulsion de dulse. Parsemez de gomasio.

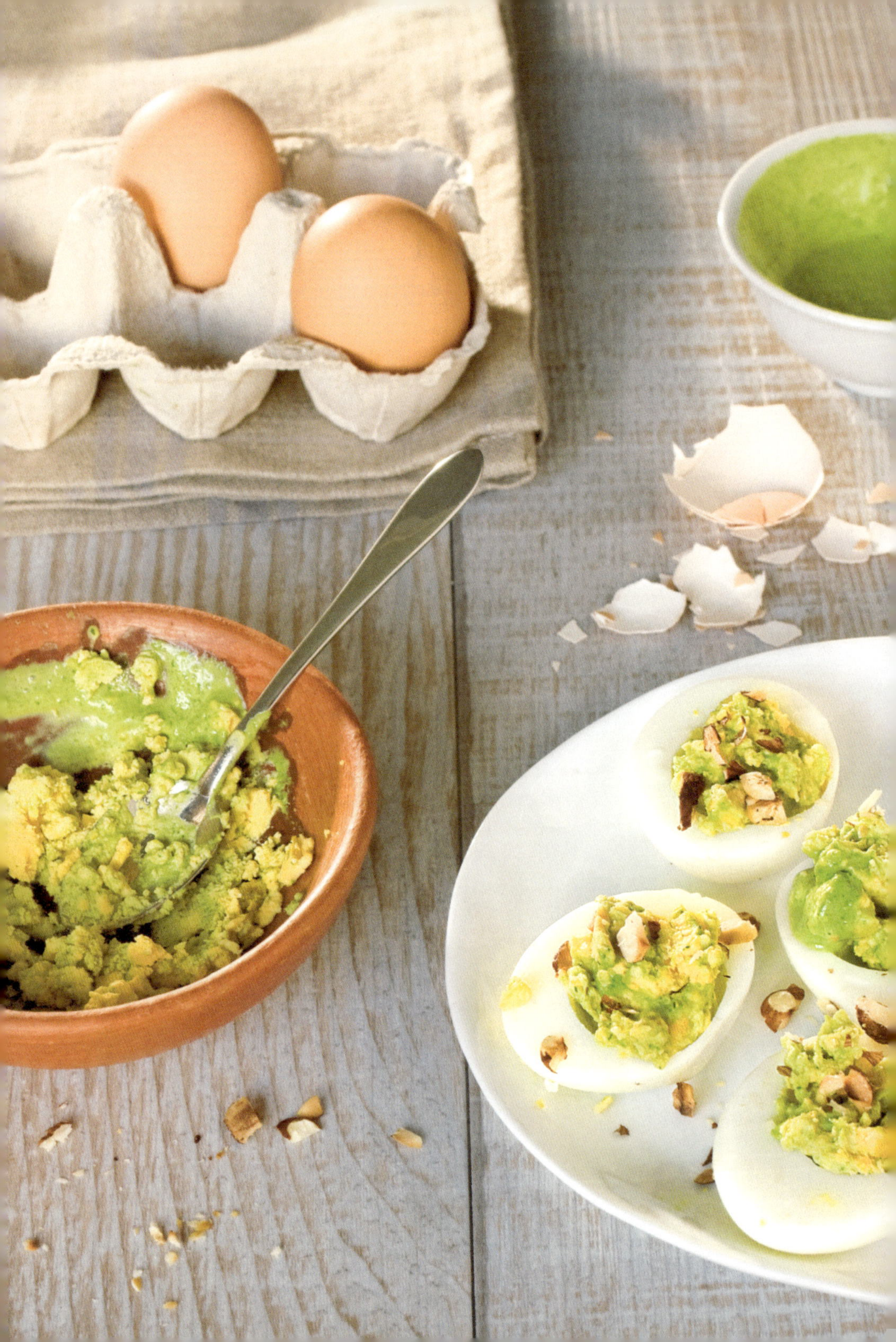

pour 4 personnes préparation 20 min cuisson 10 min

œufs mimosa
et mayonnaise à la noisette

4 œufs bio ou fermiers
10 cl de lait de soja nature
Environ 15 noisettes
5 cl d'huile de noisette torréfiée de type « huile de noisette gourmande »
1 gousse d'ail
1/2 bouquet de persil plat
Jus de citron
Sel fin non raffiné

TOUTES SAISONS

Rincez le persil, pelez la gousse d'ail et hachez grossièrement le tout. Placez ce hachis dans le bol d'un blender avec le lait de soja, l'huile de noisette et quelques pincées de sel. Mixez 20 secondes et ajoutez quelques gouttes de citron. Le mélange auparavant liquide prend une consistance crémeuse grâce à l'acidité du citron ; arrêtez alors de mixer. Réservez au réfrigérateur.

Placez les œufs dans de l'eau froide salée et faites-les cuire pendant 7 min à partir de l'ébullition. Stoppez la cuisson dans un bain d'eau froide. Écalez-les et coupez-les en deux dans le sens de la longueur. Retirez les jaunes et placez-les dans un récipient creux ; écrasez-les à l'aide d'une fourchette en incorporant 1 à 2 c. à soupe de mayonnaise au persil. Garnissez le creux des blancs d'œufs avec cette préparation, filmez et réservez au frais.

Émincez les noisettes sur une planche à l'aide d'un couteau. Faites-les légèrement griller quelques minutes dans une poêle en remuant souvent.

Dans chaque assiette, placez 2 moitiés d'œuf et parsemez-les d'éclats de noisettes.

astuce !

Accompagnez cette entrée d'une poignée de roquette et de quelques copeaux de melon, et laissez à disposition sur la table le reste de la mayonnaise végétale.

Pourquoi c'est bon pour moi ?

Le jaune d'œuf est un aliment complet, agrémenté ici d'une mayonnaise végétale « utile » (les acides gras saturés de la « mayo » classique sont ici remplacés avantageusement par une crème végétale qui représente un véritable mini repas concentré équilibré, grâce notamment au lait de soja). Plat de type mixte, simple, nourrissant et économique.

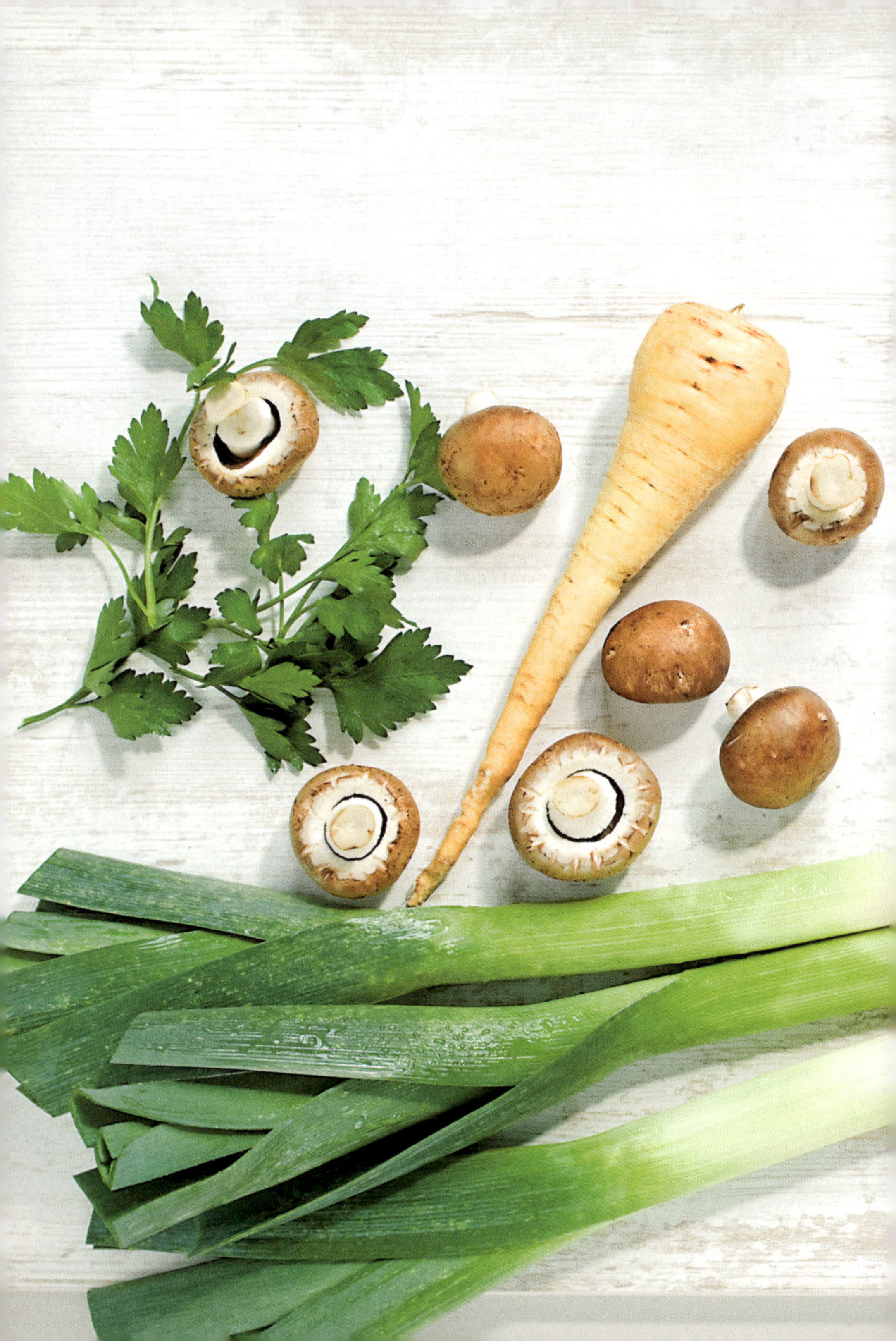

Plats

Le plat principal permet le plus de variétés nutritionnelles avec les protéines, pilier du repas autour duquel s'organisent les autres apports en sucres, corps gras, micronutriments et fibres. Depuis l'après-guerre, les protéines végétales (surtout celles des céréales non raffinées et légumineuses) ont été délaissées au profit du carné : il importe de rétablir l'équilibre en faisant la part belle au végétal, sans oublier le poisson, l'œuf et les laitages.

On distingue trois types de plats :

classiques, à base de protéines animales (viandes et poissons essentiellement),

végétariens, donc sans produits carnés, à base de protéines végétales dominantes (« végétaliens » s'il n'y a pas d'association à des laitages ou à l'œuf),

mixtes, associant protéines végétales et animales à parts égales.

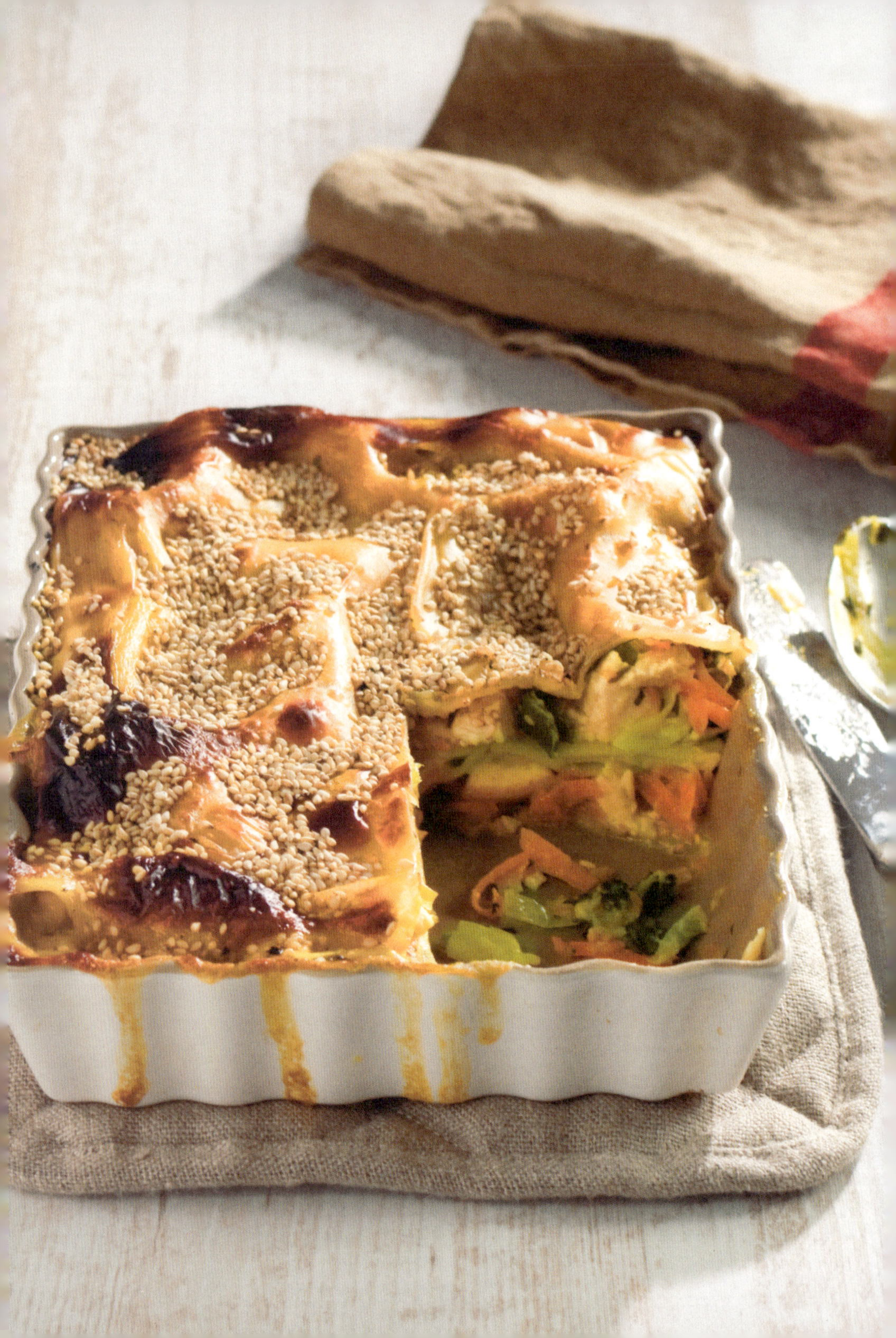

pour 6 personnes préparation 20 min cuisson 55 min végétalien

lasagnes

tofu-carotte au miso

1/2 paquet de lasagnes
2 poireaux
4 carottes
300 g de tofu
50 cl de lait de soja
2 c. à soupe huile d'olive
1 quartier d'orange confite au sel (voir p. 196)
1/2 botte de coriandre
1/2 verre de vin blanc sec
2 c. à soupe d'arrow-root (ou de fécule de maïs)
1 c. à soupe de barley miso
2 c. à soupe de levure maltée

AUTOMNE • HIVER

Nettoyez et taillez les poireaux en de fins bâtonnets. Pelez et râpez les carottes. Hachez le quartier d'orange confite. Faites revenir pendant 10 min dans l'huile d'olive les carottes, les poireaux et l'orange confite.

Rincez et hachez la coriandre. Émiettez le tofu et ajoutez-le avec la coriandre aux légumes. Mélangez et mouillez avec le vin blanc, laissez cuire à mi-couvert encore 10 mn puis réservez.

Réalisez la béchamel végétale : mélangez le lait de soja avec l'arrow-root et le miso, faites épaissir ce mélange en le portant à ébullition sans cesser de remuer.

Préchauffez le four à 200 °C (th. 6-7).

Montez les lasagnes : dans le fond du plat, étalez une fine couche de béchamel, puis disposez les rectangles de pâte. Étalez une couche de légumes au tofu. Recouvrez de béchamel. Disposez de nouveau les rectangles de pâte, puis une couche de légumes et une couche de béchamel. Terminez par une couche de pâte, puis de béchamel.

Faites cuire pendant 45 min. Les 5 dernières minutes, mettez le four en fonction gril à 220 °C (th. 7-8) et parsemez de levure maltée.

Pourquoi c'est bon pour moi ?

Une association équilibrée avec des légumineuses (tofu et miso du soja), une céréale (blé de la pâte des lasagnes) et des légumes (poireaux et carottes), parsemée d'un véritable complément alimentaire : la levure maltée, riche en acides aminés essentiels et vitamines du groupe B.

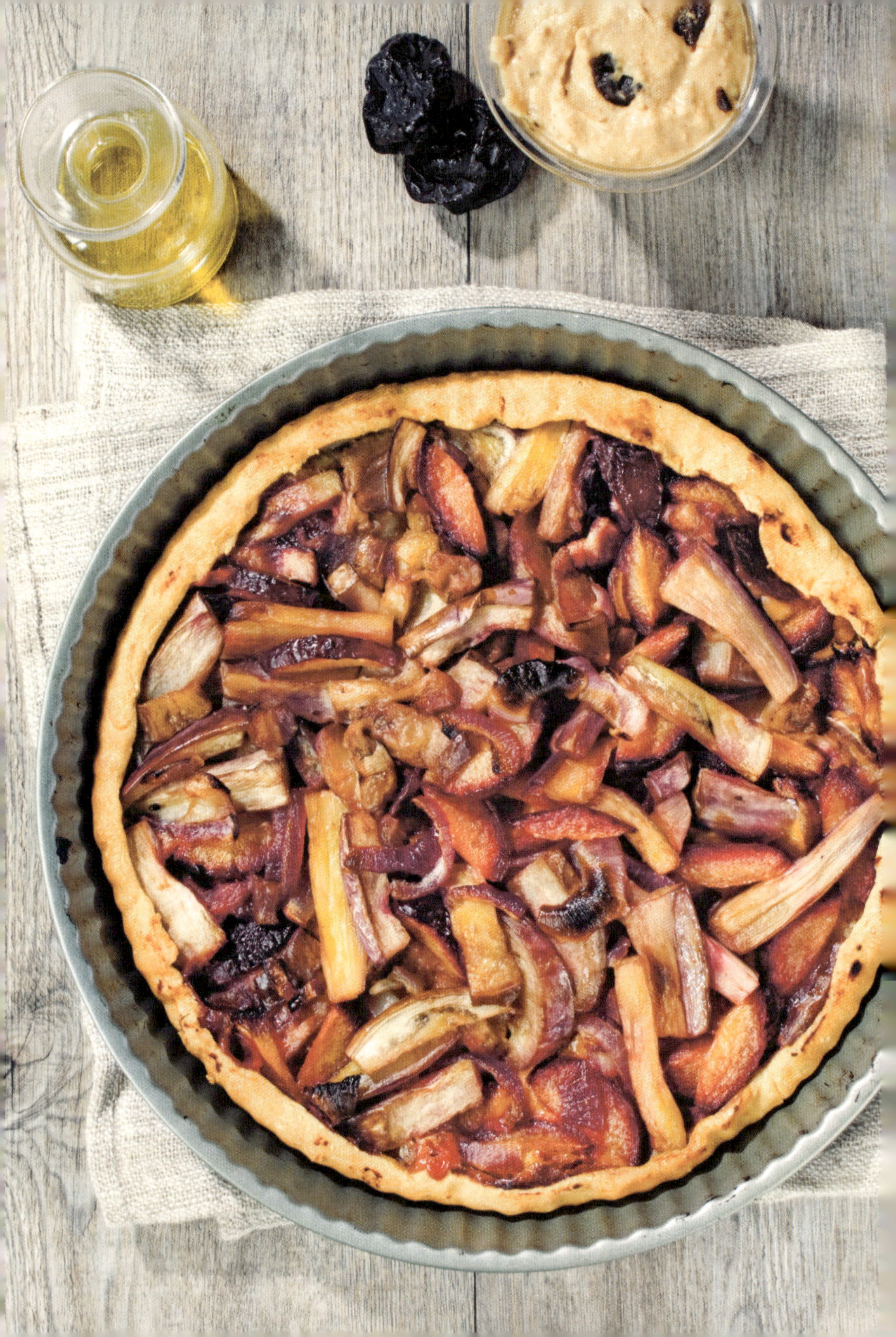

pour 6 personnes · préparation 20 min · repos 30 · cuisson tarte 30 min · végétalien

tarte aux aubergines
quetsches et oignons rouges

Pour la pâte
100 g de farine de blé
50 g de farine de pois chiches
3 c. à soupe d'huile d'olive
2 pincées d'aromates (origan, basilic, thym…)
eau
1/2 c. à café de sel

Pour la garniture
1 aubergine
5 prunes de type quetsches
1 oignon rouge
20 cl de vin rosé
2 c. à soupe d'huile d'olive
1 c. à soupe de shiro miso (miso blanc)
2 pincées de garam massala
Sel fin non raffiné

PRINTEMPS • ÉTÉ

Préparez la pâte : mélangez les ingrédients secs, sablez l'ensemble avec l'huile d'olive, ajoutez ce qu'il faut d'eau (environ 3 c. à soupe) pour former une boule. Laissez reposer 30 min.

Préparez la garniture : lavez l'aubergine, détaillez-la en crayons et faites-la revenir pendant 5 min avec 1 c. à soupe d'huile d'olive. Mouillez avec le vin et ajoutez 2 pincées de sel, laissez compoter pendant 10 mn à mi-couvert.

Pelez et émincez l'oignon, faites-le suer pendant 10 mn dans le reste d'huile d'olive, avec le garam massala.

Lavez et dénoyautez les prunes, détaillez-les en lamelles et ajoutez-les à l'oignon ; faites-les revenir seulement quelques instants, pour les « décrudire ». Quand l'aubergine est cuite, ajoutez-la au mélange oignon-prunes.

Préchauffez le four sur sole (le plancher du four) à 230 °C (th. 7-8).

Étalez la pâte, foncez-en un moule en laissant dépasser une bordure de 1 cm. Appliquez sur ce fond le shiro miso, puis ajoutez la garniture. Repliez délicatement les bords sur la garniture et enfournez pendant 30 min.

Dégustez la tarte accompagnée d'houmous aux pruneaux (voir p. 216).

Pourquoi c'est bon pour moi ?

Riche association de légumineuses (pois-chiches, miso), de céréale (blé), de légumes, fruits, aromates et condiments.

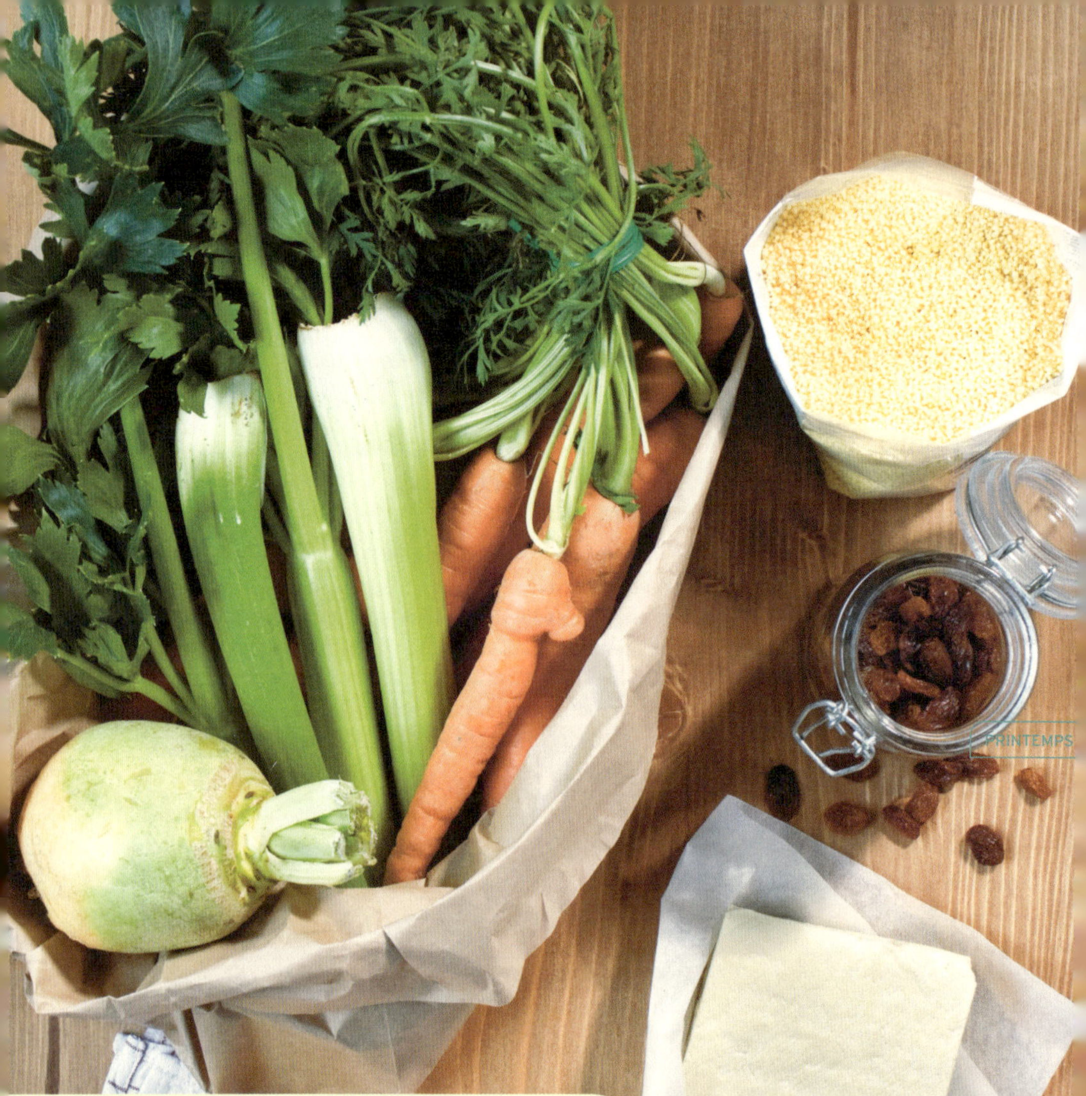

Pourquoi c'est bon pour moi ?

Ici, le pois-chiche du couscous classique maghrébin est remplacé par le tofu de soja ; les légumes racines répondent à la saison hivernale. On peut facilement imaginer de nombreuses variantes de couscous végétaliens associant une variété de céréales semi-complète ou complète, une variété de légumineuses et des légumes de saison, agrémentées du coulis proposé ici, ou d'un bouillon de légumes ou d'une sauce.

pour 4 personnes préparation 30 min cuisson 25 min végétalien

couscous
aux légumes et tofu

2 carottes
2 panais
1 rutabaga
3 branches de céleri
40 g de raisins secs
150 g de couscous complet
300 g de tofu
1 c. à soupe d'huile d'olive
2 c. à soupe de shoyu
1 c. à soupe d'arrow-root (ou de kuzu)
1/2 verre de vin blanc sec
1 pincée de poudre de sambhar ou de curry doux
1 cube de bouillon de légumes
Sel fin non raffiné

Pour le coulis
30 g de raisins secs
1 c. à soupe de shoyu (une sauce de soja)
Le jus de 1/2 citron
1 pincée de poudre de sambhar ou de curry doux

AUTOMNE • HIVER

Préparez le coulis : faites tremper les raisins dans le shoyu, le jus de citron, 4 à 5 c. à soupe d'eau et la poudre de sambhar.

Pelez les carottes, les panais et le rutabaga, détaillez-les en petits crayons. Lavez les branches de céleri, coupez-les en fins biseaux. Faites revenir pendant 10 min tous les légumes dans une cocotte avec l'huile d'olive, la poudre de sambhar et une pincée de sel. Puis mouillez avec de l'eau, 1 cm au-dessus du niveau des légumes. Ajoutez les raisins secs. Couvrez la cocotte aux trois quarts et laissez cuire pendant 25 min.

Pendant ce temps, faites bouillir 60 cl d'eau avec le bouillon de légumes et versez-la sur le couscous. Laissez gonfler à couvert pendant 15 min.

Quand les légumes sont cuits, ajoutez le tofu émietté, mélangez et rectifiez l'assaisonnement avec le shoyu. Délayez l'arrow-root dans le vin blanc et ajoutez-le à la préparation. Remuez jusqu'à épaississement et débarrassez aussitôt.

Terminez le coulis en mixant tous les ingrédients dans un blender.

Déposez dans chaque assiette 2 cuillerées à soupe de couscous, accompagnées des légumes et du coulis de raisin.

astuce !

Vous pouvez accompagner ce plat de volutes de carottes et de panais taillées à l'économe ou râpées.

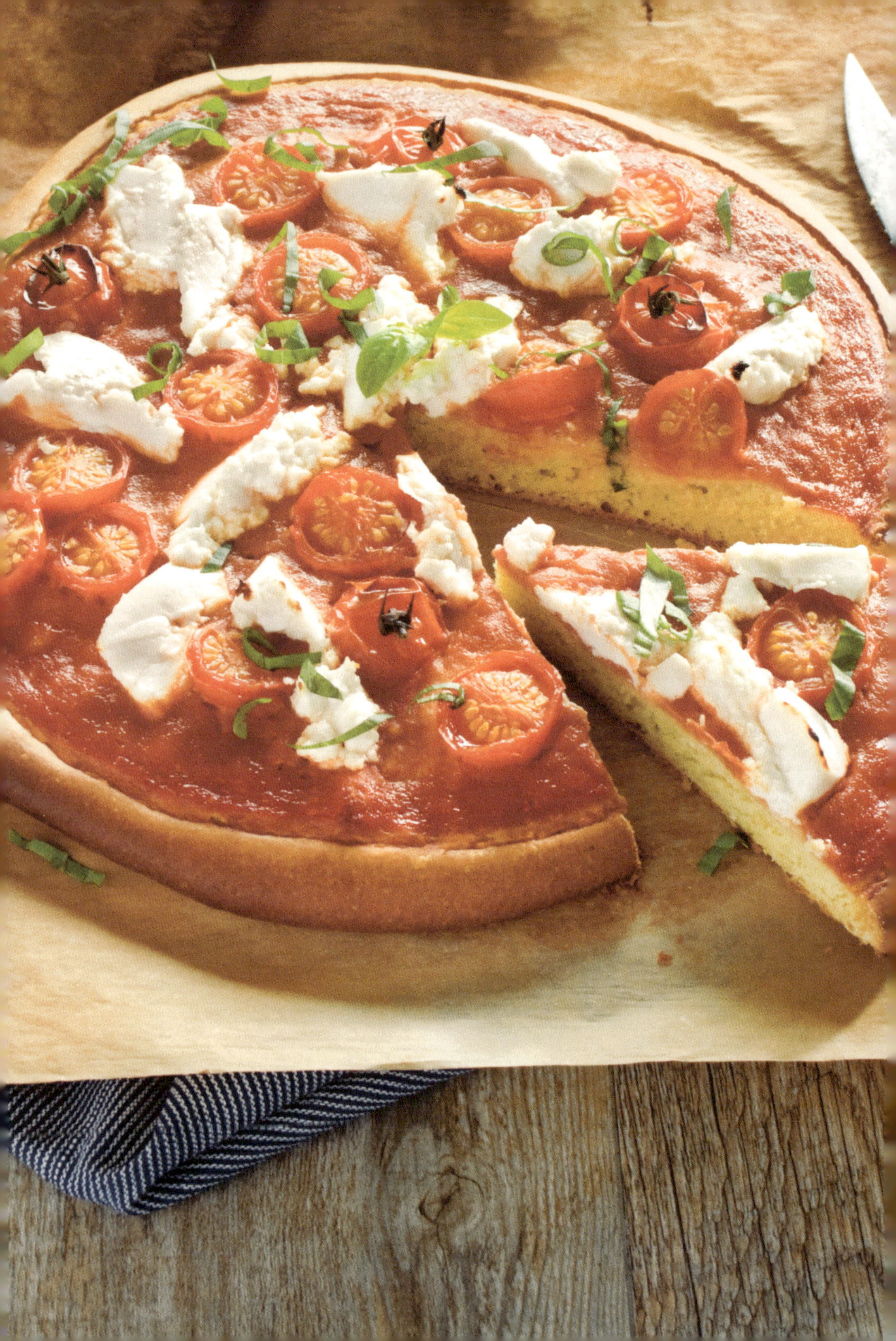

pour 4 personnes · préparation 20 min · levée 1h30 · cuisson 20 min · végétarien

pizza
chèvre-tomate-basilic

15 cl de coulis de tomate (voir p. 200)
200 g de chèvre frais
10 tomates-cerises
2 c. à café de shiro miso
1 bouquet de basilic

Pour la pâte
150 g de farine de blé T80
50 g de farine de pois chiches
3 c. à soupe d'huile d'olive
2 pincées de curcuma
2/3 de sachet de levure de boulanger déshydratée
Sel fin non raffiné

PRINTEMPS • ÉTÉ

Mélangez les farines avec le curcuma, une pincée de sel et la levure. Ajoutez l'huile et 12 cl d'eau, puis formez un pâton et pétrissez-le. Laissez reposer à couvert pendant 1 heure à température ambiante, ou près d'une source de chaleur.

Abaissez la pâte sur la plaque du four et laissez-la reposer 30 min, toujours à couvert.

Préchauffez le four sur sole à 200 °C (th. 6-7).

Délayez le shiro miso avec le coulis de tomate et répartissez-le sur le fond de pâte. Coupez le chèvre frais en copeaux, les tomates-cerises en deux et répartissez-les sur la pâte. Enfournez pendant 20 min. Parsemez la pizza de basilic à la sortie du four.

astuce !

Accompagnez la pizza d'une salade de courgette crue râpée, de cébettes émincées (variété de petits oignons) et vinaigre balsamique.

Pourquoi c'est bon pour moi ?

Plat végétarien classique italien, cette pizza à la tomate agrémentée de chèvre frais et de basilic repose sur l'association céréales/légumineuses.

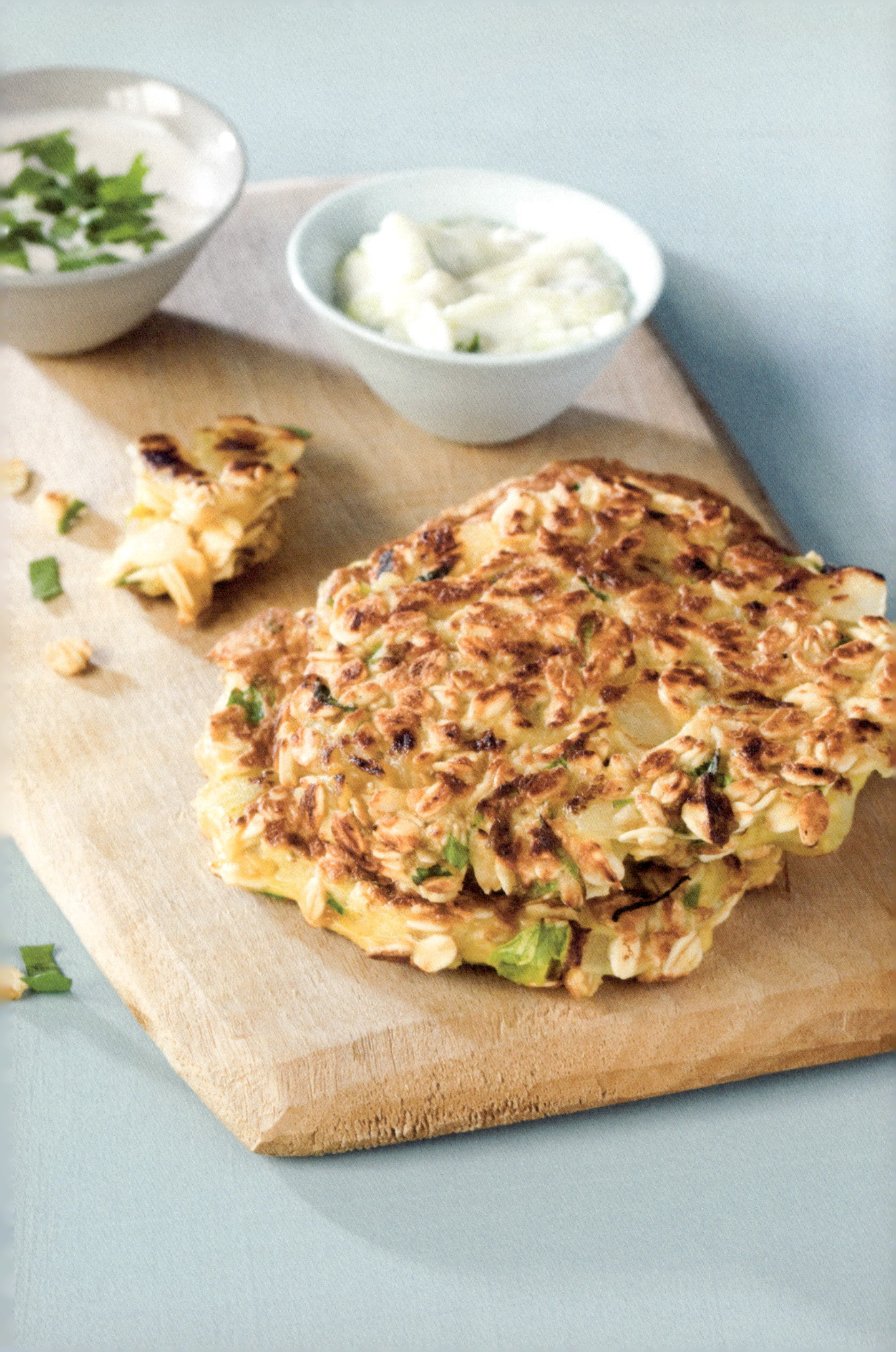

pour 3 à 4 personnes préparation 15 min repos 15 min cuisson 20 min végétarien végétalien

galettes de flocons d'avoine

à l'oignon et au persil

80 g de petits flocons d'avoine
1 œuf
1 oignon
1 gousse d'ail écrasée au presse-ail
1 bonne poignée de persil
2 c. à soupe d'huile d'olive
Curry de Ceylan
Sel fin non raffiné

PRINTEMPS

Pourquoi c'est bon pour moi ?

Ces galettes végétariennes sont à la fois énergétiques et légères.Pour une variante végétalienne, remplacez l'œuf par de la farine de pois chiches ou de soja.

Pelez l'oignon, émincez-le finement et faites-le fondre à couvert pendant 10 min avec l'huile d'olive et du curry de Ceylan, dans une poêle antiadhésive.

Dans un récipient, mélangez les flocons d'avoine, une pincée de sel, le persil émincé, l'ail et l'oignon ; incorporez l'œuf battu avec environ 2 c. à soupe d'eau et salez. Laissez reposer 15 min.

Faites dorer les galettes dans la même poêle que précédemment, sans rajouter de matière grasse.

astuce !

Ces galettes sont idéales pour accompagner une salade verte et des crudités.

Variante.

Vous pouvez remplacer l'oignon par une émincée de poireaux ou des carottes et des échalotes.

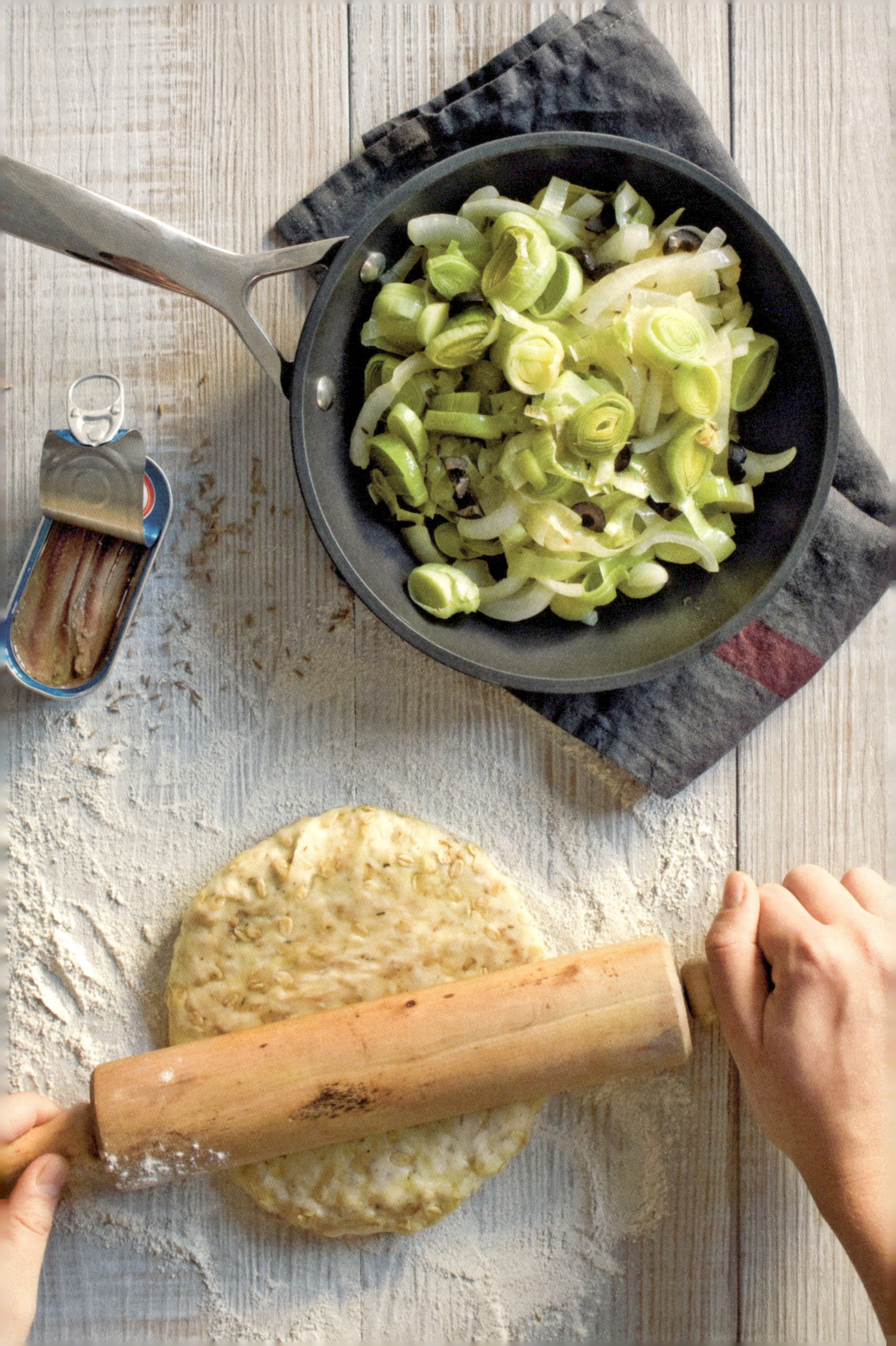

pour 3 à 4 personnes préparation 20 min repos 1 h cuisson 35 min

pissaladière du Nord

5 gros oignons
2 poireaux
Graines de cumin
Olives noires
1/2 verre de vin blanc
Filets d'anchois marinés à l'huile d'olive
5 c. à soupe d'huile d'olive
Sel gris

Pour la pâte
150 g de farine T80
50 g de petits flocons d'avoine
4 c. à soupe d'huile d'olive
1 c. à c. de thym, estragon, basilic…

TOUTES SAISONS

Préparez la pâte en mélangeant la farine, les flocons d'avoine, les aromates, 1 c. à café rase de sel gris. Sablez avec l'huile d'olive, puis ajoutez 5 c. à soupe d'eau. Laissez reposer 1 heure à température ambiante.

Pendant ce temps, épluchez les oignons et les poireaux, émincez-les finement au robot ou au couteau et faites-les fondre doucement pendant 15 min dans l'huile d'olive avec quelques graines de cumin ; salez légèrement. À mi-cuisson, ajoutez le vin blanc et les olives noires détaillées en petits morceaux.

Étalez la pâte, garnissez-en un moule, répartissez dessus la compotée oignons-poireaux et disposez en étoile des filets d'anchois marinés.

Faites cuire pendant 30 min au four préchauffé à 180 °C (th. 6).

astuce !

Accompagnez d'une soupe de poisson ou d'un panaché de feuilles vertes.

Pourquoi c'est bon pour moi ?

À l'origine, la pissaladière, littéralement « poisson salé », est une tarte provençale avec des tomates – ici remplacées par une compotée d'oignons-poireaux – et des anchois.

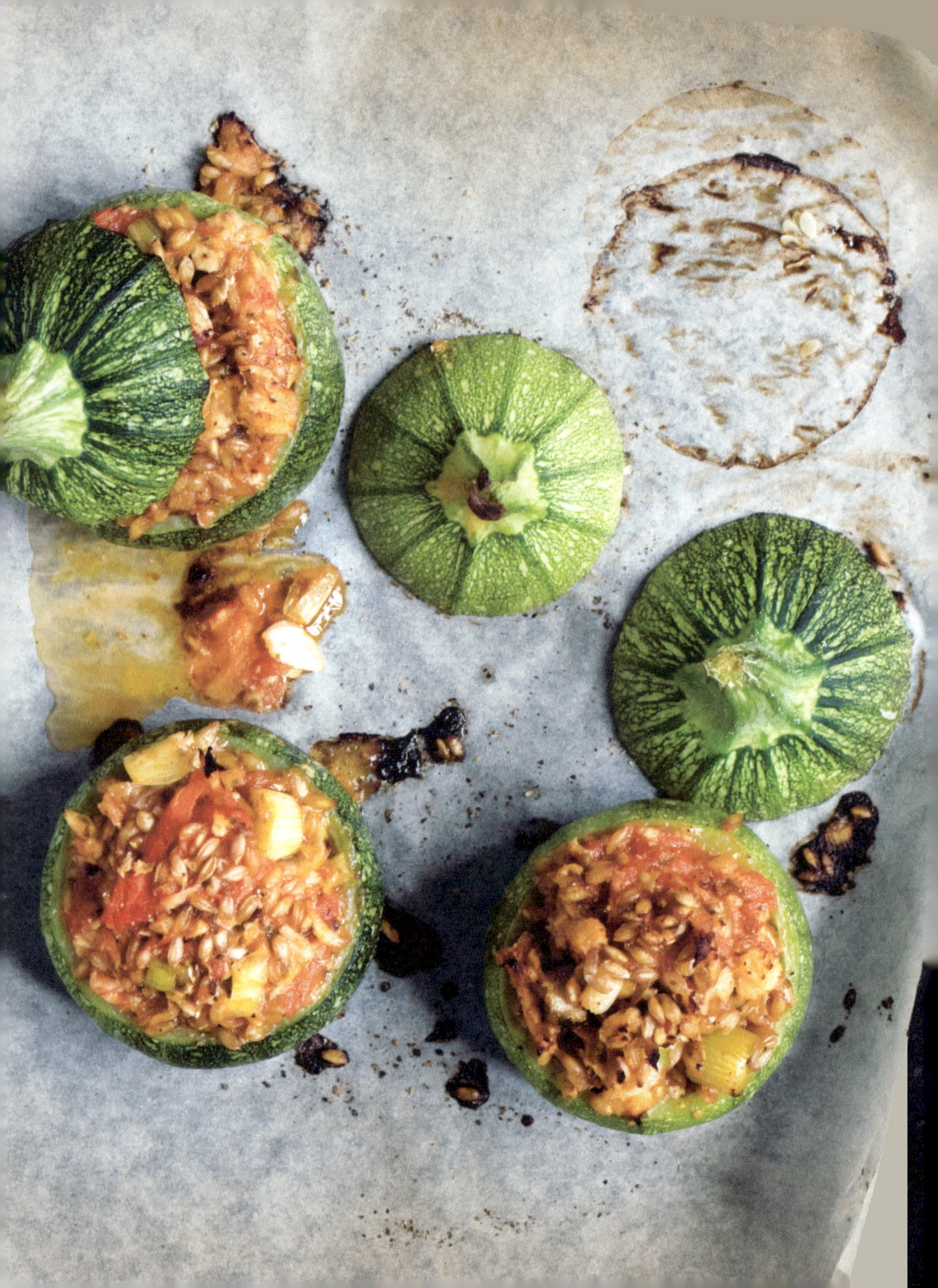

pour 4 personnes préparation 30 min trempage la veille cuisson 30 min végétarien

courgettes farcies
au thon et petit épeautre

4 petites courgettes
2 tomates
1 oignon
80 g de petit épeautre
1 boîte de thon à l'huile d'olive
2 c. à soupe de tartare d'algues
1 c. à soupe d'huile d'olive
Sel fin non raffiné

ÉTÉ

La veille au soir, faites tremper le petit épeautre dans un grand volume d'eau.

Le jour même, lavez les courgettes, coupez-les en deux dans le sens de la longueur. Avec une petite cuillère, videz le centre pour éliminer les pépins. Faites cuire les demi-courgettes à la vapeur pendant 8 min pour qu'elles restent croquantes, puis réservez.

Faites cuire le petit épeautre dans son double d'eau salée pendant 30 min puis égouttez-le.

Pelez l'oignon, émincez-le et faites-le fondre dans l'huile d'olive pendant 10 min avec quelques pincées de sel.

Ajoutez les tomates pelées, épépinées et coupées en petits morceaux, et poursuivez la cuisson à feu doux pendant 10 min. Salez si besoin.

Hors du feu, ajoutez l'épeautre, le tartare d'algues et le thon égoutté. Mélangez bien et goûtez pour rectifier l'assaisonnement en sel.

Préchauffez le four à 150 °C (th. 5). Garnissez les courgettes, placez-les dans un plat à four avec un fond d'eau et enfournez pour environ 15 min.

astuce !

Dégustez avec une salade verte assaisonnée et quelques tomates-cerises.

Pourquoi c'est bon pour moi ?

Un classique des plats végétariens farcis. Jci, la farce végétarienne associe une céréale (petit épeautre – à recommander pour ceux qui tolèrent mal le blé –), des tomates, de l'oignon, des algues et des miettes de thon. Nombreuses sont les variantes de farce avec d'autres céréales et apports complémentaires de produits animaux, poissons ou fromages à gratin.

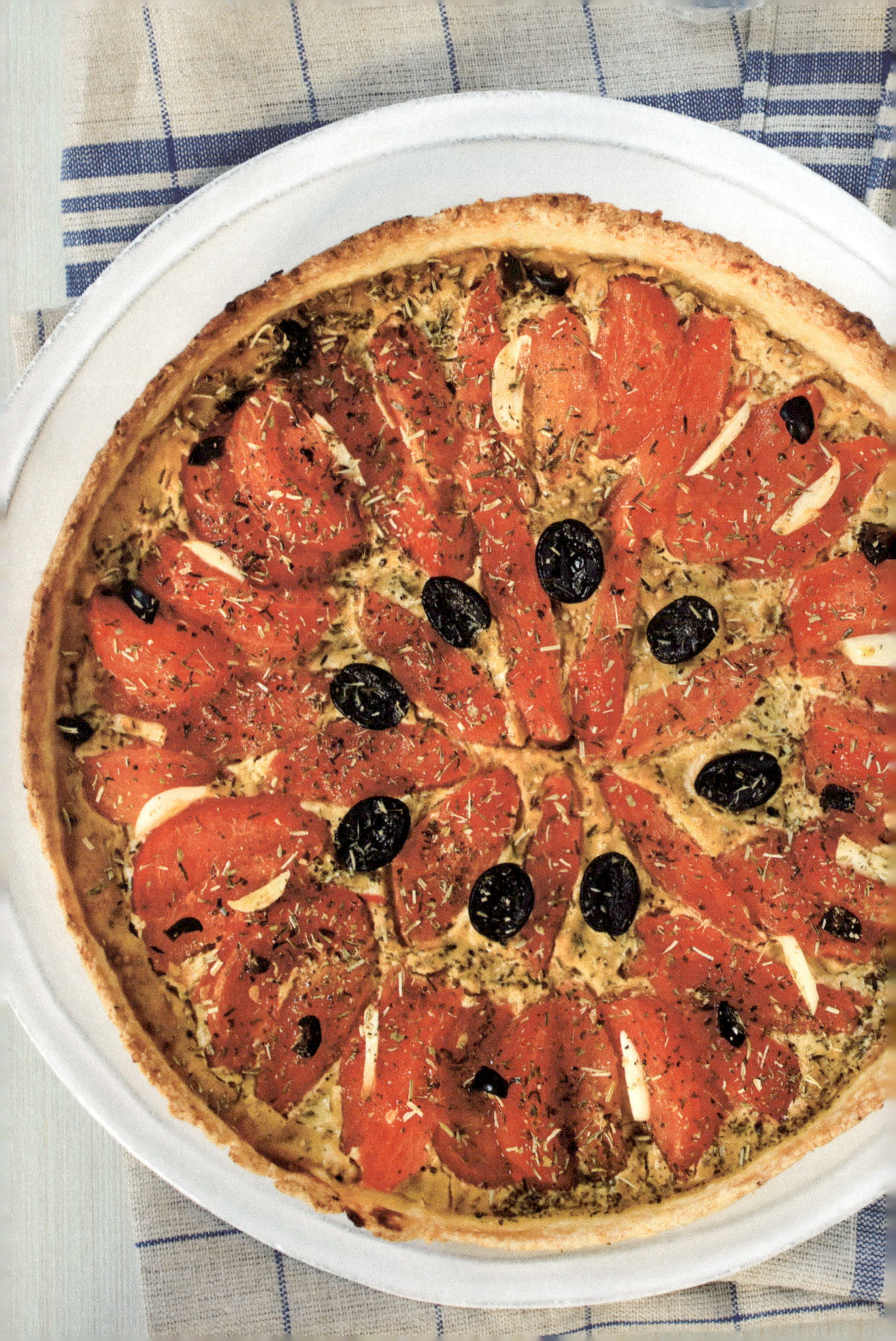

pour 4 à 6 personnes préparation 30 min repos 30 min cuisson 30 min végétalien

tarte
tomate/moutarde

6 à 8 tomates charnues
1 gousse d'ail
2 c. à soupe de moutarde en grains
10 olives noires
1 c. à café d'herbes de Provence
2 c. à soupe d'huile d'olive
Sel

Pour la pâte
150 g de farine T80
50 g de petits flocons d'avoine
3 à 4 c. à soupe d'huile d'olive
1 c. à café rase de sel non raffiné

ÉTÉ

Préparez la pâte : mélangez les ingrédients secs ensemble, puis sablez avec l'huile d'olive et ajoutez ensuite 5 c. à soupe d'eau pour former une boule. Laissez reposer environ 30 min à température ambiante.

Pelez et épépinez les tomates. Découpez-les en rondelles. Placez-les dans une passoire et parsemez-les de sel pour les faire dégorger.

Abaissez la pâte au rouleau et foncez un moule à tarte. Couvrez-la d'une fine couche de moutarde, puis répartissez les tomates, des olives noires en morceaux et l'ail pelé et émincé. Saupoudrez d'herbes de Provence et versez un filet d'huile d'olive.

Faites cuire au four préchauffé à 180 °C (th. 6) pendant 25 à 30 min.

astuce !

Variez les plaisirs en remplaçant la moutarde par une fine couche de miso ou de la purée de sésame, amande ou noisette, et faites un rappel avec ces mêmes fruits oléagineux parsemés sur le dessus.

Pourquoi c'est bon pour moi ?

Pour les amateurs de tomates succulentes de saison (préférez les variétés anciennes, comme la cœur-de-bœuf), cette tarte végétalienne peut même être dégustée en dessert !Servie en plat, accompagnez-la d'un œuf à la coque ou d'un chèvre frais.

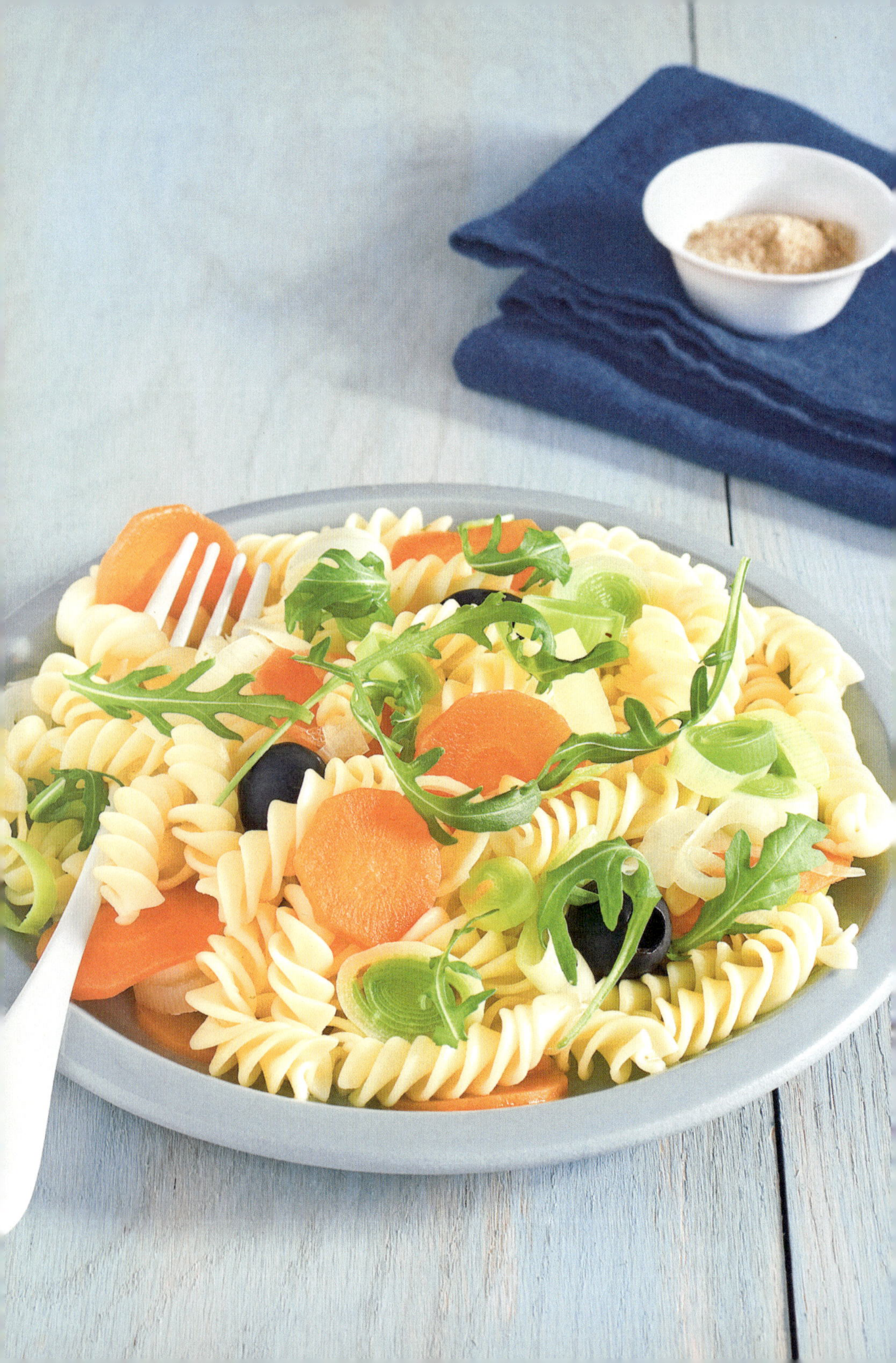

pour 4 personnes | préparation **15 min** | cuisson **15 min** | **végétalien**

pâtes
aux carottes et poireaux

1 carotte
1 poireau
400 g de pâtes complètes
1 cube de bouillon végétal bio
2 c. à soupe de shoyu (sauce de soja japonaise)
2 c. à soupe d'huile d'olive
Gros sel non raffiné

En accompagnement
Carottes râpées
Panaché de feuilles vertes
Huile de colza
Vinaigre de cidre
Ciboulette
Ail
Olives noires

AUTOMNE • HIVER • PRINTEMPS

Épluchez la carotte et lavez le poireau, coupez la carotte en rondelles et émincez le poireau.

Portez à ébullition une casserole d'eau et faites-y dissoudre le bouillon végétal, ajoutez une c. à café de gros sel.

Lorsque l'eau bout, mettez-y les pâtes avec les carottes, laissez cuire 5 min puis ajoutez les poireaux et cuisez l'ensemble encore 5 min. Égouttez rapidement les pâtes et les légumes afin de conserver un peu d'eau de cuisson. Ajoutez le shoyu et l'huile d'olive puis mélangez.

Préparez les crudités : assaisonnez les carottes râpées et les feuilles vertes d'huile de colza, vinaigre de cidre, fleur de sel, ail haché et ciboulette.

Dans chaque assiette, servez les pâtes et les crudités ensemble et accompagnez-les d'olives noires.

astuce !

Saupoudrez les pâtes d'un bon parmesan fraîchement râpé.

Pourquoi c'est bon pour moi ?

Un plat végétalien simple et économique. L'ajout de fromage râpé en fait un plat unique équilibré.

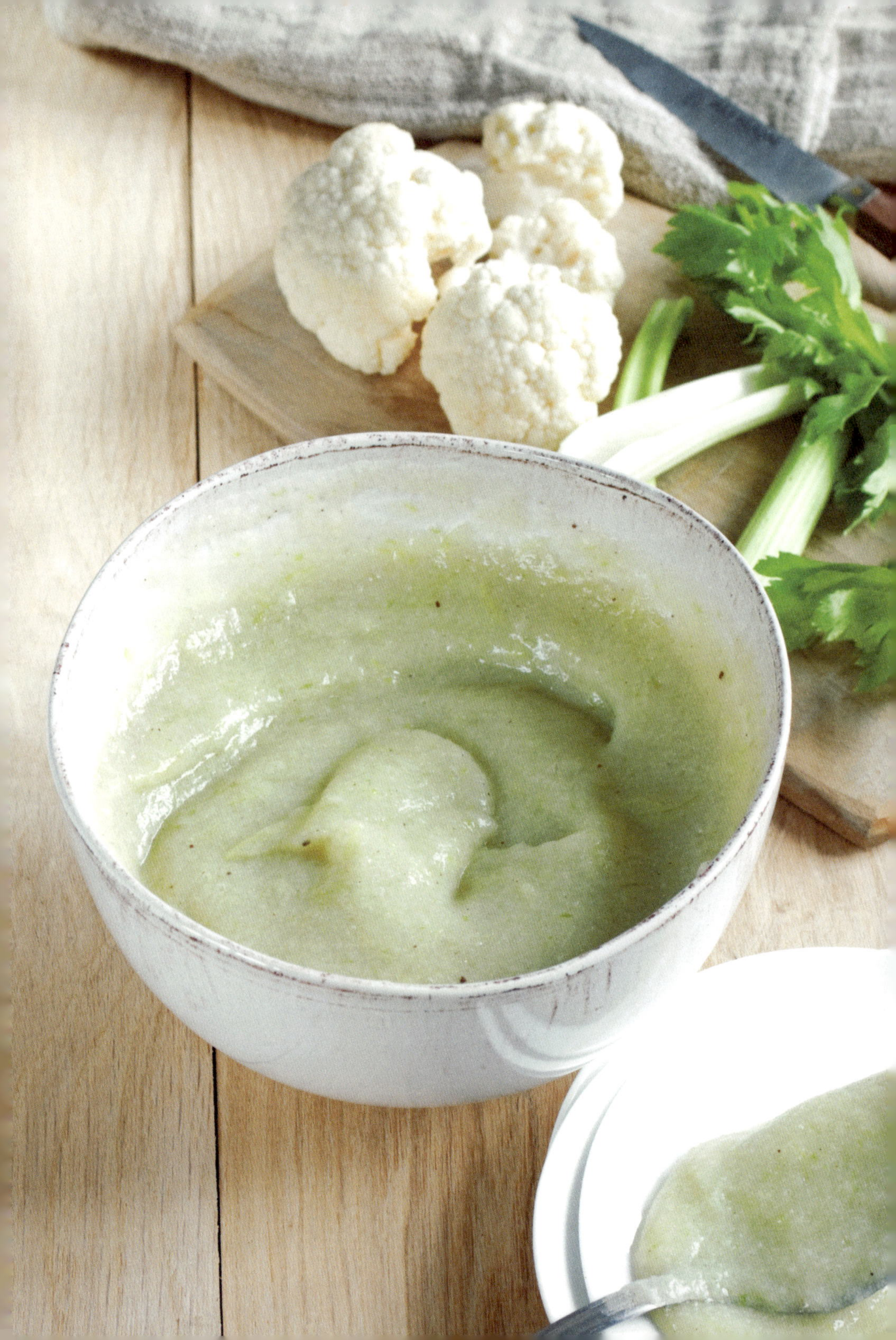

pour 4 personnes préparation 10 min cuisson 15 min

purée de chou-fleur
et de céleri à la noix muscade

1 pomme de terre
1/2 céleri-rave
1 petit chou-fleur
3 échalotes
1 c. à soupe d'huile d'olive
3 pincées de noix muscade
10 cl de crème soja cuisine
Sel fin non raffiné

AUTOMNE • HIVER

Pourquoi c'est bon pour moi ?

Parfait pour accompagner un plat « classique ».

Dans une cocotte, faites revenir sans coloration et à feu doux l'échalote pelée et émincée, avec l'huile d'olive, la noix muscade et quelques pincées de sel.

Pelez la pomme de terre et le céleri. Émincez-les finement avec le chou-fleur.

Ajoutez les légumes dans la cocotte et mouillez avec 1 verre d'eau.

Faites cuire doucement à mi-couvert environ 20 min jusqu'à ce que les légumes soient tendres.

Mixez en ajoutant la crème soja et rectifiez le sel.

astuce !

Cette purée accompagne bien une viande blanche, un poisson, mais aussi une salade de chou rouge aux lentilles et orge perlé.

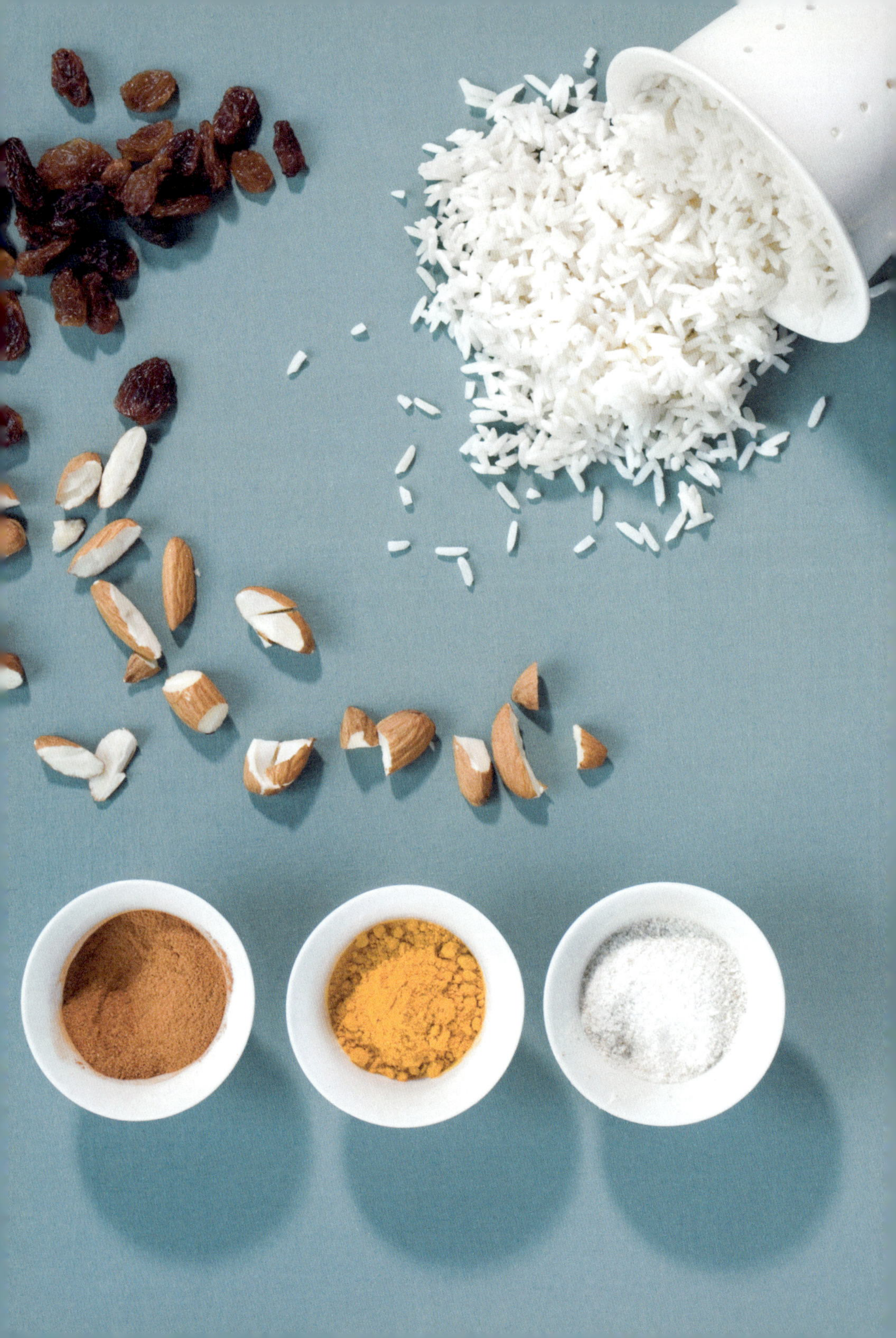

pour 4 personnes préparation 10 min trempage quelques heures cuisson 15 min

riz aux raisins
et aux épices

200 g de riz long mi-complet
40 g de raisins secs
50 g d'amandes
2 c. à soupe d'huile d'olive
1/2 c. à café de cannelle en poudre
1/2 c. à café de curcuma
1/2 c. à café de gingembre frais, pelé et haché
Sel

TOUTES SAISONS

Rincez le riz et faites-le tremper quelques heures.

Faites chauffer l'huile d'olive, ajoutez le riz préalablement égoutté et mélangez bien.

Mouillez avec une fois et demie son volume d'eau, ajoutez la cannelle, le curcuma, le gingembre, les raisins secs lavés. Salez, mélangez et portez à frémissement.

Faites cuire à mi-couvert sur feu doux, 15 min environ.

Émincez les amandes. Faites-les dorer à sec quelques minutes dans une poêle et incorporez-les au riz lorsqu'il est cuit.

astuce !

Servez ce riz avec quelques lamelles d'un poisson fumé ou, pour un repas exotique, avec des haricots rouges et des tranches d'ananas frais !

Pourquoi c'est bon pour moi ?

Préparé en risotto, ce riz se révèle riche en saveurs…

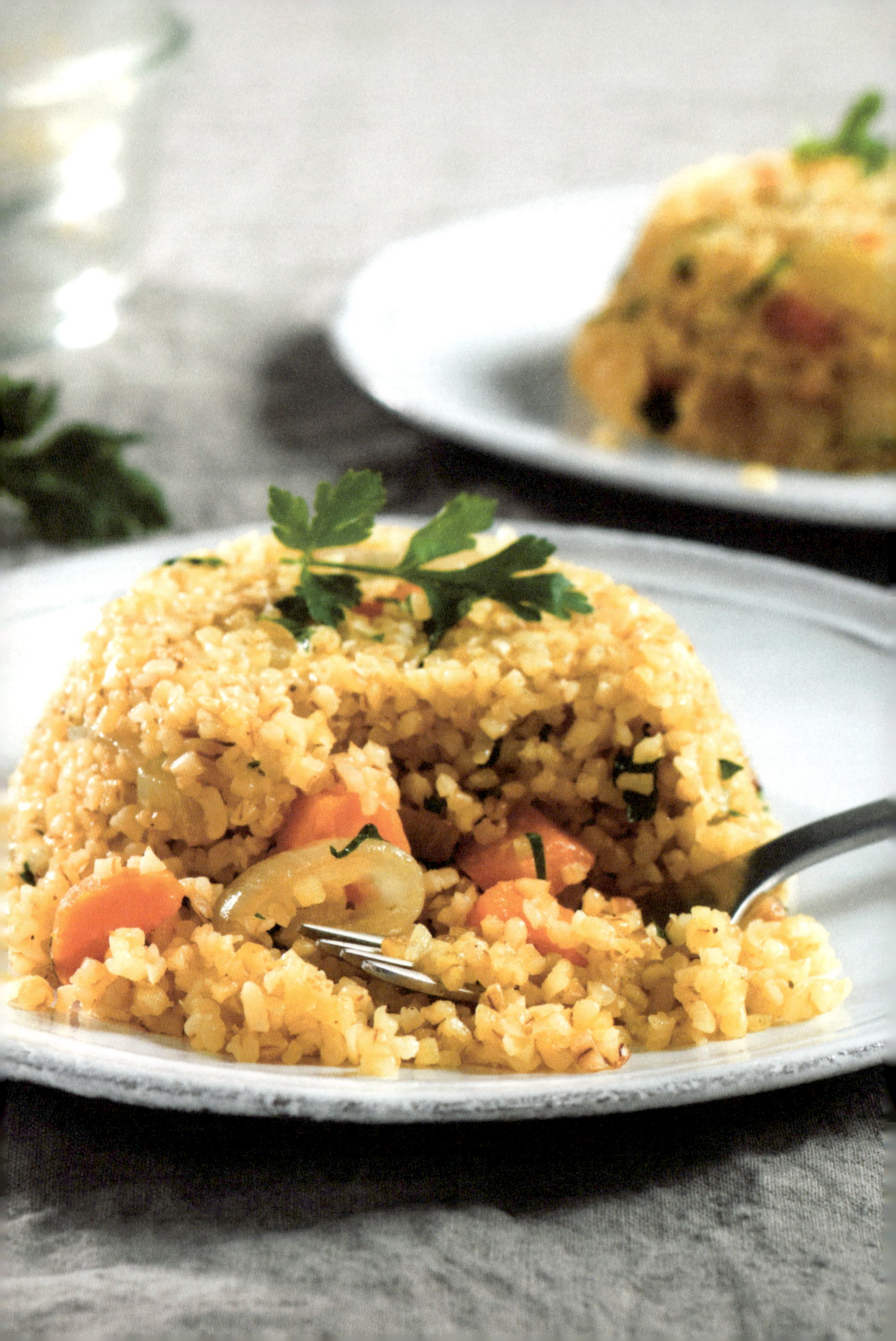

pour 3 à 4 personnes préparation 10 min cuisson 20 min

timbale de boulgour
aux carottes et oignons

1 oignon
1 carotte moyenne
1 verre moyen de boulgour
1 c. à soupe d'huile d'olive
1/2 bouquet de persil plat
Sel aux herbes

TOUTES SAISONS

Pelez et émincez l'oignon, faites-le revenir doucement pendant 5 min avec l'huile d'olive.

Ajoutez la carotte pelée et coupée en petits dés, le boulgour et un verre et demi d'eau. Salez avec le sel aux herbes et faites cuire à petit feu et à couvert, pendant 15 min ; 5 min avant la fin de la cuisson, ajoutez du persil frais émincé.

Servez ce boulgour en forme de timbale grâce à des petits ramequins que vous aurez remplis puis retournés sur les assiettes.

astuce !

Parfait pour accompagner un filet de poisson ou une salade verte..

Pourquoi c'est bon pour moi ?

Idéal pour accompagner un plat « mixte ». Les céréales non raffinées apportent davantage de nutriments, notamment des protéines, et permettent de diminuer la proportion de viande ou de poisson.

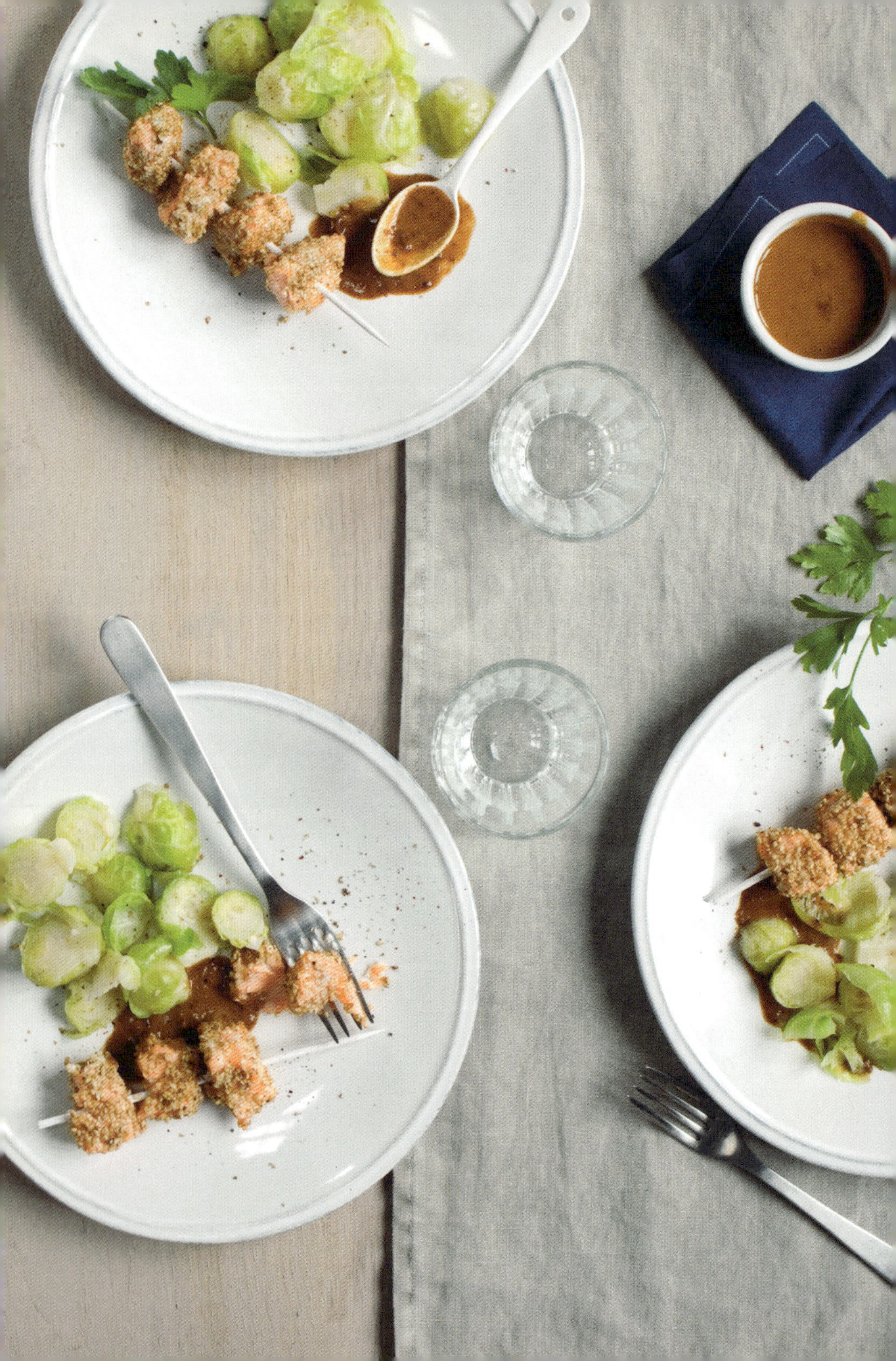

pour 4 personnes préparation 20 min cuisson 10 min

brochettes de saumon

en croûte de sésame aux choux de Bruxelles et crème tahin

400 g de saumon biologique sans la peau
15 choux de Bruxelles
40 g de graines de sésame
1 c. à soupe d'huile d'olive
Panch phoron (curry doux)
1 c. à soupe de purée de sésame blanche (tahin)
1 petite c. à café de barley miso
Le jus de 1/2 citron
Sel fin non raffiné

AUTOMNE • HIVER

Taillez le saumon en cubes de 2 cm de côté. Assaisonnez avec 1 pincée de sel et 2 pincées de panch phoron. Enfilez 4 morceaux de poisson par brochette et « panez-les » dans les graines de sésame. Réservez au frais.

Lavez les choux de Bruxelles et émincez-les très finement à la mandoline dans le sens de la longueur. Faites-les cuire dans un fond d'eau salée à mi-couvert, environ 6 min.

Parallèlement, faites cuire environ 5 min les brochettes dans une poêle avec l'huile d'olive, en les faisant dorer de chaque côté.

Réalisez la crème : mélangez la purée de sésame avec le miso, le jus de citron et ce qu'il faut d'eau pour obtenir la consistance d'une crème.

Dressez chaque assiette : disposez une portion de choux de Bruxelles, posez dessus une brochette de saumon et terminez par la crème de sésame acidulée.

Pourquoi c'est bon pour moi ?

Le saumon, poisson gras, apporte des acides gras insaturés oméga-3 qui s'ajoutent à ceux du sésame et du miso, ingrédients complets sur le plan nutritionnel.

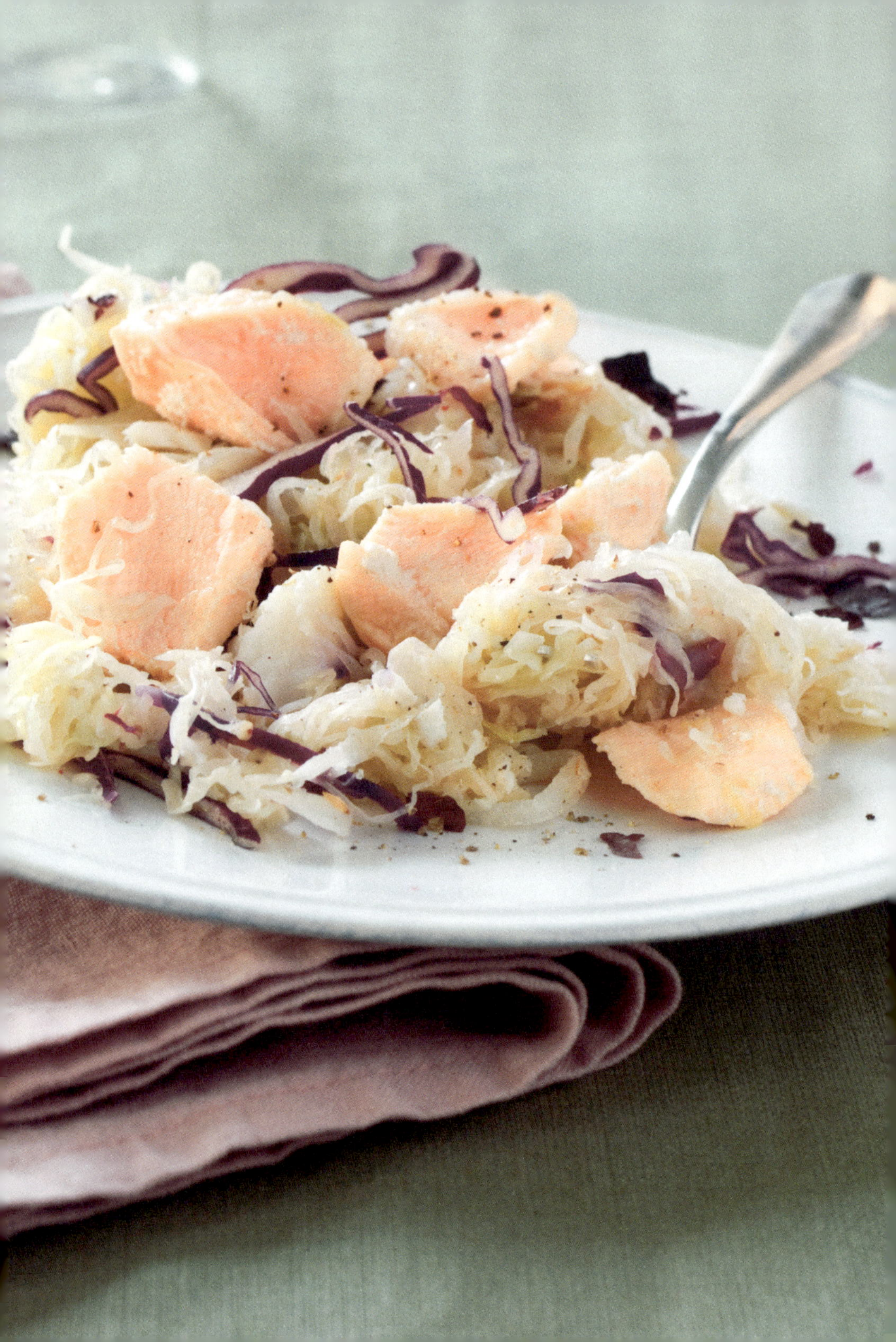

pour 4 personnes préparation 20 min cuisson 30 min

choucroute
de la mer

400 g de choucroute crue biologique
1/4 de chou rouge
200 g de poisson maigre à chair blanche (de type lieu jaune ou noir, cabillaud)
200 g de saumon ou truite
50 g d'algues dulce
3 c. à soupe de crème d'avoine
10 cl de vin blanc et 10 cl d'eau
1 c. à soupe de vinaigre de cidre
10 baies de genièvre
2 feuilles de laurier

AUTOMNE • HIVER

Ne lavez pas la choucroute qui conservera ainsi tous ses micro-nutriments. Placez-la dans une cocotte avec le vin blanc et l'eau, les baies de genièvre et les feuilles de laurier.

Laissez cuire à mi-couvert et à petits frémissements. Lavez la dulce, essorez-la et hachez-la. Au bout de 20 min de cuisson, ajoutez la crème d'avoine et un peu d'eau si nécessaire, incorporez la dulce et mélangez.

Coupez le poisson maigre et le saumon chacun en 4 portions. Posez les poissons sur la choucroute, parsemez de fleur de sel et cuisez encore à mi-couvert pendant environ 10 mn.

Pendant ce temps, portez une casserole d'eau salée à ébullition. Émincez le chou rouge finement en enlevant les grosses côtes et blanchissez-le 5 mn. Égouttez et rafraîchissez-le sous un jet d'eau froide. Pressez-le pour enlever l'excédent d'eau et ajoutez le vinaigre de cidre. Mélangez afin qu'il retrouve sa belle couleur mauve.

Servez la choucroute parsemée de chou rouge.

Pourquoi c'est bon pour moi ?

Un bel assortiment de poissons et de choux riches en antioxydants : le chou vert, naturellement bien pourvu en vitamine C est enrichi par la fermentation ; le chou rouge apporte ses anthocyanes et sa couleur décorative.

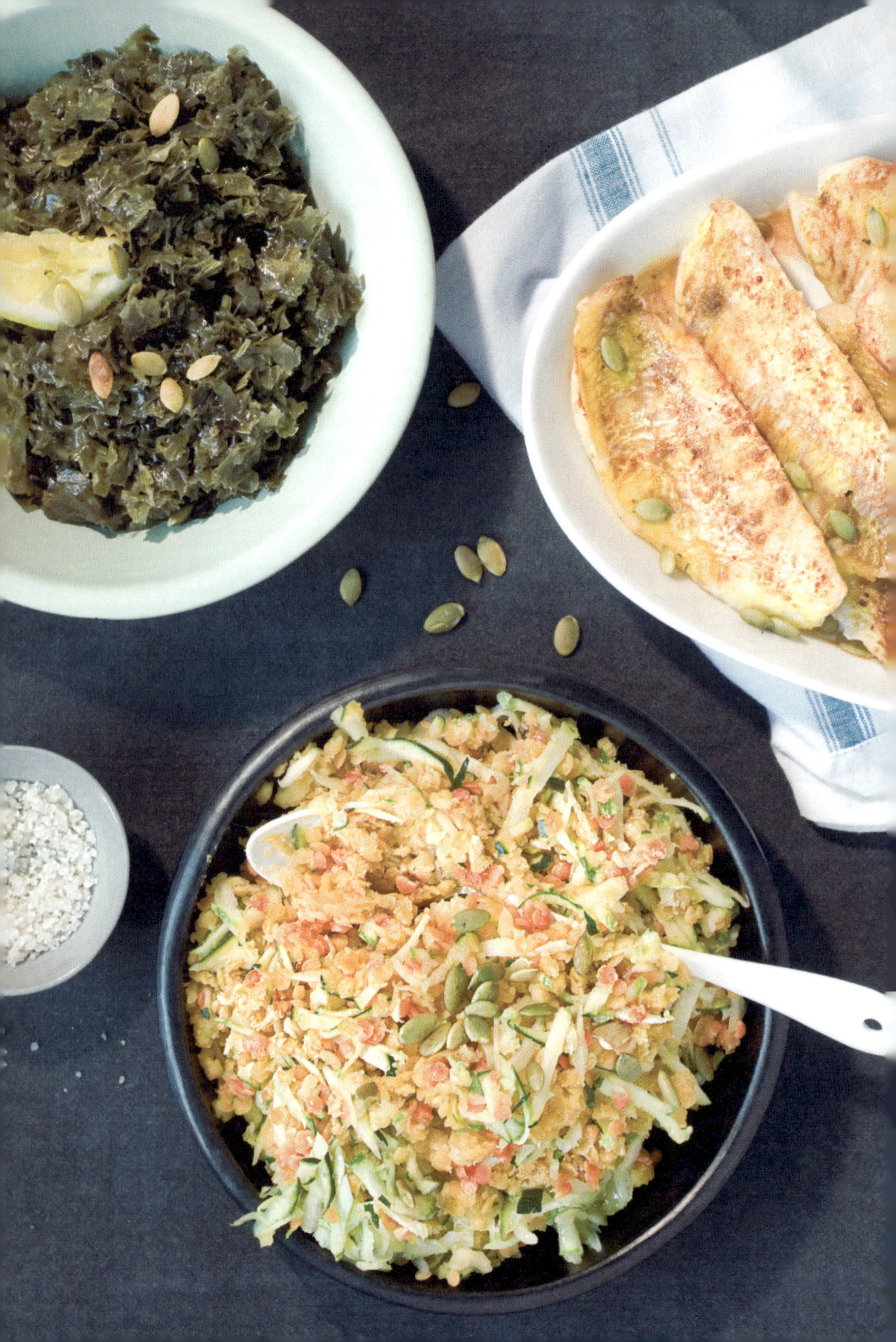

préparation 25 min cuisson purée 20 min, daurade 4 min

lentilles corail
aux courgettes

pour 4 personnes
200 g de lentilles corail
2 à 3 courgettes
1 gousse d'ail
1 c. à soupe d'huile d'olive
Sel fin non raffiné

Lavez les lentilles corail plusieurs fois jusqu'à ce que l'eau soit claire afin d'éliminer l'amidon qui rendrait la purée moins onctueuse.

Lavez et râpez les courgettes.

Placez les lentilles et les courgettes dans une cocotte, ajoutez de l'eau à mi-hauteur, salez et cuisez à mi-couvert pendant 20 mn. En fin de cuisson, ajoutez l'ail haché et l'huile d'olive puis mélangez.

astuce !

Vous pouvez cuisiner les lentilles corail « à toutes les sauces » : l'été, tentez le velouté corail-tomate (avec quelques oignons nouveaux et une épice douce tel le garam massala), ou corail-melon relevé d'herbes fraîches (menthe et basilic).

L'automne, ajoutez aux lentilles des châtaignes concassées, du potimarron râpé, des carottes, des panais, selon votre marché !

Pourquoi c'est bon pour moi ?

Un plat iodé : sur fond d'algue, le filet de daurade – poisson maigre – simplement doré au four pour préserver ses saveurs marquées. N'hésitez pas à changer de légumes pour accompagner les lentilles corail !

filets de daurade
aux grains de fenouil

pour 4 personnes
4 filets de daurade
Huile d'olive
Quelques grains de fenouil
Sel

Désarêtez les filets ou demandez à votre poissonnier de le faire. Assaisonnez-les côté chair avec quelques pincées de sel et des grains de fenouil. Déposez-les dans un plat, côté peau vers le haut ; huilez légèrement la peau. Réservez au frais.

Préchauffez le four sur la fonction gril à 250 °C (th. 8). Placez le plat sous le gril et cuisez-les 5 min pour que la peau des daurades soit dorée.

Servez la daurade grillée accompagnée des lentilles aux courgettes et de la laitue de mer.

AUTOMNE • HIVER

laitue de mer

pour 4 personnes
50 g de laitue de mer
quelques feuilles d'estragon fraîches ou sèches
1 citron
2 c. à soupe de vinaigre balsamique blanc

Lavez l'algue dans 3 bains d'eau froide successifs. Essorez-la pour enlever l'eau. Hachez-la au couteau. Pressez le citron.

Assaisonnez l'algue avec le jus de citron et le vinaigre balsamique blanc, mélangez tout en ajoutant l'estragon. Réservez.

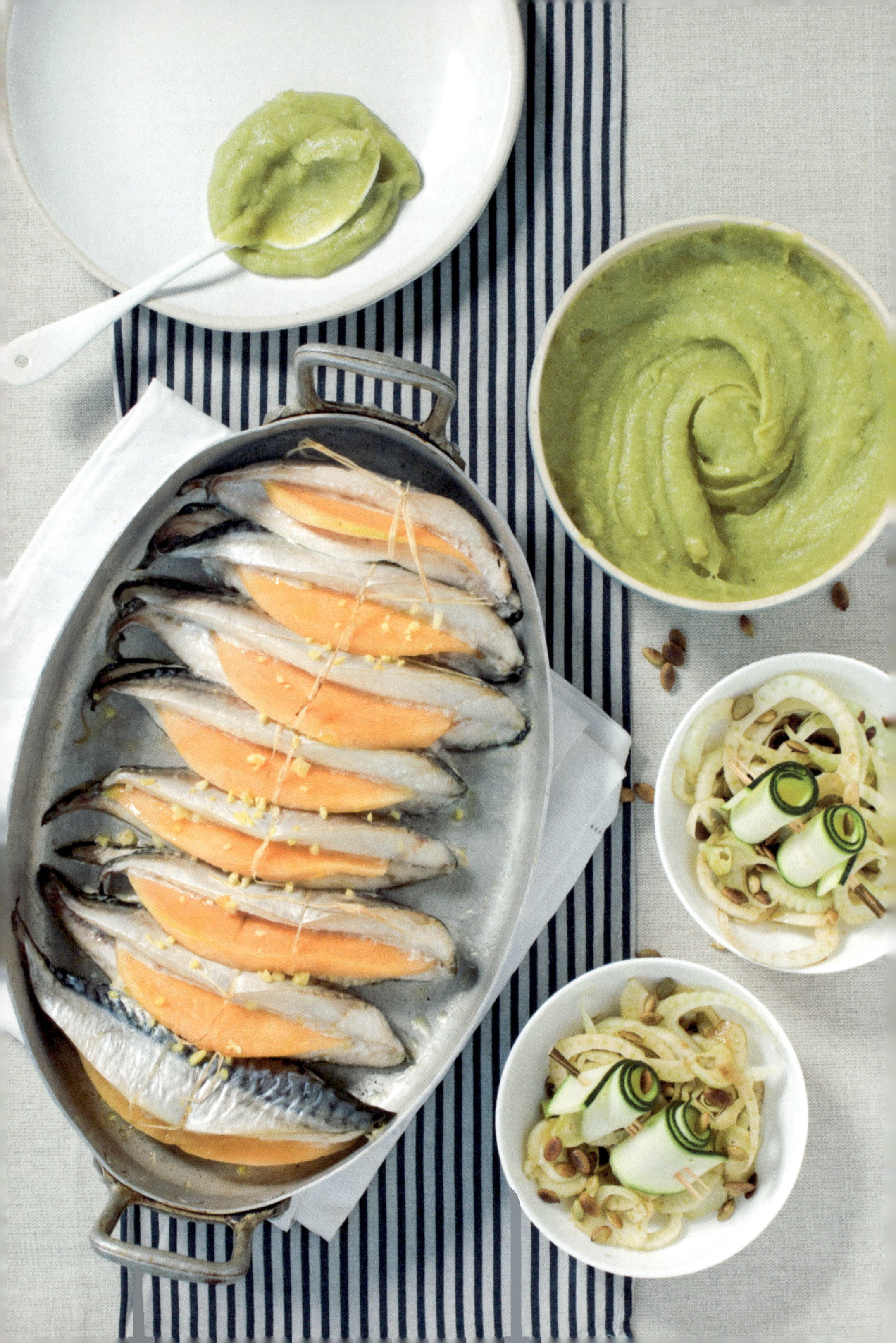

préparation 30 min trempage 1 nuit cuisson pois cassés 1h, maquereaux 5 min, fenouil 10 min

maquereaux
grillés au melon

pour 4 personnes
8 petits filets de maquereaux
1/4 de melon
2 c. à café de gingembre en poudre
Sel

Assaisonnez chaque filet avec quelques pincées de sel et de gingembre. Détaillez le melon en fines lamelles de la longueur des filets.

Avec du raphia, attachez la lamelle de melon sous le filet de maquereau, en faisant un nœud. Placez les filets dans un plat allant au four, côté peau vers le haut.

Préchauffez le four en fonction gril à 250 °C (th. 8) et une fois qu'il est bien chaud, faites griller le poisson pendant 5 min.

purée de pois cassés

pour 4 personnes
200 g de pois cassés
1 courgette
1 bulbe de fenouil
2 feuilles de laurier
1 verre de vin blanc
Sel

La veille, faites tremper les pois cassés dans un grand volume d'eau.

Le lendemain, émincez le fenouil et faites-le suer dans une cocotte avec l'huile d'olive et quelques pincées de sel. Rincez les pois cassés et ajoutez-les au fenouil ; émincez finement la courgette et ajoutez-la également. Versez le vin blanc et de l'eau à hauteur des légumes, ajoutez le laurier et cuisez à mi-couvert pendant 1 heure. Remuez régulièrement et rectifiez le sel pendant la cuisson. Mixez l'ensemble.

fenouil et courgette
en salade

pour 4 personnes
1 bulbe de fenouil
1 courgette
2 c. à soupe d'huile de pépins de courge grillés
1 c. à soupe de vinaigre balsamique
40 g de graines de courge
Sel fin non raffiné

Lavez le fenouil et la courgette, émincez des bandes de courgette dans la longueur et des tranches très fines de fenouil. Formez des rouleaux avec les bandes de courgette en enroulant à l'intérieur les lamelles de fenouil. Piquez-les par 2 ou 3 dans une brochette. Placez-les dans un plat et assaisonnez avec l'huile de pépins de courge grillée, le vinaigre balsamique et quelques pincées de fleur de sel.

Faites torréfier les graines de courge à sec dans une poêle pendant 10 min en remuant constamment jusqu'à ce qu'elles éclatent.

astuce !

Dans chaque assiette, placez 2 filets de maquereaux, accompagnés de la purée de pois cassés, de 2 brochettes de légumes et parsemez de graines de courge.

PRINTEMPS • ÉTÉ

Pourquoi c'est bon pour moi ?

Une préparation mixte originale par le mariage des saveurs : le maquereau, poisson gras de saveur forte, est associé à la douceur du melon, le fenouil anisé relève la purée de pois cassés et la salade de courgette.

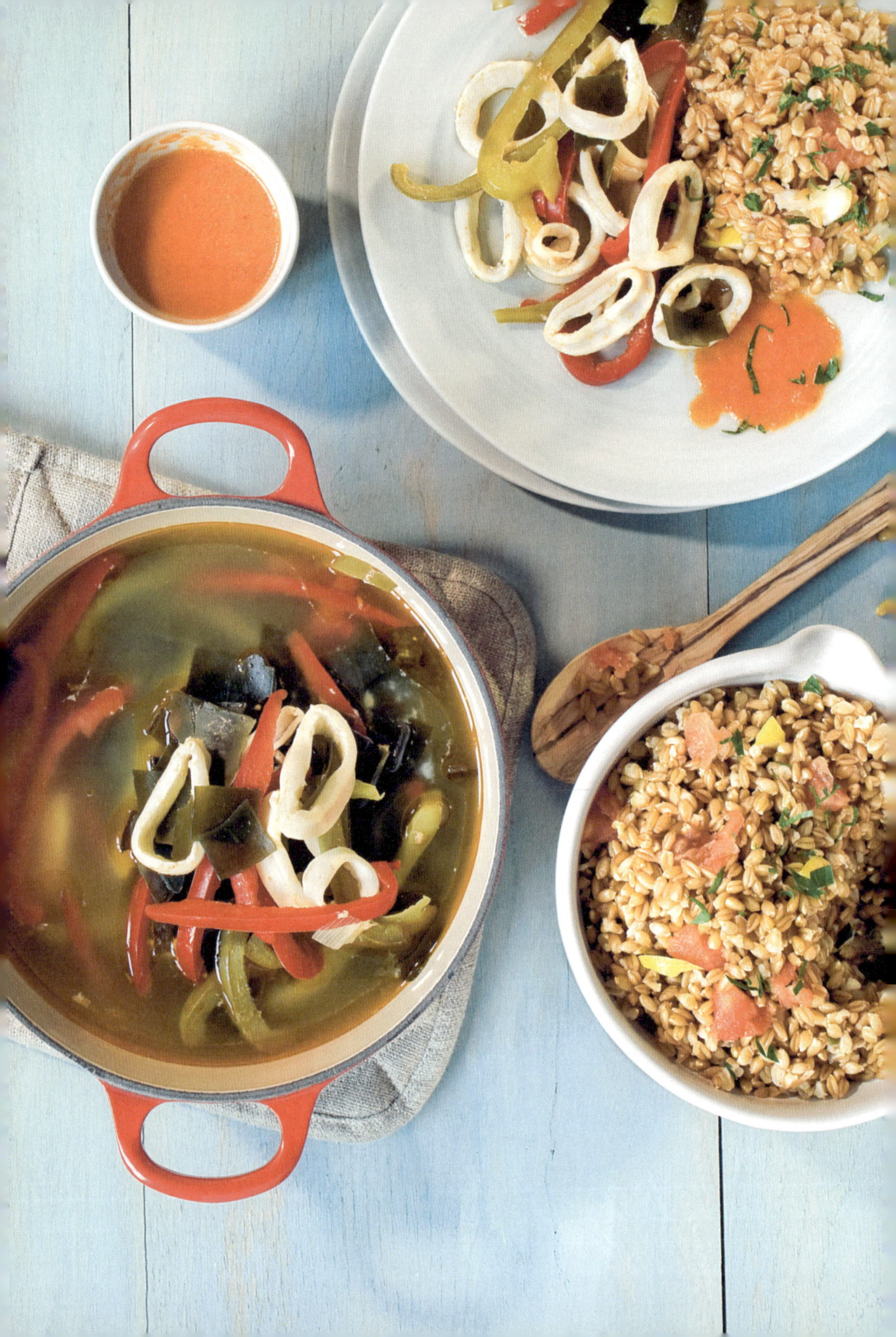

préparation 40 min trempage la veille cuisson épeautre 30 min, mijotée 30 min

petit épeautre
tomate-cerfeuil-citron confit

pour 6 personnes
250 g de petit épeautre
2 à 3 tomates
1 quartier de citron confit (voir p. 196)
1 bouquet de cerfeuil
2 c. à soupe de vinaigre de cidre

La veille, faites tremper le petit épeautre dans un grand volume d'eau.

Le jour même, égouttez-le, rincez-le puis cuisez-le dans son double d'eau salée pendant 30 min. Égouttez-le et arrêtez la cuisson en le passant sous un jet d'eau froide.

Lavez les tomates, détaillez-les en petits cubes. Hachez le citron confit et le cerfeuil.

Dans un saladier, mélangez tous les ingrédients et réservez au frais.

mijotée d'encornets
au poivron et algue kombu

pour 6 personnes
700 g d'encornets
50 g d'algue kombu
1/2 poivron vert
1/2 poivron rouge
1 oignon blanc
2 c. à soupe d'huile d'olive
20 cl de vin blanc
1 c. à café de gingembre haché
1 c. à soupe de shiro miso
1 c. à soupe de kuzu (ou fécule de maïs, arrow root)

Demandez à votre poissonnier de préparer les encornets. Lavez l'algue kombu dans un grand bain d'eau froide.

Coupez les encornets en petites lamelles. Pelez les oignons, lavez les poivrons, émincez-les finement, ainsi que la kombu.

Faites suer les oignons et les poivrons dans l'huile d'olive avec le gingembre haché pendant 10 min, salez légèrement. Ajoutez les encornets et la kombu. Mouillez à hauteur avec le vin blanc, en complétant avec de l'eau. Laissez mijoter 20 à 30 min.

En fin de cuisson, ajoutez le shiro miso et le kuzu délayés dans un peu d'eau. Remuez et dès que la préparation épaissit, retirez du feu.

Servez les encornets avec le petit épeautre et le coulis de poivron (voir p. 198).

PRINTEMPS • ÉTÉ

Pourquoi c'est bon pour moi ?

Ce plat « mixte » associe un mollusque (encornet ou calmar à la chair ferme qui doit être attendrie par une cuisson mijotée), une céréale (petit épeautre) et des légumes.

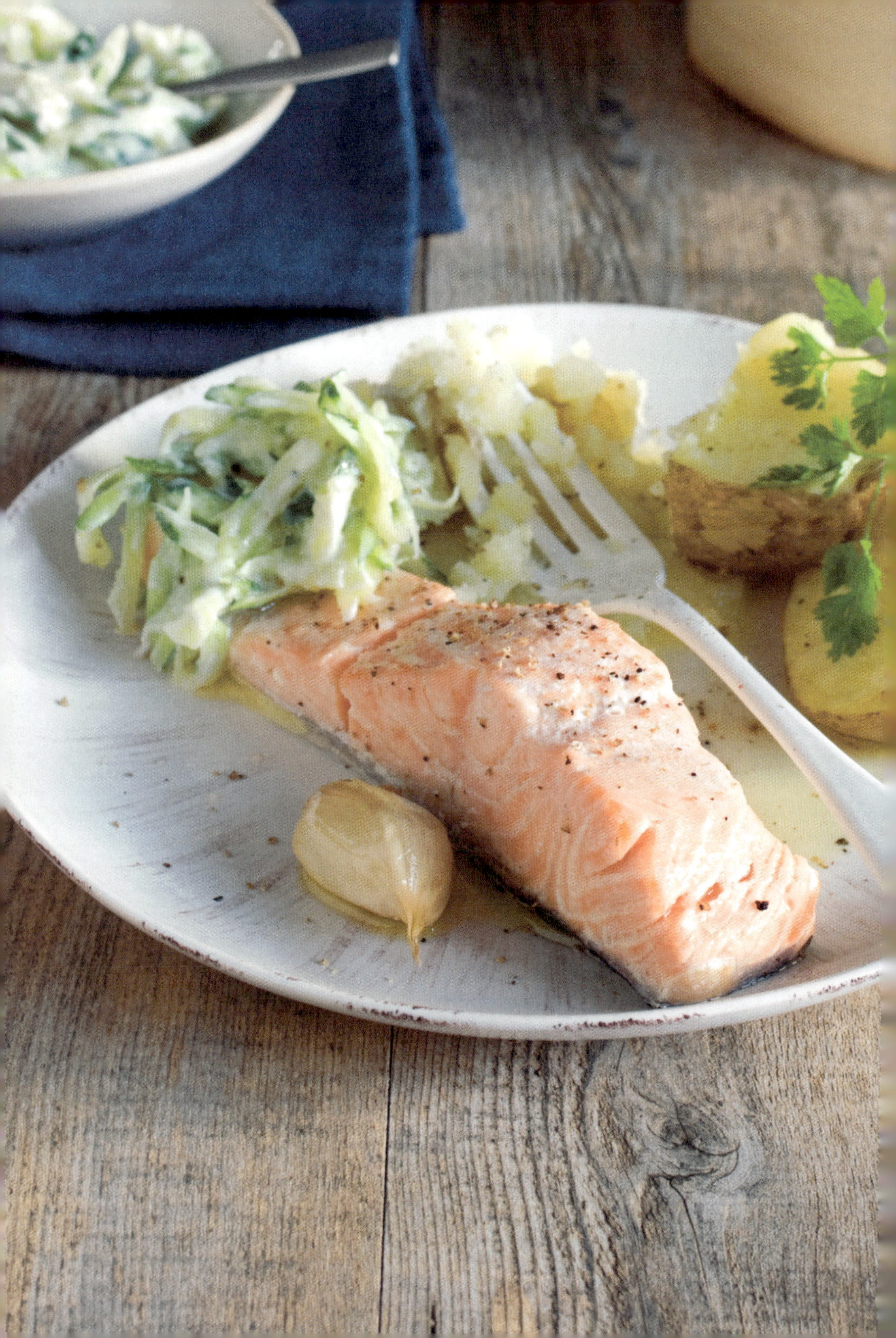

préparation 20 min   cuisson saumon 5 min, pommes de terre 30 min

courgette
au yaourt végétal

pour 4 personnes
1 courgette
1 gousse d'ail
1 yaourt de soja nature ou crème de soja lacto-fermenté
Quelques brins d'aneth
Sel fin non raffiné

Lavez et râpez la courgette. Pelez et hachez l'ail. Lavez l'aneth et prélevez les feuilles.

Mélangez le yaourt avec la courgette, l'ail, l'aneth et du sel selon votre goût. Réservez au frais.

pavé
de saumon vapeur

pour 4 personnes
4 pavés de 120 g de saumon bio
2 c. à café de paillettes d'algues sèches
Sel fin non raffiné

Assaisonnez chaque pavé avec quelques pincées de sel et parsemez de paillettes d'algues.

Faites cuire le saumon dans un cuit-vapeur (ou, à défaut, dans une légumière ou couscoussière) pendant 5 min.

pommes
de terre au four à l'ail confit

pour 4 personnes
4 pommes de terre type Charlotte
8 gousses d'ail
2 c. à soupe d'huile d'olive
2 quartiers de citron confit au sel (voir p. 385)
1 cube de bouillon végétal

Préchauffez votre four à 180 °C (th. 6).

Lavez et coupez les pommes de terre en deux dans le sens de la longueur, sans les éplucher.

Dans un plat, posez les pommes de terre, l'ail en chemise (non pelé) tout autour et nappez la chair des pommes de terre d'huile d'olive. Versez le bouillon végétal dilué dans un verre d'eau. Faites cuire au four pendant à 30 min. Parsemez de citron confit haché en fin de cuisson.

Servez chaque pavé de saumon accompagné de 2 demi-pommes de terre et de la courgette à l'aneth.

PRINTEMPS • ÉTÉ

Pourquoi c'est bon pour moi ?

Ce plat de saumon dont les oméga-3 sont préservés par la cuisson à la vapeur, est agrémenté de tzatziki et de pommes de terre relevées à l'ail dont les vertus médicinales ne sont plus à démontrer !

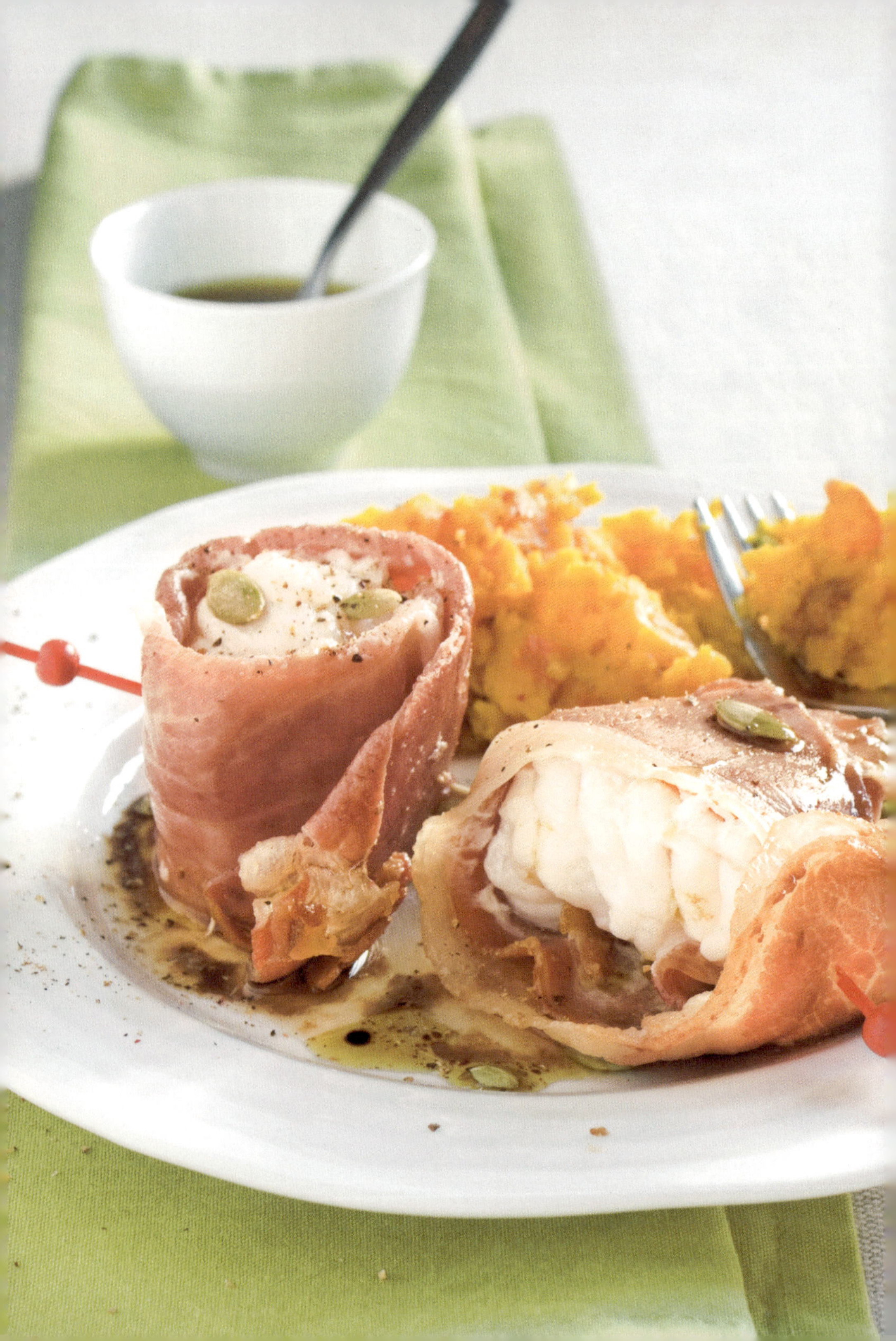

pour 4 personnes · préparation 30 min · cuisson 30 min

lotte en robe de jambon cru
et purée de potimarron aux lentilles corail

400 g de lotte
8 petites tranches de jambon cru
1 petit potimarron
50 g de lentilles corail
1 oignon
8 brins d'aneth
3 c. à soupe d'huile d'olive
1 c. à café de curcuma
Graines de courge torréfiées
2 c. à soupe d'huile de pépins de courge
1 c. à soupe de vinaigre balsamique
Sel non raffiné

AUTOMNE • HIVER

Coupez la lotte en 8 morceaux. Appliquez un brin d'aneth sur chaque morceau et enroulez le poisson avec le jambon cru. Pour fixer l'ensemble, piquez avec une petite brochette.

Pelez et émincez l'oignon, puis faites-le suer pendant 5 min avec 2 c. à soupe d'huile d'olive, le curcuma et quelques pincées de sel. Ajoutez le potimarron, lavé, non pelé mais finement émincé, et les lentilles corail bien lavées. Ajoutez de l'eau aux deux tiers de la hauteur des légumes et faites cuire à frémissement et mi-couvert, pendant 30 min. Mixez, rectifiez l'assaisonnement en sel.

Poêlez les petites brochettes de lotte avec un filet d'huile d'olive, environ 4 min de chaque côté, afin que le jambon soit juste grillé et croustillant.

Accompagnez d'une cuillerée de purée de potimarron, parsemez de graines de courge torréfiées quelques minutes dans une poêle à sec, et tracez l'assiette avec le mélange d'huile de pépins de courge et de vinaigre balsamique.

Pourquoi c'est bon pour moi ?

Ce plat joue sur la complémentarité des saveurs océanes et carnées, avec un accompagnement végétal savoureux riche en nutriments protecteurs.

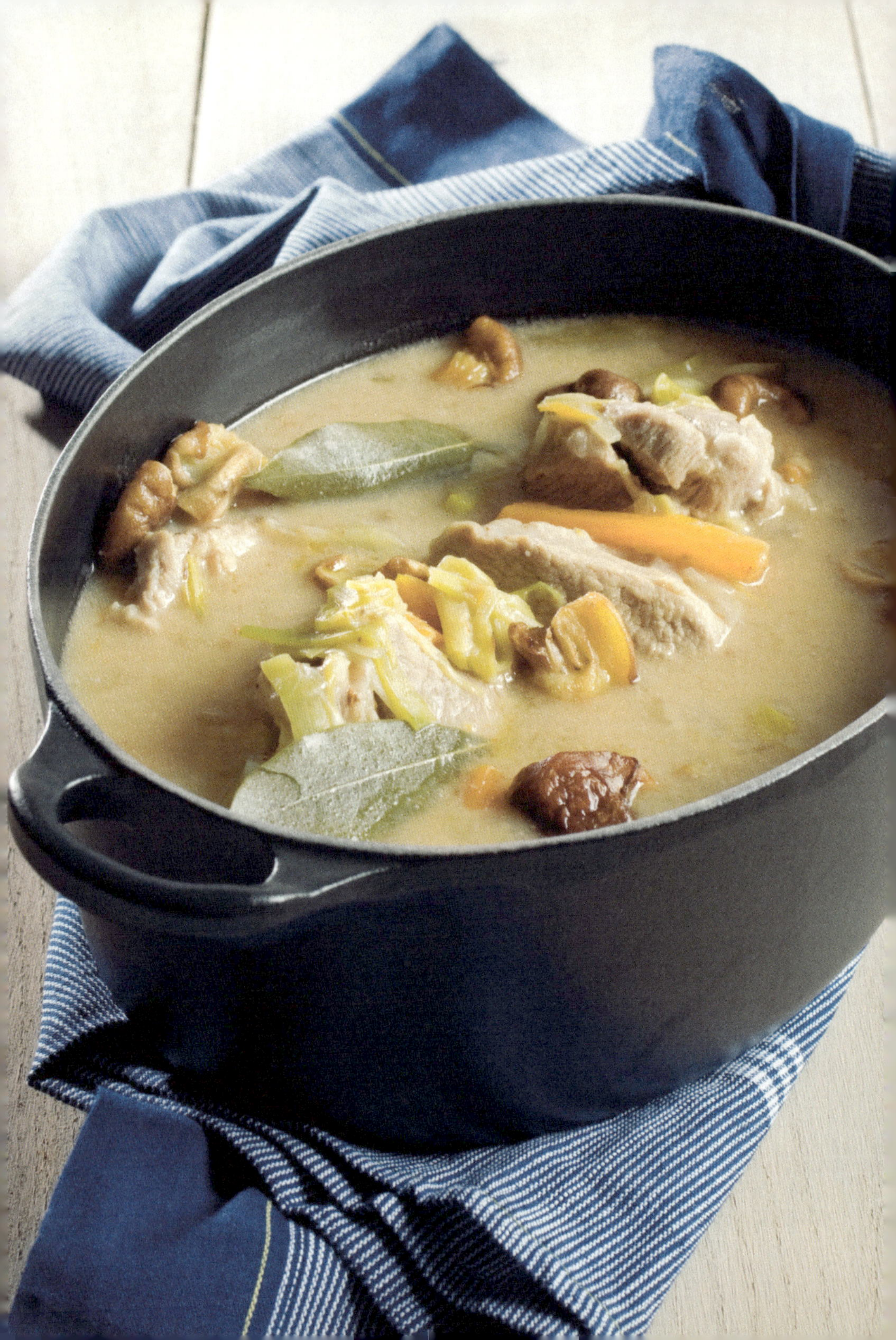

pour 6 personnes préparation 30 min cuisson 1 h 20

blanquette de veau
aux champignons

1,5 kg de veau (tendron, collier ou flanchet)
3 carottes
1 poireau
1 oignon
2 gousses d'ail
1 verre de vin blanc
1 cube de bouillon de légumes
200 g de champignons de Paris
2 feuilles de laurier
1/2 c. à café de mélange de 5 baies moulu
2 c. à soupe de purée d'amande blanche
Gros sel non raffiné

AUTOMNE • HIVER

Pelez les gousses d'ail et l'oignon. Coupez-les chacun en deux.

Pelez les carottes, détaillez-les en crayons. Épluchez le poireau, taillez-le en petits tronçons. Lavez rapidement les champignons et coupez-les en quatre.

Placez le veau dans une cocotte, versez le vin et couvrez d'eau dans laquelle vous aurez dissous le bouillon. Ajoutez l'ail, l'oignon, les feuilles de laurier, les épices et quelques pincées de sel. Cuisez à petit feu et mi-couvert pendant 30 mn. Ajoutez alors les carottes.

20 mn après, ajoutez les poireaux et les champignons. Rectifiez le sel et ajoutez un peu d'eau pendant la cuisson si nécessaire. Cuisez encore 30 mn à mi couvert.

Hors du feu, ajoutez la purée d'amande et mélangez.

Servez accompagné d'amandes légèrement torréfiées et d'un riz long mi-complet par exemple.

Pourquoi c'est bon pour moi ?

Cette blanquette propose une sauce épaisse, à base de purée d'amande, riche en nutriments protecteurs plutôt qu'en calories comme dans une blanquette classique.

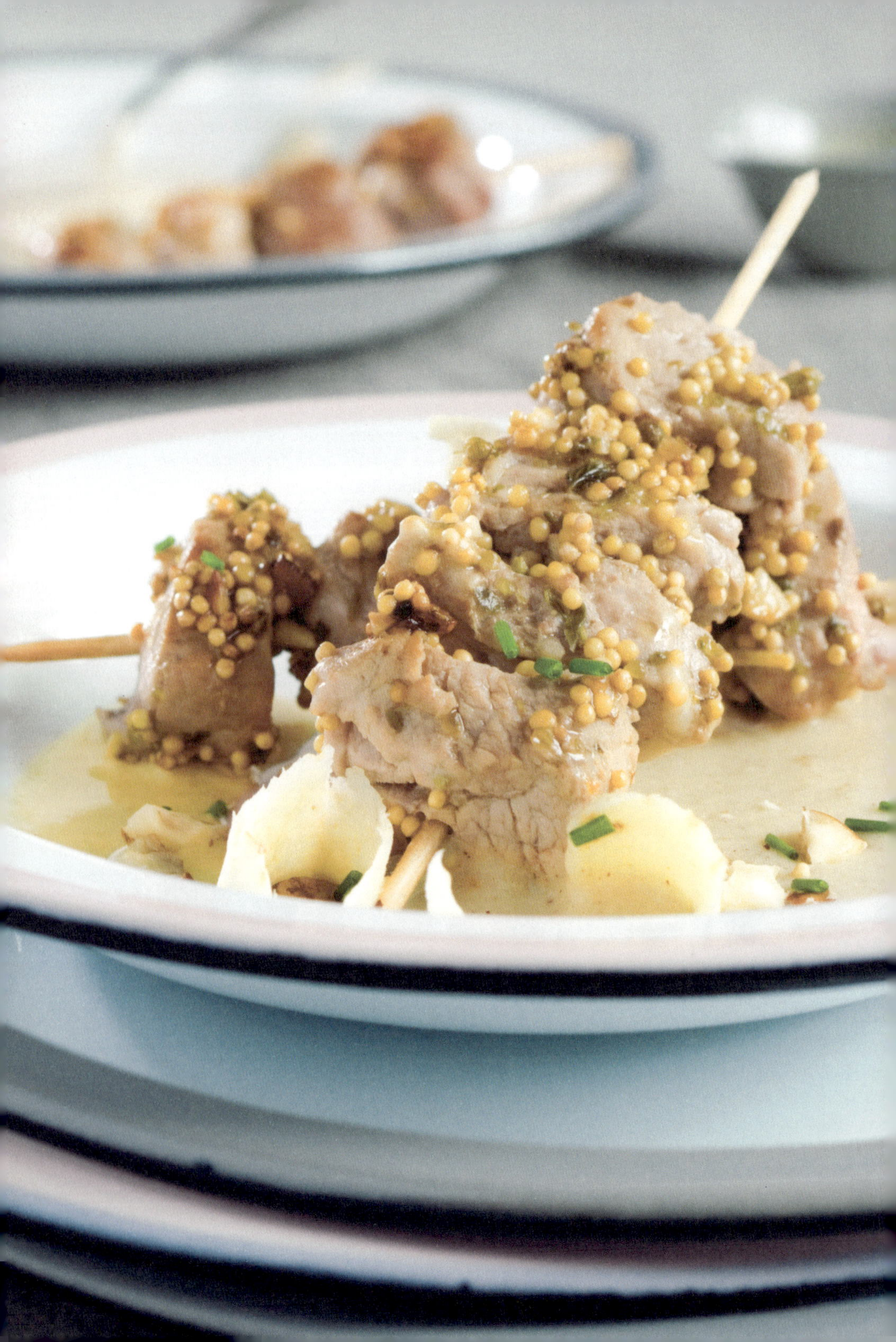

préparation 25 min marinade 2 h cuisson brochettes 10 min, purée 20 min

douce purée
de pommes de terre et panais à la noisette

pour 4 personnes
3 pommes de terre Bintje
2 panais
1 oignon
Quelques pincées de noix muscade
1 c. à soupe de purée de noisette
Sel fin non raffiné

Pelez et émincez l'oignon. Épluchez les pommes de terre et les panais, coupez-les en petits morceaux. Mettez tous les légumes dans une casserole et couvrez d'eau au tiers du volume. Ajoutez la muscade et ce qu'il faut de sel.

Cuisez à mi-couvert pendant 30 min à feu doux.

Au moment de mixer la purée, ajoutez la purée de noisette.

AUTOMNE • HIVER

Pourquoi c'est bon pour moi ?

Le découpage de la viande en cubes et la marinade permettent de réduire considérablement le temps de cuisson tout en gagnant en simplicité culinaire et en saveurs. On retrouve en accompagnement le mariage savoureux de la pomme de terre et du panais en purée, bonifié par la noisette.

brochettes
de filet mignon aux graines de moutarde

pour 4 personnes
450 g de filet mignon
1 gousse d'ail
2 c. à soupe d'huile d'olive
1 c. à soupe de shoyu
1/2 c. à café d'un mélange d'herbes sèches type estragon, basilic, ortie
1 c. à soupe de graines de moutarde
1 c. à soupe rase de moutarde

Coupez le filet mignon en cubes de 2 cm de côté. Enfilez 4 morceaux par brochette.

Pelez et hachez la gousse d'ail.

Préparez la marinade : mélangez l'huile d'olive, le shoyu, les herbes et la gousse d'ail hachée. Faites mariner les brochettes dans ce mélange au moins 2 heures. Filmez et réservez au frais.

Roulez succinctement les brochettes dans les graines de moutarde puis faites-les cuire dans une poêle environ 5 min de chaque côté et à feu doux.

Réalisez le coulis de moutarde en délayant la moutarde avec 2 c. à soupe d'eau.

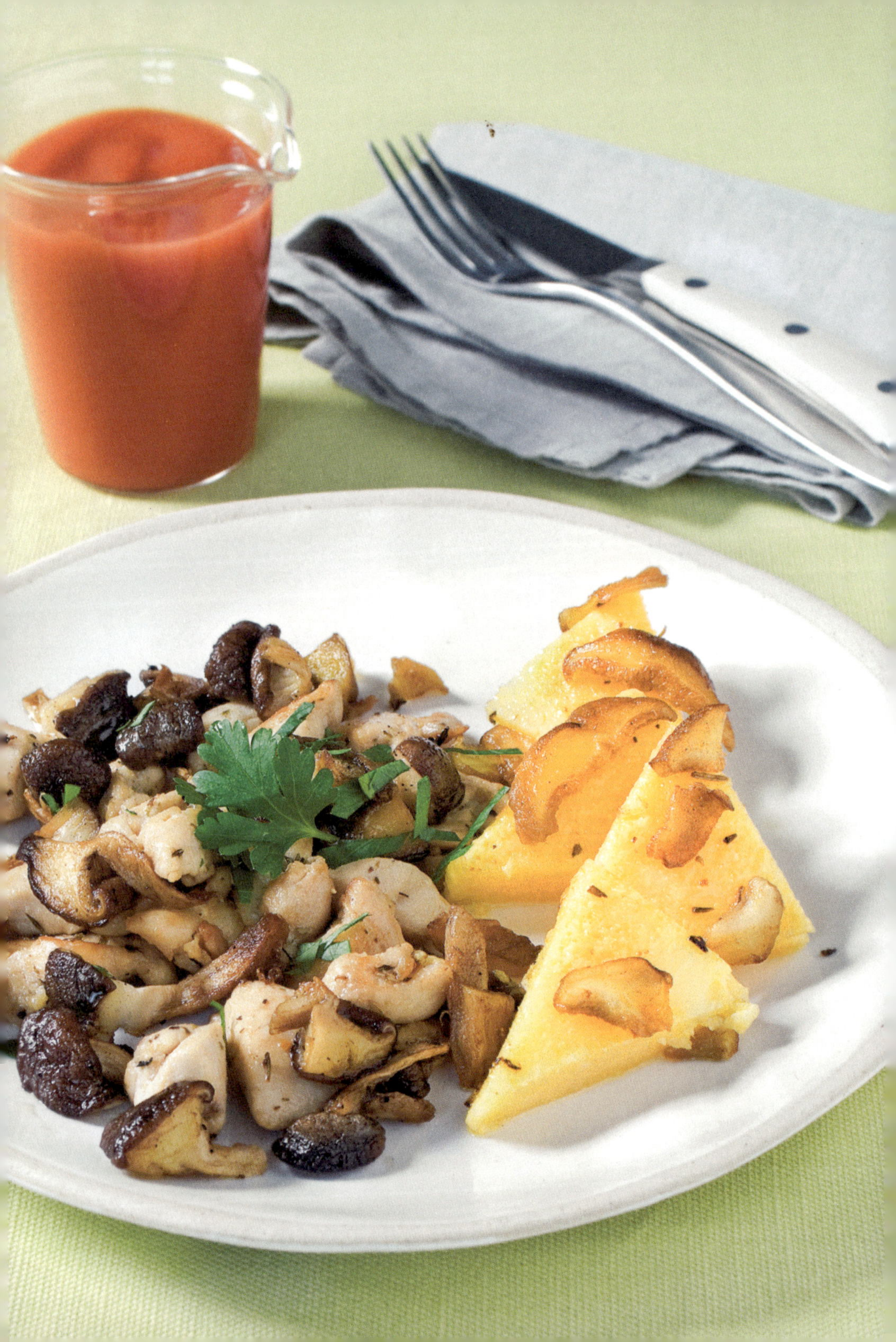

préparation 30 min marinade 2 h cuisson émincés 10 min, polenta 10 min

émincés
de volaille aux shiitakés

pour 4 personnes
3 blancs de poulet
180 g de shiitakés
1 c. à café de gingembre frais râpé
1 c. à café de zeste de citron non traité
1 petit bouquet de coriandre
1 c. à soupe de vinaigre balsamique blanc
2 c. à soupe de shoyu
2 c. à soupe d'huile d'olive

Émincez les blancs de poulet. Pelez et hachez la gousse d'ail.

Préparez la marinade avec le gingembre, la coriandre hachée, le zeste de citron, 1 c. à soupe de shoyu et 1 c. à soupe d'huile d'olive. Placez-y les émincés de poulet, mélangez et réservez au moins 2 heures au frais.

Coupez les shiitakés en quatre, puis faites-les cuire avec 1 c. à soupe d'huile d'olive. Quand ils commencent à dorer, et après 10 min de cuisson, déglacez avec 1 c. à soupe de shoyu et le vinaigre balsamique.

Au moment du repas, poêlez la volaille pendant 10 min en ajoutant les shiitakés en cours de cuisson.

polenta
aux pleurotes

pour 4 personnes
150 g de polenta instantanée
100 g de pleurotes
2 c. à soupe d'huile d'olive
1 gousse d'ail
1 cube de bouillon de légumes
Sel fin non raffiné

Détaillez les pleurotes en fines lamelles. Faites-les cuire pendant 10 min dans 1 c. à soupe d'huile d'olive avec l'ail haché et ce qu'il faut de sel. Réservez.

Mesurez dans un verre doseur le volume de polenta, puis 4 fois son volume en eau.

Portez l'eau à ébullition avec le cube de bouillon. Ajoutez la polenta et remuez au fouet. Ajoutez 1 c. à soupe d'huile d'olive. Continuez de remuer pendant 3 min environ.

Mélangez polenta et pleurotes, rectifiez le sel et étalez cette préparation dans un plat sur une épaisseur de 1 cm environ. Réservez.

Au moment de servir, coupez la polenta en triangles et réchauffez-la au four.

PRINTEMPS • ÉTÉ

Pourquoi c'est bon pour moi ?

La marinade qui joue le rôle d'une précuisson aromatique permet une courte cuisson à la poêle.

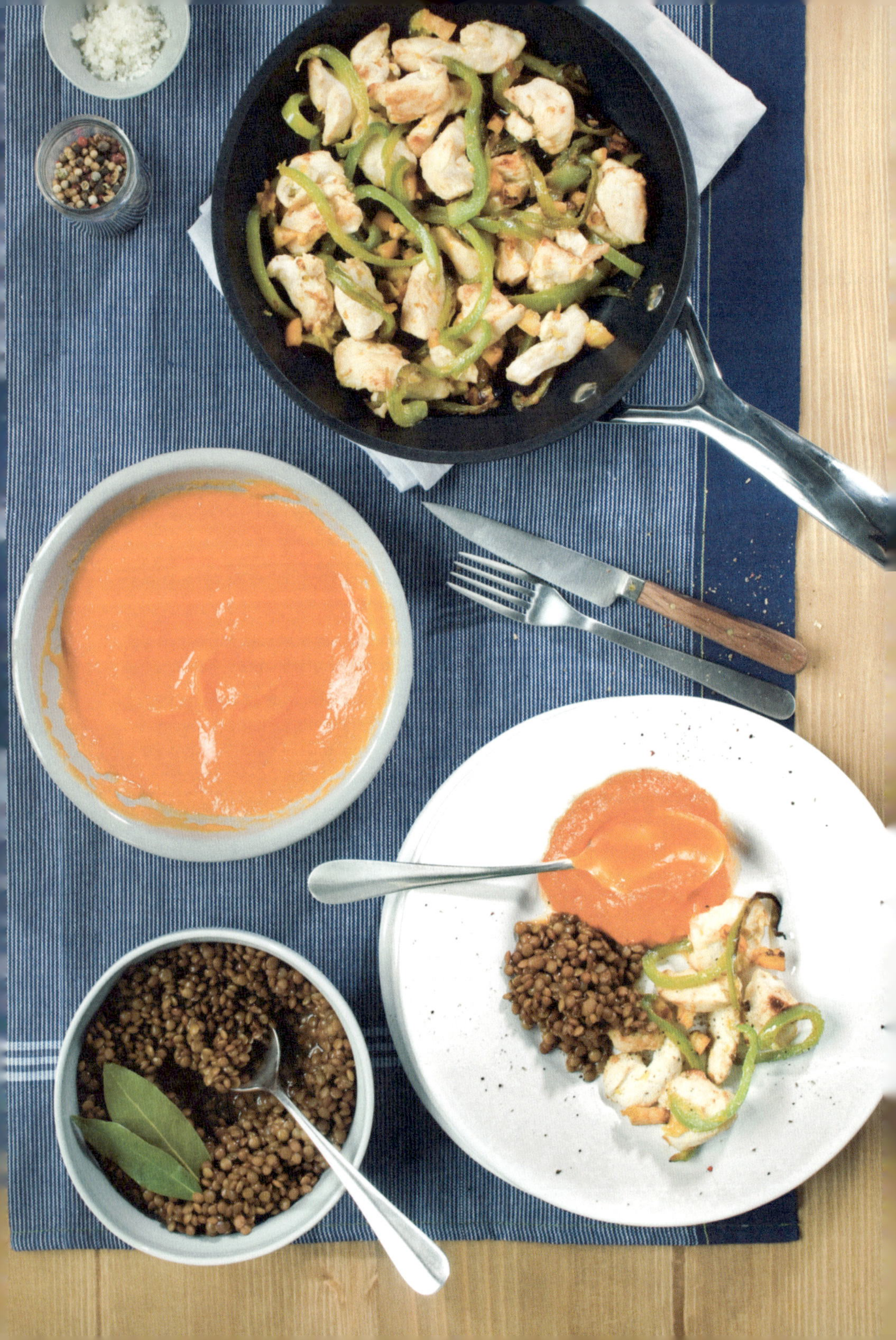

menu en kit

préparation 25 min · marinade 2 h · cuisson émincés 10 min, purée 25 min, lentillons 30 min

émincés
de volaille au poivron vert

pour 4 personnes
2 à 3 blancs de poulet
1 petit poivron vert
1 quartier d'orange confite au sel (voir p. 385)
1 gousse d'ail
1 c. à soupe de vinaigre balsamique blanc
2 c. à soupe d'huile d'olive

Coupez les blancs de poulet en lamelles.

Lavez le poivron, émincez-le finement. Hachez l'orange confite et la gousse d'ail.

Faites mariner le poulet et le poivron avec l'huile d'olive, le sel d'orange, l'ail haché et le vinaigre balsamique. Réservez au moins 2 heures au réfrigérateur.

Poêlez les émincés pendant 10 min en veillant à bien les dorer. Accompagnez-les de lentillons et de la purée de potimarron.

PRINTEMPS • ÉTÉ

lentillons
de Champagne aux échalotes et laurier

pour 4 personnes
100 g de lentillons de Champagne
4 échalotes
2 c. à soupe d'huile d'olive
3 feuilles de laurier
Sel

Pelez et émincez les échalotes. Faites-les suer pendant 5 min dans une cocotte avec l'huile d'olive et quelques pincées de sel. Ajoutez ensuite les lentillons lavés, couvrez avec une fois et demie leur volume d'eau. Ajoutez les feuilles de laurier et quelques pincées de sel, puis laissez cuire à feu doux et mi-couvert pendant 30 min.

purée
de potimarron au poivron rouge et curcuma

pour 4 personnes
1 petit potimarron
1/2 poivron rouge
1/2 c. à café de curcuma
2 c. à soupe de crème d'avoine
Sel fin non raffiné

Lavez le potimarron (surtout, ne l'épluchez pas : sa peau est fondante, goûteuse et riche en micronutriments) et le poivron rouge, coupez-les en petits morceaux. Ajoutez de l'eau jusqu'au premier tiers des légumes, le curcuma et quelques pincées de sel, puis faites cuire à feu doux à mi-couvert pendant 25 min. Mixez avec la crème d'avoine et réservez.

Pourquoi c'est bon pour moi ?

Une variante d'émincés en plat « mixte », accompagnés d'une légumineuse (lentillons) et d'une purée concentrée en antioxydants (potimarron et poivron rouge).

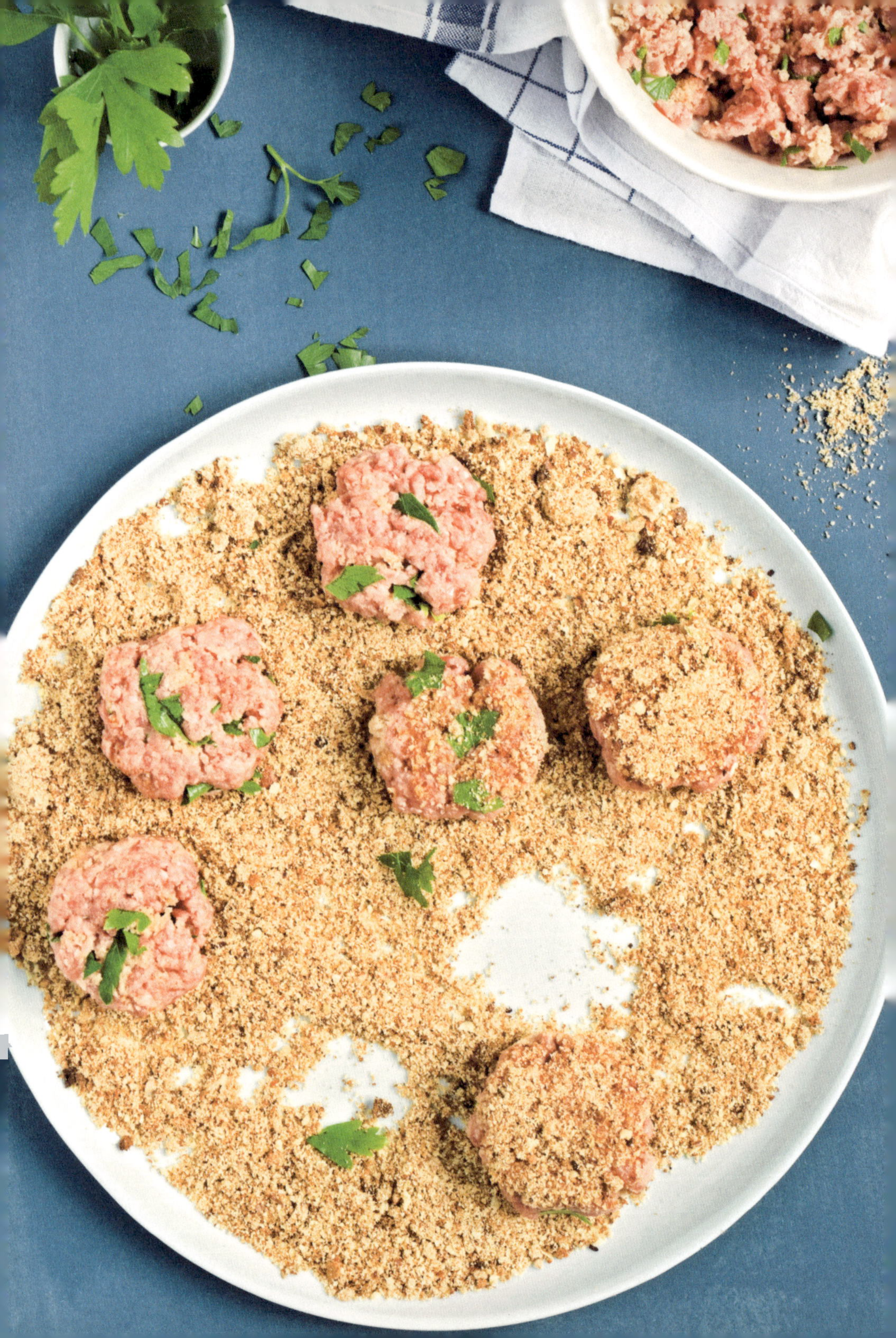

pour 4 personnes préparation 30 min cuisson 25 min

palets de bœuf en chapelure

croustillante au pain complet et noisettes

450 g de viande de bœuf hachée
1 jaune d'œuf
7 cl de lait entier
50 g de mie de pain complet
30 g de croûte de pain complet
30 g de noisettes
1 gousse d'ail
6 brins de persil
Huile d'olive
Sel fin gris

TOUTES SAISONS

Émiettez la mie de pain dans le lait.

Placez le bœuf dans un récipient creux et ajoutez la mie de pain avec le lait, le jaune d'œuf, l'ail pelé et écrasé, le persil haché et quelques pincées de sel. Mélangez à la main, rectifiez l'assaisonnement en sel et réservez au frais.

Coupez la croûte de pain en petits morceaux. Transférez-la avec les noisettes dans un plat et faites sécher au four préchauffé à 150 °C (th. 5) pendant 15 min. Réduisez ensuite le tout en chapelure grossière dans le bol d'un mixeur, avec quelques pincées de sel.

Façonnez 3 palets de bœuf par personne et roulez-les dans la chapelure. Versez un filet d'huile d'olive dans une poêle antiadhésive et faites-les dorer à feu doux 5 min de chaque côté.

astuce !

Servez les palets sur un lit de feuilles vertes de saison, assaisonnées d'huile de noisette, de vinaigre de cidre et fleur de sel.

Pourquoi c'est bon pour moi ?

Ces palets sont en fait d'originales galettes de bœuf haché avec œuf, lait et pain complet, saisies à la poêle.

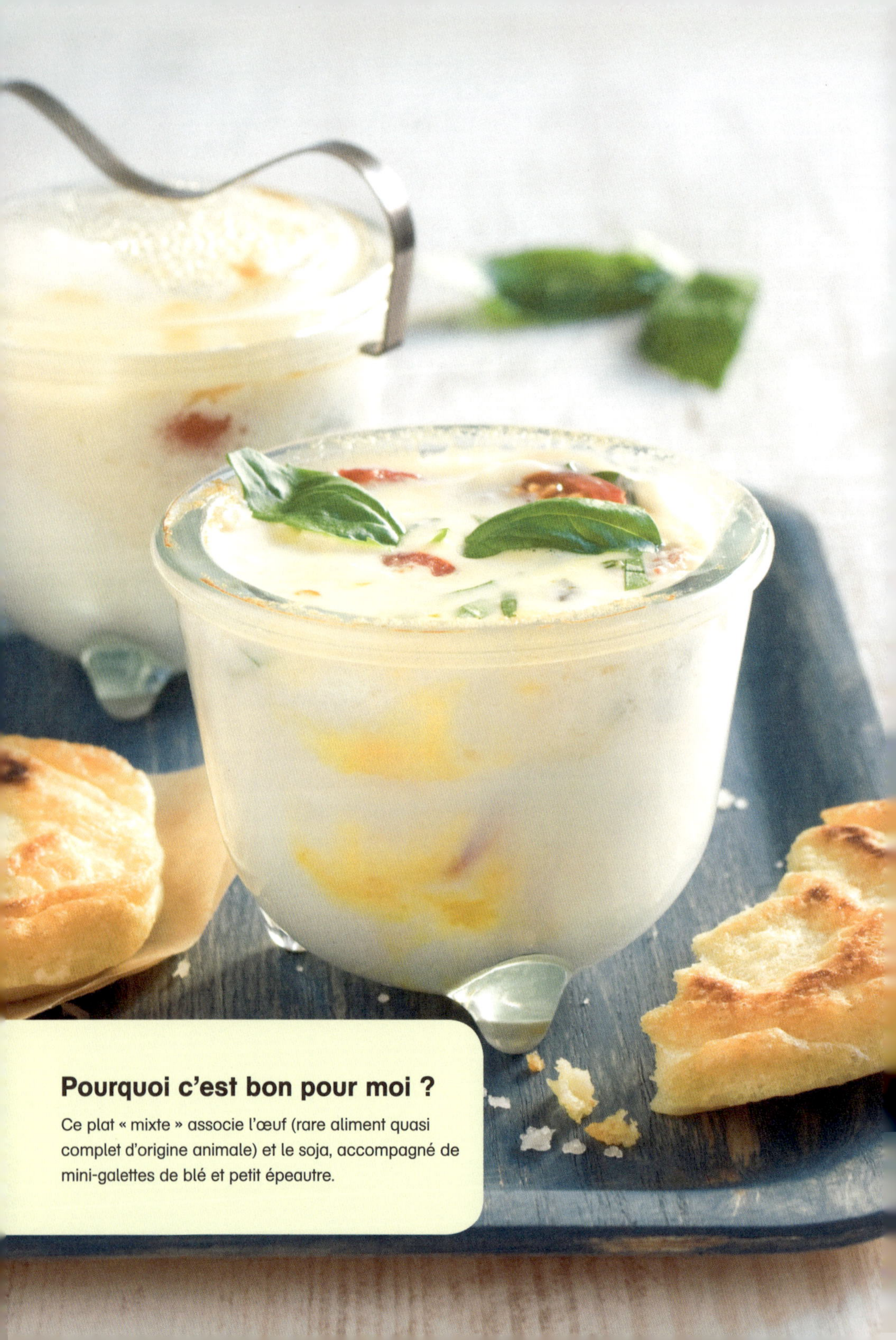

Pourquoi c'est bon pour moi ?

Ce plat « mixte » associe l'œuf (rare aliment quasi complet d'origine animale) et le soja, accompagné de mini-galettes de blé et petit épeautre.

pour 4 personnes préparation 20 min marinade 2 h cuisson œufs 8 min, crumpets 15 min

œufs cocotte

aux tomates-cerises, basilic et crème de soja

4 œufs
20 cl de crème de soja
12 olives noires
8 tomates-cerises
8 feuilles de basilic
1 c. à soupe rase de barley miso

ÉTÉ

Préchauffez le four à 200 °C (th. 6-7).

Concassez les olives. Mélangez-les avec la crème de soja et le barley miso.

Cassez chaque œuf dans une petite cocotte individuelle, puis répartissez le mélange dessus. Ajoutez 2 tomates-cerises coupées en deux et déchirez à la main 2 feuilles de basilic par ramequin.

Enfournez pendant 8 min.

crumpets

pour 4 personnes
125 g de farine T80
125 g de farine de petit épeautre
1 sachet de levure de boulanger
15 cl de lait de soja ou d'avoine
15 cl d'eau
Quelques pincées de noix muscade
Quelques pincées de sel
2 c. à soupe d'huile d'olive

Préparez la pâte en mélangeant tous les ingrédients, sauf l'huile, dans l'ordre indiqué. Laissez reposer 2 heures à température ambiante en couvrant.

Une fois que la pâte a gonflé (elle triple presque de volume), ne la remuez surtout pas. Préchauffez une poêle huilée. Déposez 1 c. à soupe de pâte dans la poêle. Laissez cuire d'un seul côté : des trous apparaissent (si vous utilisez des cercles, huilez-les bien et coulez la pâte à l'intérieur pour une jolie forme et une cuisson homogène). Continuez de cuire à feu doux environ 5 min, jusqu'à ce que la partie supérieure ne colle plus aux doigts.

astuce !

Pour un délicieux repas équilibré, accompagnez les œufs cocotte et les crumpets d'une salade de roquette parsemée de copeaux de parmesan.

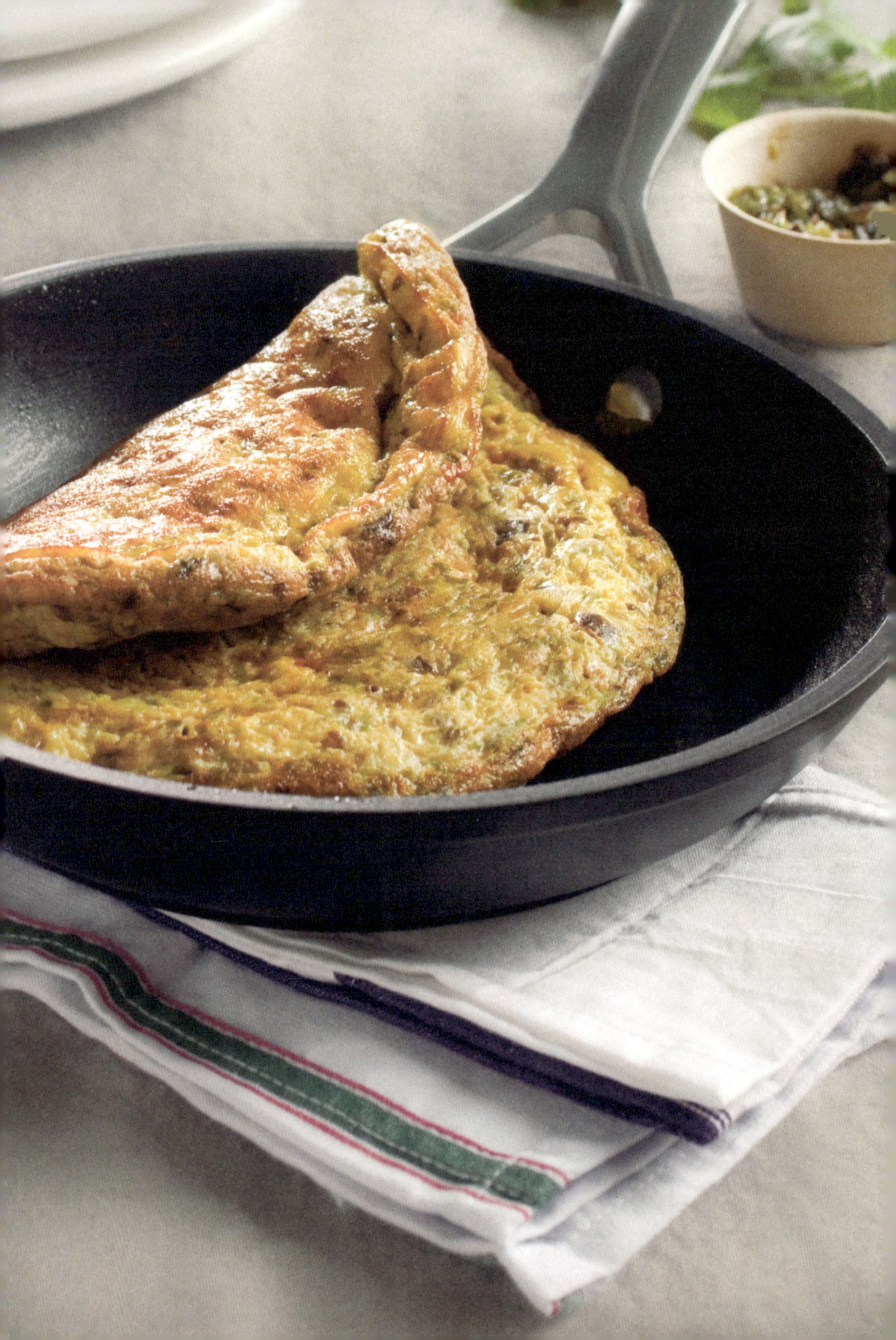

pour 4 personnes préparation 10 min cuisson 10 min

omelette
aux algues

7 œufs bio
3 c. à soupe de crème de soja
1 c. à soupe de tartare d'algues fraîches (30 g de chaque algue : wakamé, dulce, laitue) ou 1 c. à soupe d'algues sèches en paillettes
2 c. à soupe d'huile de colza
2 c. à soupe de shoyu
Le jus de 1 citron
Quelques brins de cerfeuil
Quelques grains de fenouil
Sel aux herbes

TOUTES SAISONS

Préparez le tartare d'algues fraîches : lavez, égouttez et émincez les algues, puis ajoutez l'huile de colza, le shoyu, le jus de citron, et le cerfeuil haché.

Cassez les œufs dans un récipient, battez-les à l'aide d'un fouet avec la crème de soja, ce qu'il faut de sel et les grains de fenouil.

Jncorporez les algues et mélangez. Conservez le reste des algues dans un bocal fermé au réfrigérateur.

Huilez légèrement une poêle antiadhésive et faites cuire l'omelette à feu doux environ 10 min.

Pourquoi c'est bon pour moi ?

L'œuf, ici, se suffit à lui-même ; il est agrémenté d'un apport d'algues marinées riches en oligoéléments.

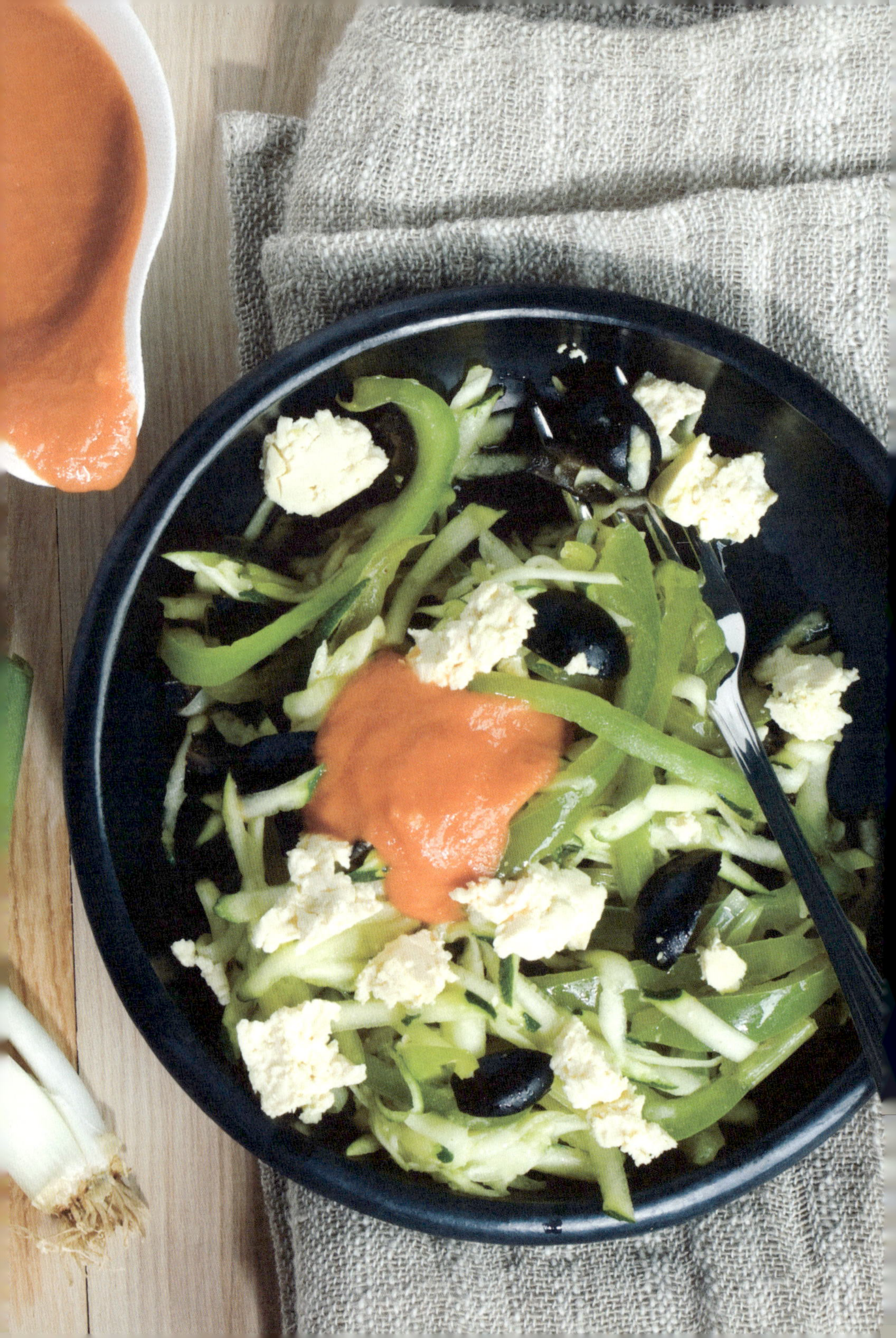

pour 4 personnes · préparation 20 min · cuisson 25 min · végétalien

brouillade
de tofu aux courgettes et olives

2 courgettes
1/2 poivron vert
1 cébette
10 olives noires
200 g de tofu nature
10 cl de vin blanc
2 c. à soupe d'huile d'olive
1/2 c. à café de grains de carvi
Sel fin non raffiné

PRINTEMPS • ÉTÉ

Lavez le poivron et émincez-le, ainsi que la cébette. Faites-les suer pendant 10 min dans l'huile d'olive avec les grains de carvi et ce qu'il faut de sel.

Lavez et râpez les courgettes, ajoutez-les avec les olives coupées en petits morceaux, remuez. Versez le vin blanc et laissez mijoter pendant 10 min. Émiettez le tofu et incorporez-le à la préparation. Laissez cuire encore 5 min et servez.

astuce !

Dégustez cette brouillade avec un coulis de tomate (voir p. 200), un panaché de feuilles vertes et basilic, et pourquoi pas, quelques lamelles de chorizo.

Pourquoi c'est bon pour moi ?

Le tofu, fromage frais de soja, est un aliment quasi complet, notamment pour les acides aminés essentiels ; associé à des légumes, l'équilibre alimentaire est parfait, même en plat unique végétalien !

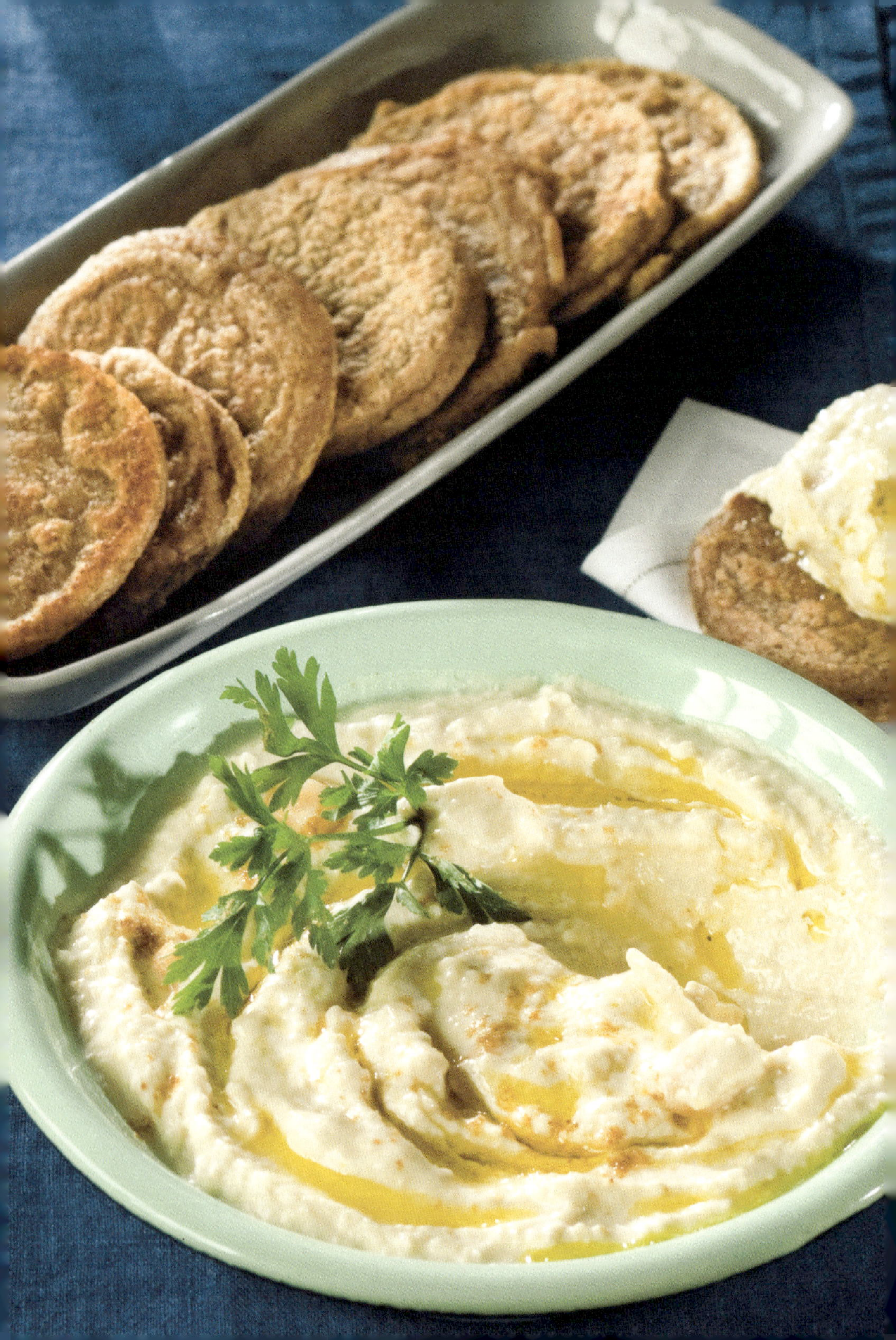

pour 6 personnes préparation 30 min cuisson 15 min végétarien

blinis de sarrasin

200 g de grains de sarrasin non grillés
1 œuf
1/2 c. à café de curcuma
1 pincée de bicarbonate de soude
Huile d'olive
Sel aux herbes

TOUTES SAISONS

Torréfiez les grains de sarrasin dans une poêle à sec pendant 5 min en remuant souvent, puis mouillez-les avec assez d'eau pour les recouvrir entièrement de 1 cm. Laissez gonfler à couvert pendant 15 min. Dans le bol d'un robot muni d'une lame, mixez les grains avec l'œuf, le curcuma, le bicarbonate et ce qu'il faut de sel aux herbes.

Déposez plusieurs cuillerées à soupe de pâte à blinis dans une poêle antiadhésive légèrement huilée, et faites cuire 1 min 30 de chaque côté. Dégustez tièdes en accompagnement d'un fromage de chèvre frais et quelques noix.

Pourquoi c'est bon pour moi ?

Ces blinis végétariens associent le sarrasin (céréale riche en minéraux) et l'œuf.

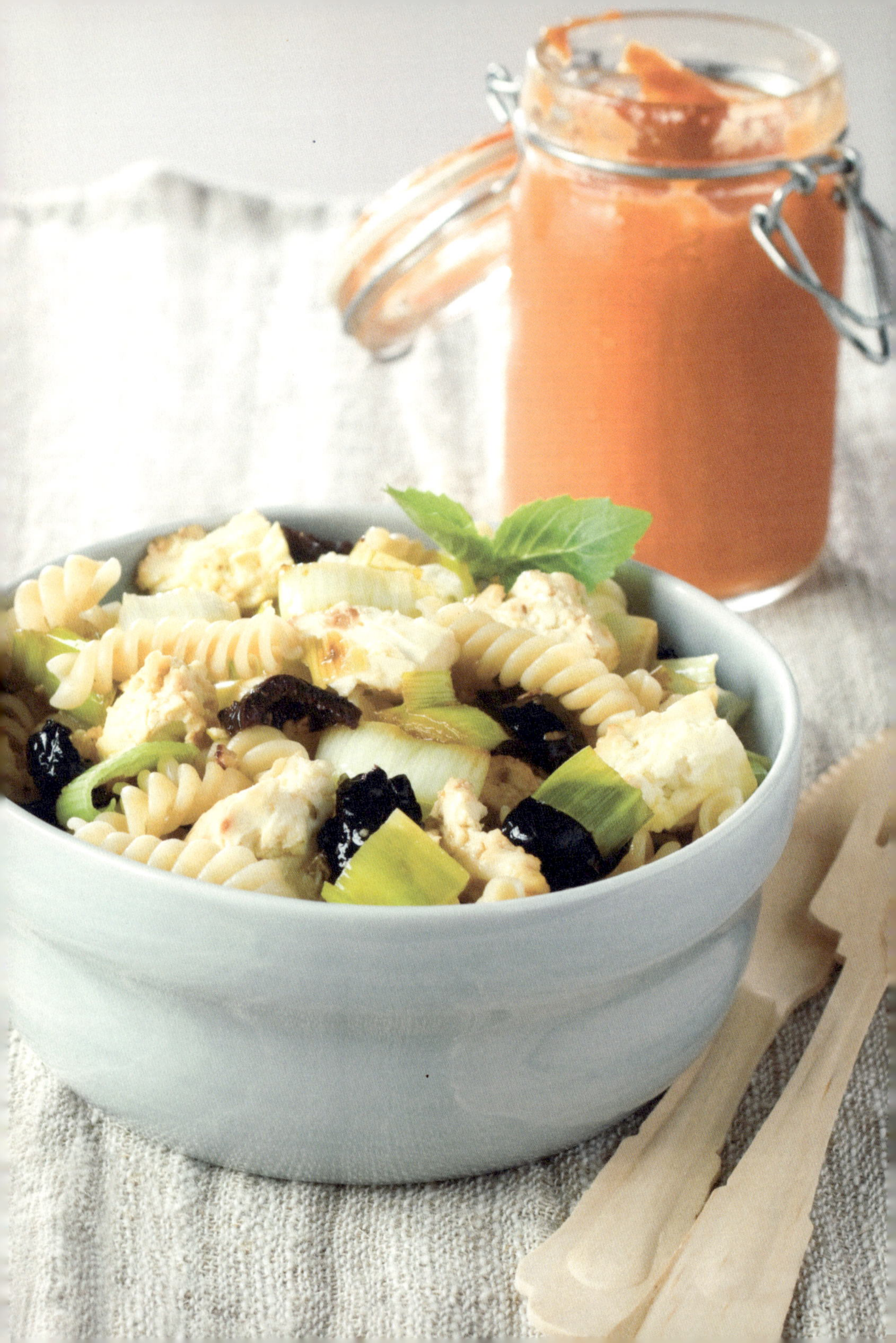

pour 4 personnes | préparation 30 min | cuisson 20 min | végétalien

pâtes
au tofu, poireau et olives

300 g de pâtes complètes (de préférence, des spaghettis de petit épeautre)
300 g de poireau cru
3 c. à soupe de vin blanc
200 g de tofu nature
1 gousse d'ail
12 olives noires
2 c. à soupe d'huile d'olive
2 c. à soupe de shoyu
6 brins de persil plat
Sel fin gris

TOUTES SAISONS

Lavez le poireau, émincez-le en petits tronçons et faites-le revenir doucement à mi-couvert pendant 10 min dans l'huile d'olive avec quelques pincées de sel, remuez régulièrement et ajoutez le vin blanc. En fin de cuisson, incorporez le tofu émietté, l'ail et le persil hachés et les olives noires en petits morceaux. Rectifiez l'assaisonnement avec le shoyu et finissez doucement la cuisson pendant 5 min en ajoutant un peu d'eau si nécessaire.

Pendant ce temps, portez à ébullition une casserole d'eau salée et faites cuire les pâtes pendant environ 10 min. Égouttez-les brièvement et accompagnez-les du mélange tofu-poireau.

astuce !

Délicieux avec un bon coulis de tomate maison (voir p. 200) et quelques tomates-cerises.

Pourquoi c'est bon pour moi ?

Un plat végétalien associant céréale (pâtes de blé complet), légumineuse (tofu de soja) et légume (poireau).

Pourquoi c'est bon pour moi ?

La lunch box est une formule pratique et économique pour manger équilibré avec plaisir, même hors de chez soi. Le plat unique s'y prête tout particulièrement, mais on peut rester sur le modèle du repas à deux ou trois plats, comme ici.

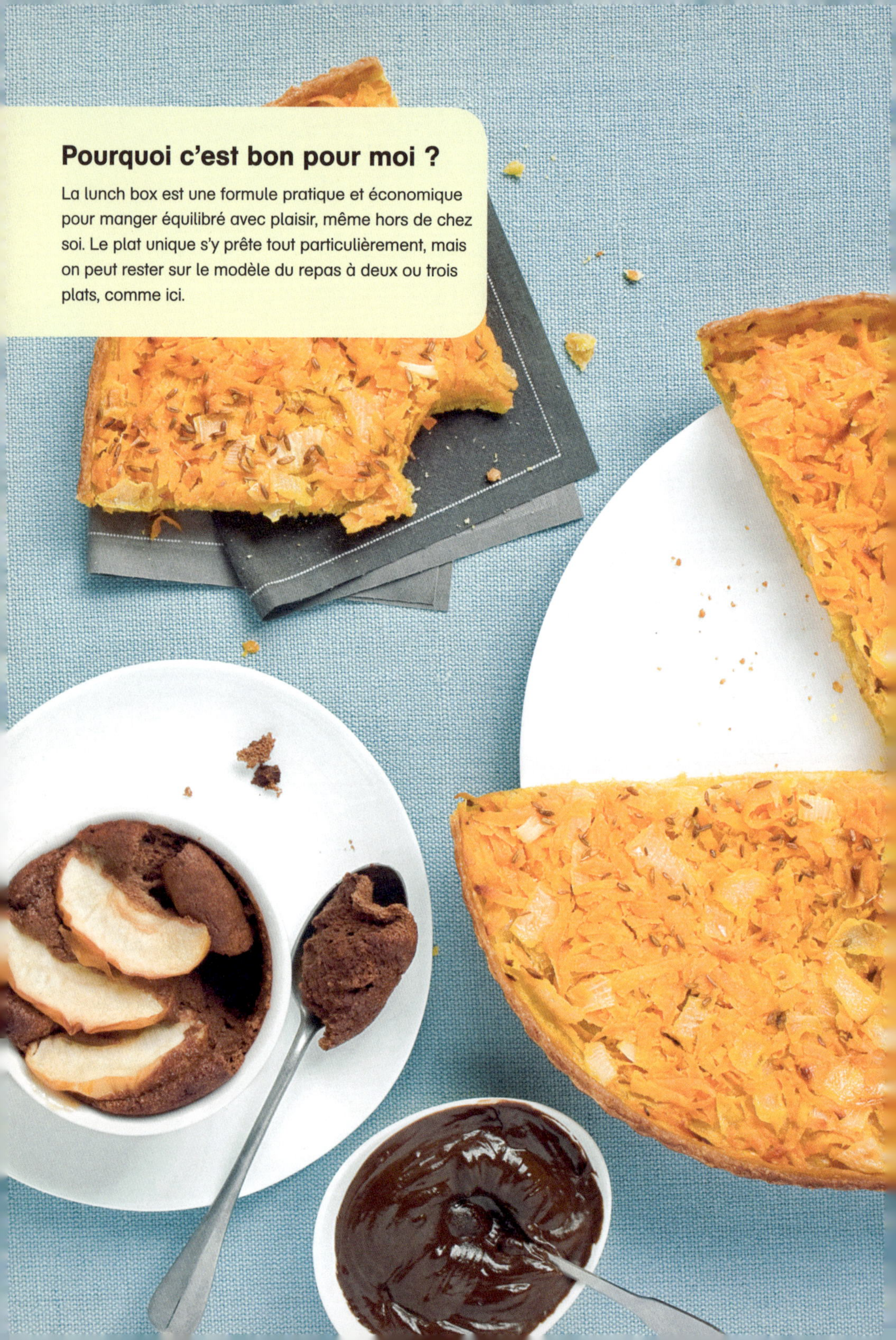

préparation 45 min cuisson tarte 45 min [+ précuisson des légumes], fondant 25 min

fondant
chocolat-châtaigne aux poires

pour 6 à 8 personnes
200 g de chocolat
4 œufs
1 yaourt de soja maison (voir p. 367)
2 poires
2 c. à soupe de crème de chataîgne
2 c. à soupe de farine de chataîgne
5 gouttes d'huile essentielle d'orange douce

Préchauffez le four à 150 °C (th. 5).

Faites fondre le chocolat au bain-marie avec l'huile essentielle. Séparez les blancs d'œufs des jaunes. Ajoutez les jaunes au chocolat, mélangez bien, puis incorporez le yaourt, la purée et la farine de châtaigne.

Battez les blancs en neige et incorporez-les délicatement à la préparation.

Versez la pâte dans un moule. Pelez la poire, détaillez-la en lamelles et posez ces dernières sur le dessus. Faites cuire pendant 20 min.

astuce !

Accompagnez chaque part de fondant d'une cuillerée de yaourt de soja vanillé et poudrez l'ensemble de cacao.

Ces plats peuvent être cuisinés pour toute la famille et emmenés facilement le lendemain dans une lunch box.

tarte
oignon-carotte et tapenade

pour 4 personnes
personnes
3 oignons
2 carottes
2 c. à soupe d'huile d'olive
10 cl de vin blanc
1 cube de bouillon de légumes
1 c. à soupe de tapenade
1 c. à café de graines de carvi

Pour la pâte
75 g de farine de blé T80
75 g de farine de kamut
1 c. à café de curcuma
3 c. à soupe d'huile d'olive
1 pincée de sel

Préparez la pâte : mélangez les deux farines, le curcuma et le sel, puis sablez avec l'huile d'olive ; enfin, ajoutez 2 à 3 c. à soupe d'eau pour former une boule. Filmez et laissez reposer 20 min à température ambiante.

Pendant ce temps, préparez la garniture : pelez et émincez les oignons, épluchez et râpez les carottes. Faites-les suer pendant 5 min dans l'huile d'olive et salez légèrement. Puis ajoutez le vin blanc dans lequel vous aurez dissous le bouillon de légumes et laissez cuire à mi-couvert pendant 10 min.

Préchauffez le four à 180 °C (th. 6).

Abaissez la pâte au rouleau et foncez un moule à tarte. Étalez la tapenade sur le fond puis répartissez la garniture et parsemez de graines de carvi. Faites cuire 30 min en prenant soin de placer le moule dans le bas du four afin que le fond de tarte soit cuit.

AUTOMNE • HIVER

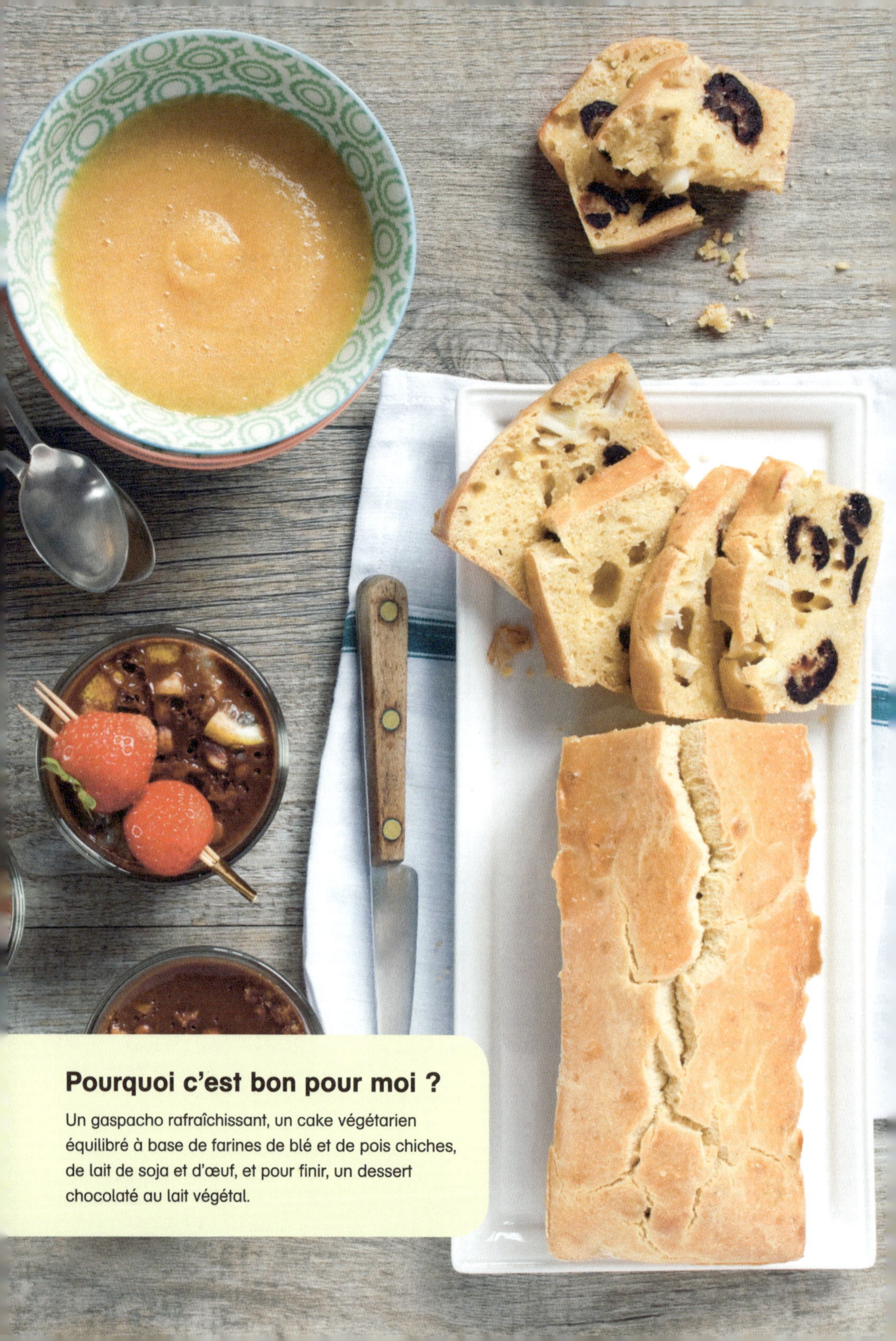

Pourquoi c'est bon pour moi ?

Un gaspacho rafraîchissant, un cake végétarien équilibré à base de farines de blé et de pois chiches, de lait de soja et d'œuf, et pour finir, un dessert chocolaté au lait végétal.

préparation 35 min · marinade et réfrigération 2 h · cuisson cake 25 min, agar 2 min

végétarien

gaspacho courgettes
et melon

pour 4 personnes
1 melon
2 courgettes jaunes
2 abricots secs
2 c. à soupe de vinaigre balsamique blanc
3 pincées de cannelle
Sel fin non raffiné

Faites mariner les abricots secs dans le vinaigre balsamique pendant 1 heure.

Pelez et épépinez le melon, rincez les courgettes et coupez-les en morceaux. Mixez le tout avec les abricots secs, le vinaigre balsamique et quelques pincées de sel. Servez bien frais.

agar choco biscuité

pour 6 personnes
100 g de chocolat
2 quartiers de citron confit au sucre (voir p. 196)
50 g de biscuits type sablés
30 cl de lait d'épeautre
2 g d'agar-agar
1 c. à soupe de purée de cajou

Hachez les quartiers de citron confit.

Délayez l'agar-agar dans le lait d'épeautre et faites chauffer. Maintenez l'ébullition pendant 1 min tout en remuant. Hors du feu, ajoutez le chocolat en petits morceaux, le citron confit et la purée de cajou.

Dans des moules, émiettez les biscuits. Versez la préparation à base de chocolat dessus. Laissez tiédir, puis placez au réfrigérateur et laissez prendre pendant 1 heure.

cake aux oignons
et olives noires

pour 6 personnes
60 g de farine de pois chiches
120 g de farine de blé
3 œufs entiers
15 olives noires
1 oignon blanc
5 cl d'huile d'olive
6 cl de lait de soja
1 pincée de bicarbonate de soude
1 botte de persil plat
Sel fin non raffiné

Préchauffez le four à 150 °C (th. 5). Concassez les olives noires. Hachez finement l'oignon blanc.

Dans un saladier, mélangez les deux farines avec le bicarbonate et quelques pincées de sel. Faites un puits, ajoutez les œufs entiers et l'huile. Mélangez tout en incorporant petit à petit le lait. Ajoutez les olives, l'oignon et le persil haché. Rectifiez en sel.

Versez la pâte dans des moules individuels (vous aurez ainsi votre portion pour une lunch box) et enfournez pendant 25 min.

TOUTES SAISONS

Pourquoi c'est bon pour moi ?

Cette tarte salée-sucrée végétalienne équilibrée, à base de farines de blé et de pois chiches, d'oignons, de poivron et de pruneaux est confortée par un délicieux chèvre doublement frais, par sa nature et ses agréments végétaux savoureux et décoratifs. Elle est associée à un dessert non moins savoureux de pêches au four farcies d'abricot à la noisette.

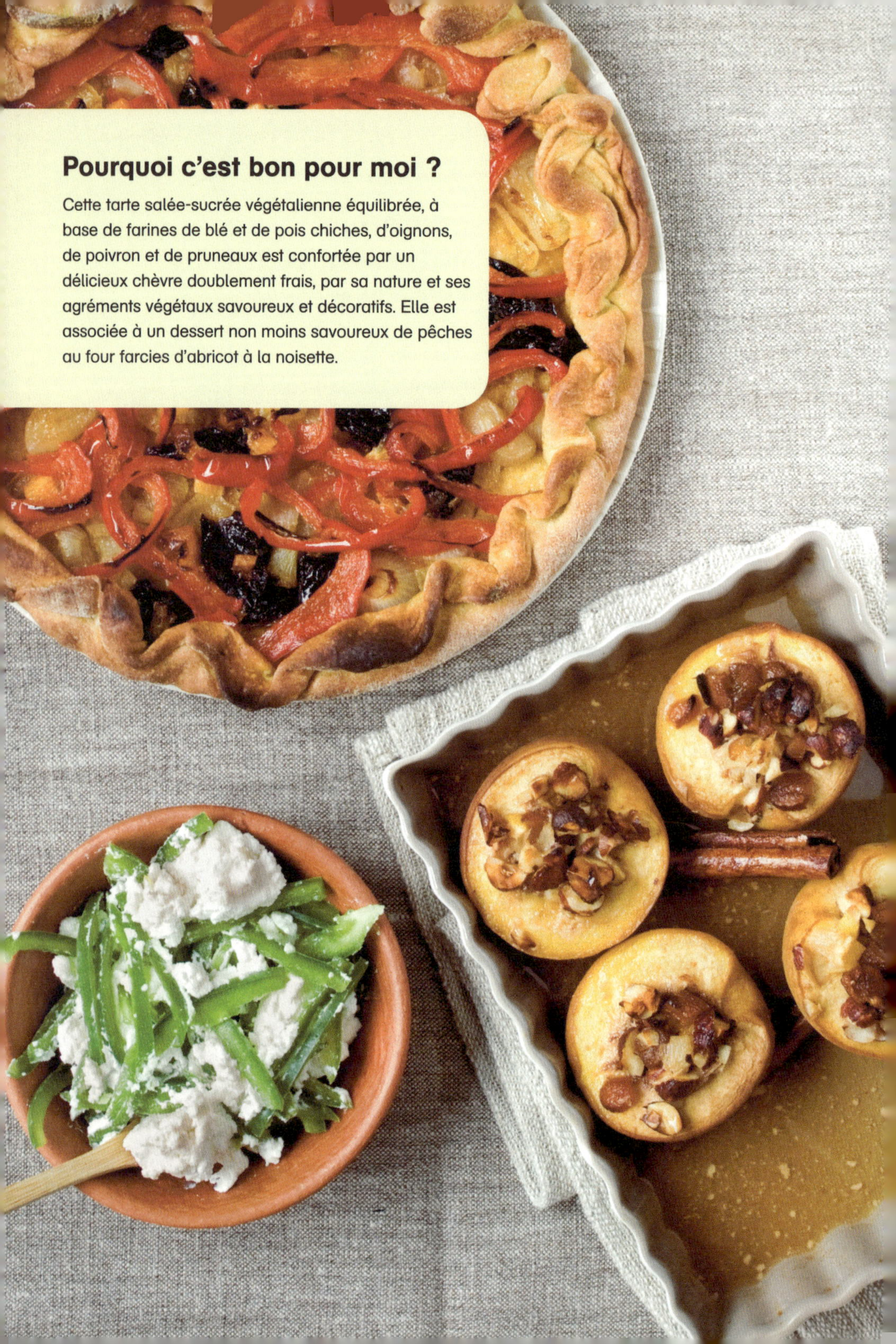

préparation 40 min repos 30 min cuisson tarte 30 min, pêches 45 min végétalien

tarte fine
de poivrons rouges et oignons aux pruneaux

pour 4 personnes
3 oignons
1 poivron rouge
6 pruneaux
2 quartiers d'orange confite au sel (voir p. 385)
2 c. à soupe d'huile d'olive
5 cl de vin rosé
1 pincée de graines de carvi

Pour la pâte
50 g de farine de pois chiches
100 g de farine T80
4 c. à soupe d'huile d'olive
1 c. à café de basilic séché
1 pincée de sel fin non raffiné

Préparez la pâte : mélangez les éléments secs, puis sablez l'ensemble avec l'huile d'olive et enfin formez une boule en ajoutant environ 3 c. à soupe d'eau. Filmez et laissez reposer 30 min à température ambiante.

Pelez et émincez les oignons. Lavez, épépinez et émincez finement le poivron. Faites revenir les oignons et le poivron pendant 10 min dans l'huile d'olive avec les graines de carvi. Coupez les pruneaux en lamelles, hachez les quartiers d'orange confite et ajoutez-les tout en mélangeant. Mouillez avec le vin et poursuivez la cuisson à mi-couvert et à feu doux pendant 10 min.

Préchauffez le four à 180 °C (th. 6).

Abaissez la pâte au rouleau et foncez-en un moule à tarte en laissant un rebord de pâte de 2 cm. Répartissez les légumes et rabattez le rebord.

Enfournez le moule dans le bas du four pendant 30 min.

crème
de chèvre au poivron vert

pour 4 personnes
200 g de chèvre frais
1/4 de poivron vert
1 gousse d'ail
Sel

Pelez et hachez la gousse d'ail. Lavez le poivron, émincez-le finement sur une planche à l'aide d'un couteau.

Écrasez le chèvre à la fourchette en ajoutant une pincée de sel, si besoin, le poivron vert et l'ail.

pêches
noisette-cannelle-abricot sec

pour 4 personnes
2 pêches
3 abricots secs
2 c. à soupe de noisettes concassées
10 cl de lait de noisette
Jus de pomme
1/2 c. à café de cannelle en poudre
1 bâton de cannelle

Préchauffez le four à 150 °C (th. 5). Lavez les pêches, coupez-les en deux en ôtant le noyau.

Hachez les abricots secs, mélangez-les avec les noisettes concassées, le lait et la cannelle en poudre.

Garnissez chaque demi-pêche avec 1 c. à soupe de cette farce. Posez les fruits farce vers le haut dans un plat, versez 1/2 cm de jus de pomme dans le fond du plat et ajoutez le bâton de cannelle.

Enfournez pour 45 min. Pendant la cuisson, arrosez régulièrement les pêches avec le jus du plat. Après leur sortie du four, continuez de les arroser, ainsi elles resteront brillantes.

PRINTEMPS • ÉTÉ

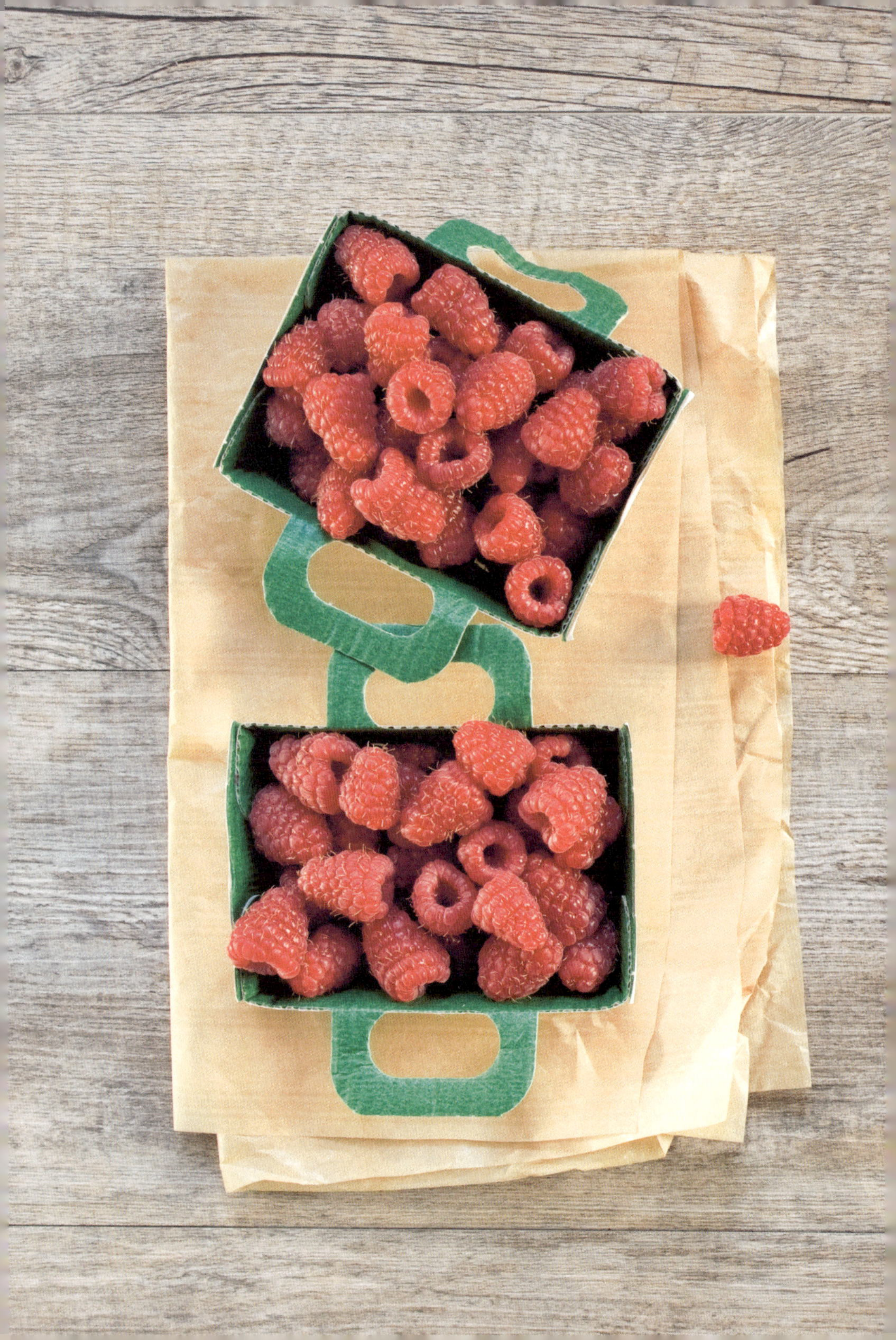

Desserts

Le plaisir passe avant tout par des aliments de qualité, riches de nutriments et, donc, d'arômes et de saveurs. Sur le plan purement nutritionnel, le dessert peut paraître facultatif si les autres plats sont composés selon l'équilibre alimentaire de la triade alimentaire ®. Or, le dessert est le plat plaisir par excellence... et l'on ne va pas s'en priver avec toutes les recettes qui suivent – et toutes celles que vous pouvez imaginer à partir de ces exemples !

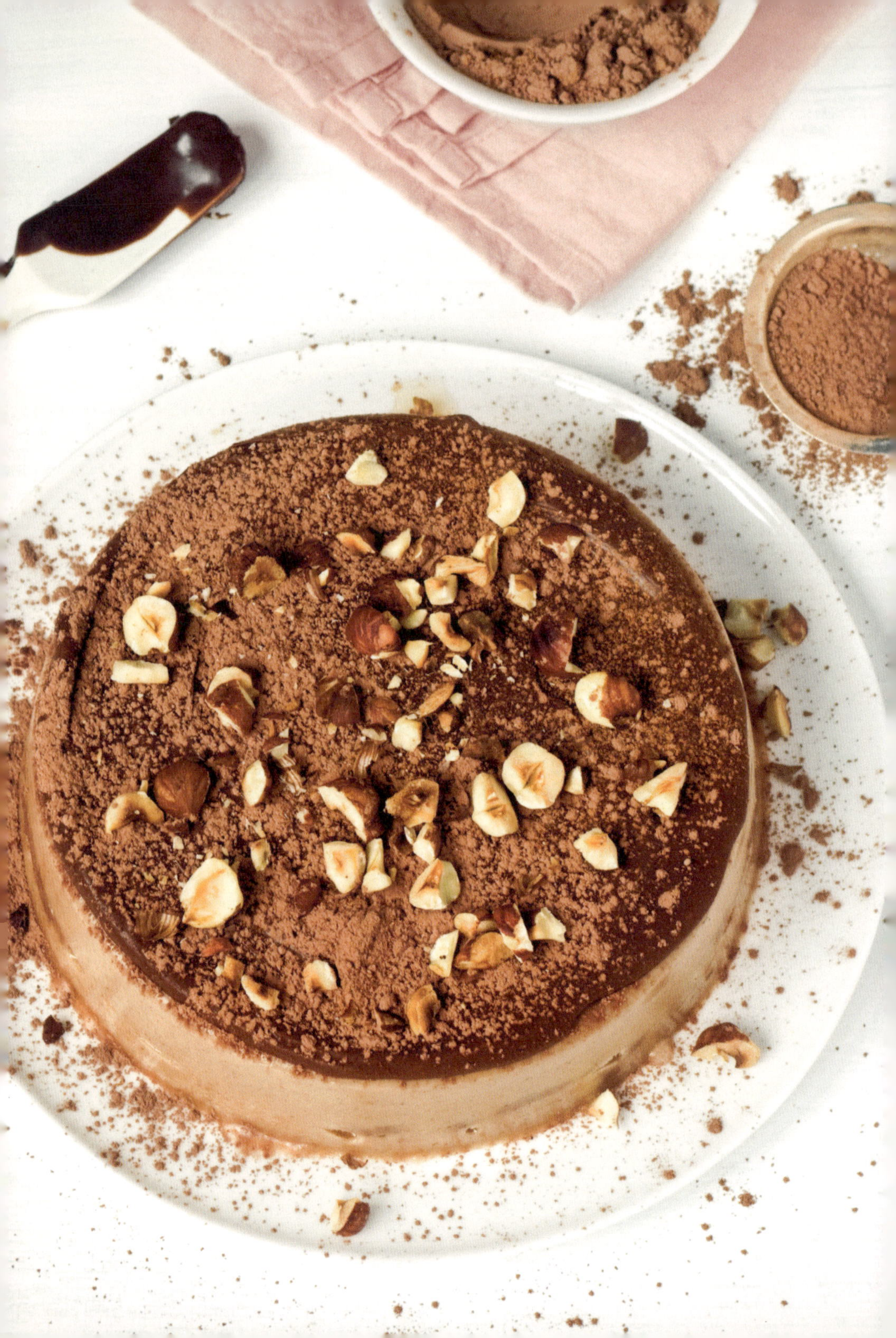

pour 6 personnes | préparation 30 min | congélation 2 h | cuisson 15 min

« bûche » glacée
chocolat-châtaigne à la noisette

200 g de purée de marron nature
200 g de crème de marron vanillée
40 g de chocolat noir râpé
1 c. à soupe de purée de noisette
25 cl de lait de châtaigne
5 g d'agar-agar

Pour décorer
50 g de noisettes
50 g de chocolat noir
2,5 cl de lait de châtaigne
1 c. à café de cacao en poudre
1 c. à café de cannelle en poudre

HIVER

Portez à ébullition pendant 3 min le lait de châtaigne avec l'agar-agar.

Mélangez la purée et la crème de marron en ajoutant le lait de châtaigne, puis séparez cette crème en deux parties inégales : deux tiers, un tiers. Dans la première, incorporez la purée de noisette, et dans la seconde, le chocolat râpé.

Versez la moitié du mélange à la noisette dans un moule arrondi ou dans un moule à cake, puis le mélange au chocolat et terminez par le mélange à la noisette. Filmez et réservez seulement 2 heures au congélateur (si la bûche a été préparée à l'avance, réservez-la d'abord au réfrigérateur).

Émincez les noisettes au couteau et torréfiez-les pendant 5 min à sec dans une poêle en remuant constamment.

Juste avant de servir, faites fondre le chocolat au bain-marie avec le lait de châtaigne. Mélangez le cacao à la cannelle.

Démoulez la bûche. Au moment de servir, répartissez dessus le coulis de chocolat. Poudrez du mélange cacao-cannelle et parsemez des noisettes émincées.

Pourquoi c'est bon pour moi ?

Les amateurs de marron vont saliver ! Déjà riche en nutriments variés (comparables à ceux des céréales avec moins de protéines), la châtaigne est accompagnée de chocolat noir et de noisettes. Le chocolat noir et les fruits secs oléagineux sont des aliments quasi intégraux ; à déguster donc avec modération en fonction des autres plats.

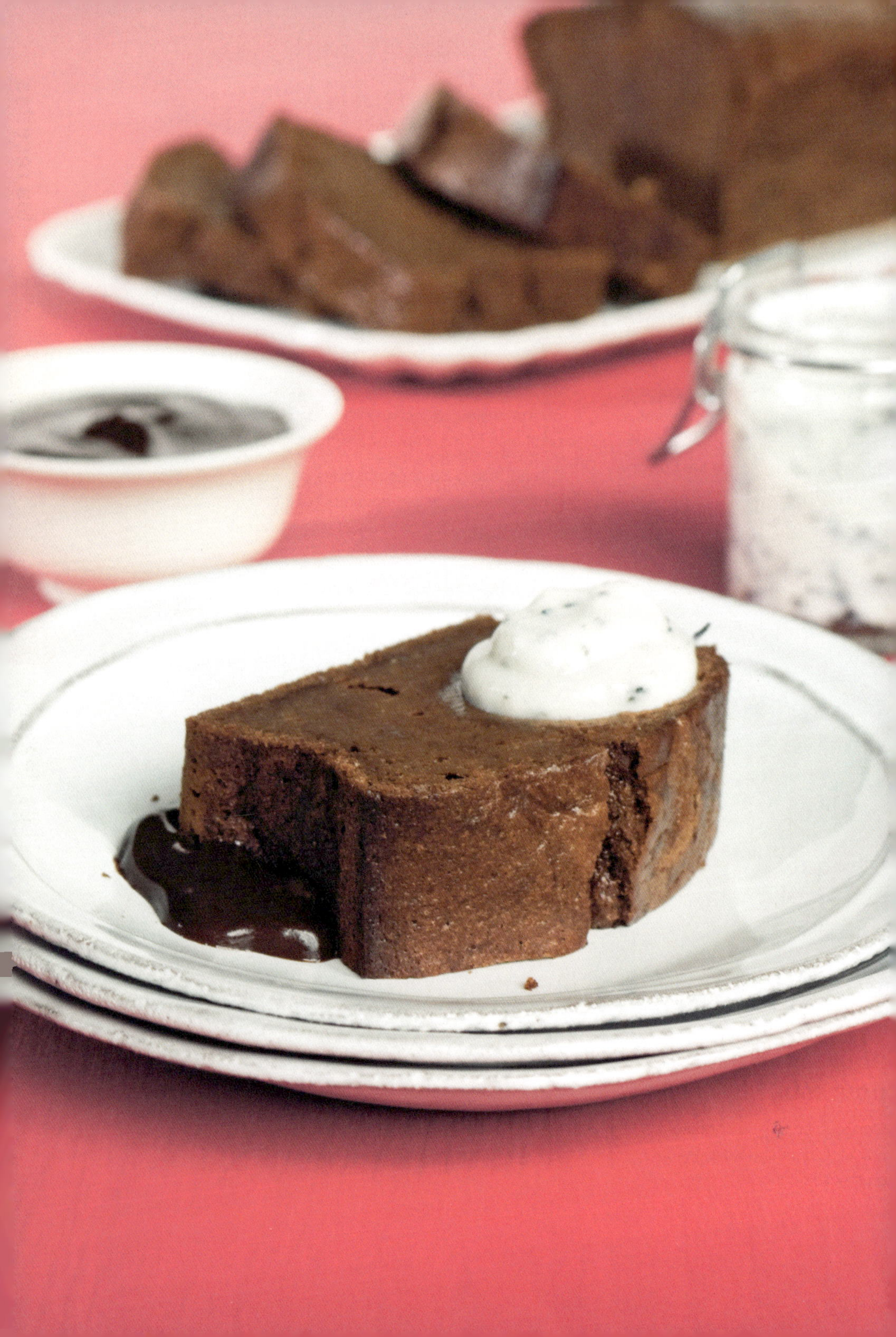

pour 4 personnes préparation 20 min cuisson 15 min

fondant au thé Earl grey

150 g de chocolat noir pâtissier
1 yaourt au lait entier de brebis
2 œufs
3 à 4 c. à soupe de thé Earl grey
1 c. à café d'arrow-root ou de fécule de maïs

TOUTES SAISONS

Réduisez le thé en poudre fine à l'aide d'un moulin à café ou d'un mixeur. Conservez l'excédent au frais dans un récipient bien fermé. Séparez les jaunes d'œufs des blancs.

Cassez 100 g de chocolat dans un récipient et laissez-le fondre doucement au bain-marie. Hors du feu, incorporez la moitié du yaourt, les jaunes d'œufs, la fécule de maïs et 1 c. à café de poudre de thé.

Battez les blancs en neige souple et incorporez-les au chocolat. Versez la préparation dans un moule et faites cuire 10 à 15 min au four préchauffé à 150 °C (th. 5). Sortez le fondant du four, laissez-le refroidir, puis couvrez-le et réservez-le au réfrigérateur.

Placez 50 g de chocolat dans un récipient avec 1 c. à soupe d'eau et laissez-le fondre au bain-marie tout en remuant. Mélangez le reste du yaourt avec 1/4 de c. à café de thé.

Servez avec le coulis de chocolat et la crème de yaourt au thé.

astuce !

Conservez le reste du thé en poudre pour parfumer un cake ou un financier.

Pourquoi c'est bon pour moi ?

Mariage heureux du chocolat noir et d'un laitage léger, le tout aromatisé au thé.

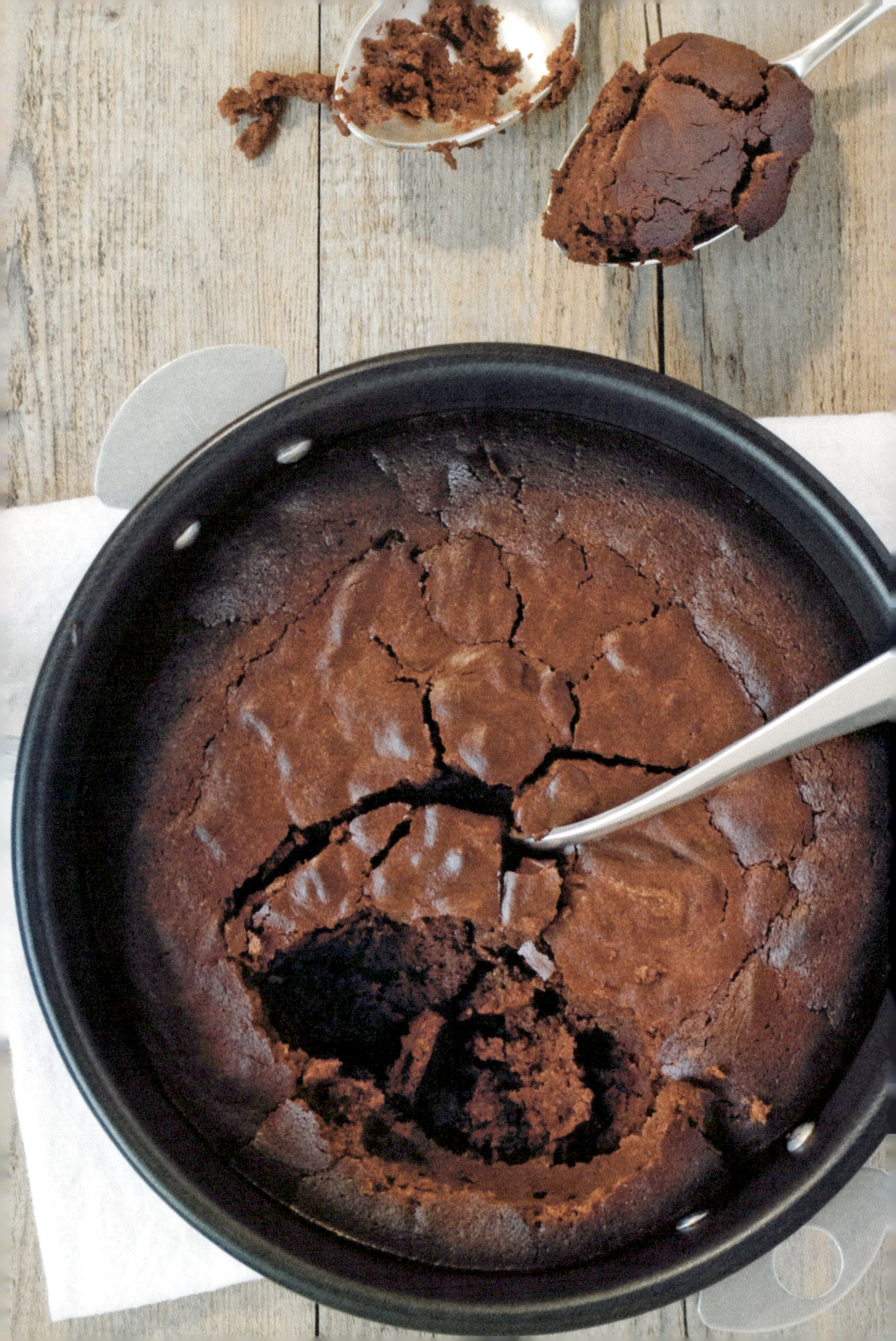

pour 6 à 8 personnes · préparation 15 min · cuisson 20 min · végétarien

fondant version « Originel »

200 g de chocolat
4 œufs
1 yaourt au lait de soja
1 c. à soupe de purée de cajou
1 c. à soupe de farine de riz

TOUTES SAISONS

Préchauffez le four à 150 °C (th. 5).

Faites fondre le chocolat au bain-marie. Séparez les blancs d'œufs des jaunes et incorporez-les au chocolat. Mélangez vivement et ajoutez la purée de cajou, le yaourt et la farine tamisée.

Battez les blancs en neige et incorporez-les délicatement à la préparation.

Transférez dans un moule et enfournez pendant 15 min.

astuce !

La purée de cajou remplace le beurre aussi bien dans un gâteau que sur une tartine de pain toastée au petit déjeuner : essayez avec un filet de miel afin d'équilibrer vos apports en acides gras.

Pourquoi c'est bon pour moi ?

Avec cette recette, les gourmands peuvent aller jusqu'à revendiquer ce dessert comme un plat unique équilibré, de type végétarien, avec association d'une céréale (farine de riz), d'une légumineuse (yaourt de soja) et d'œufs !

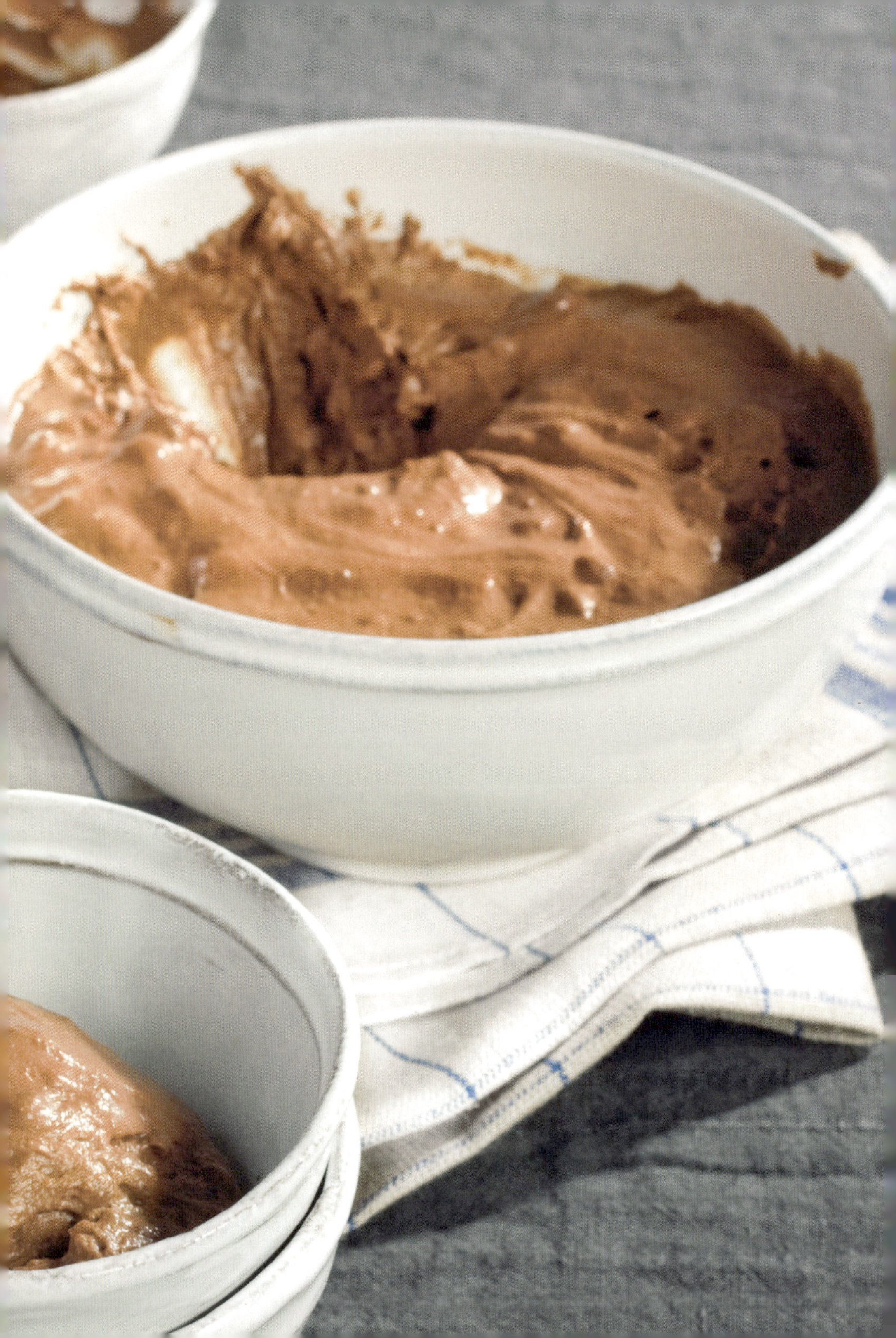

pour 6 à 8 personnes | préparation 10 min | cuisson 5 min | réfrigération 2 h

mousse au chocolat

200 g de chocolat pâtissier
5 œufs
2 c. à soupe d'eau de fleur d'oranger

TOUTES SAISONS

Faites fondre le chocolat au bain-marie pendant 5 min.

Séparez les blancs d'œufs des jaunes et incorporez ces derniers au chocolat avec la fleur d'oranger tout en mélangeant vivement afin de bien émulsionner l'ensemble.

Battez les blancs en neige et incorporez-les délicatement.

Réservez au réfrigérateur pendant 2 heures avant de déguster.

astuce !

Vous pouvez remplacer la fleur d'oranger par 5 gouttes d'huile essentielle de citron ou d'orange et accompagner la mousse de quartiers d'orange pelée à vif.

Pourquoi c'est bon pour moi ?

L'incontournable de tout chocolatomane… Une mousse maison très simple et tellement plus savoureuse que les préparations industrielles ! Faites fondre le chocolat au bain-marie pour ne pas dénaturer sa composition.

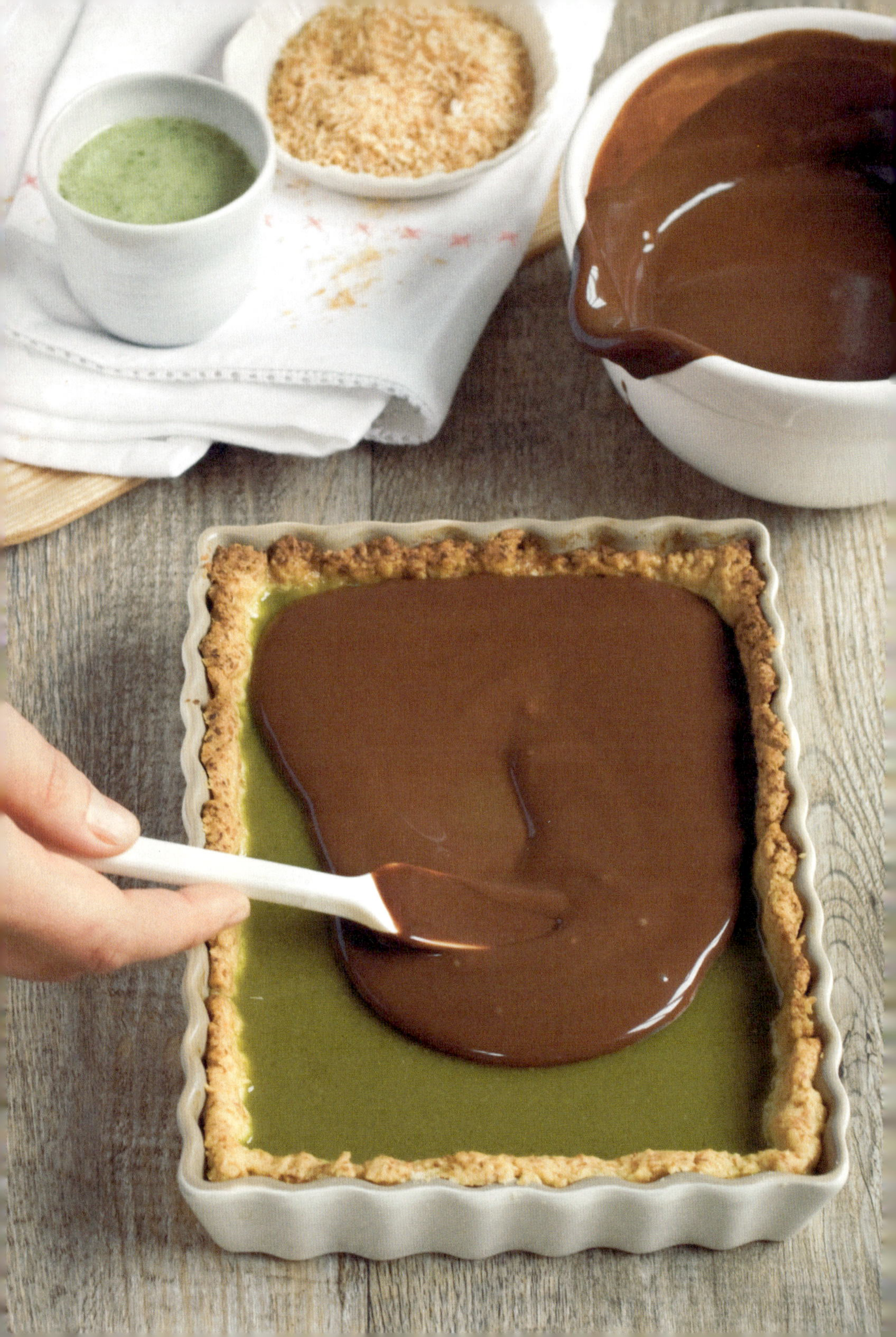

pour 8 personnes préparation 25 min cuisson 20 min repos 20 min
réfrigération 30 min

tarte fine
coco-chocolat au thé vert matcha

Pour la pâte
75 g de farine de blé
75 g de farine de petit épeautre
50 g de noix de coco râpée
80 g de margarine spéciale cuisson
1 c. à café de vanille en poudre

Pour la gelée de matcha
3 g d'agar-agar
2 c. à soupe de miel
2 c. à soupe de thé vert matcha

Pour la ganache
200 g de chocolat
25 cl de lait de coco

Pour accompagner
40 g de noix de coco râpée
20 cl de crème de soja dessert à la vanille
1 c. à soupe de thé vert matcha
2 c. à soupe de jus de pomme (ou d'eau)

TOUTES SAISONS

Réalisez la pâte : mélangez les farines, la noix de coco et la vanille, puis sablez l'ensemble avec la margarine. Enfin, ajoutez environ 3 c. à soupe d'eau pour former une boule et laissez reposer 20 min.

Préchauffez le four à 150 °C (th. 5) et si vous le pouvez, sans la ventilation. Abaissez la pâte au rouleau et foncez un moule à tarte, piquez-la légèrement avec une fourchette et faites-la cuire « à blanc » pendant 20 min.

Réalisez la gelée de matcha : faites tiédir 40 cl d'eau, puis ajoutez l'agar-agar. Portez à ébullition, maintenez l'ébullition pendant 2 min tout en fouettant. Hors du feu, ajoutez le miel et la poudre de thé matcha. Mélangez. Débarrassez dans un saladier. Remuez au fouet de temps en temps, attendez que le mélange refroidisse un peu, puis coulez-le sur le fond de tarte cuit. Réservez au frais pendant 20 min jusqu'à ce que la gelée soit ferme.

Préparez la ganache : faites fondre le chocolat au bain-marie. Puis, hors du feu, ajoutez le lait de coco, mélangez et coulez cette ganache sur la gelée de matcha. Laissez prendre au frais pendant 30 min.

Torréfiez la noix de coco dans une poêle à sec et à feu doux environ 5 min tout en remuant souvent. Réservez.

Mélangez la crème vanillée avec le thé et le jus de pomme, battez avec un fouet à main afin qu'elle soit bien lisse.

Accompagnez chaque part de tarte de la crème vanille et parsemez de coco torréfiée.

Pourquoi c'est bon pour moi ?

Les nutriments variés et savoureux du chocolat noir s'allient à ceux de la délicieuse noix de coco.

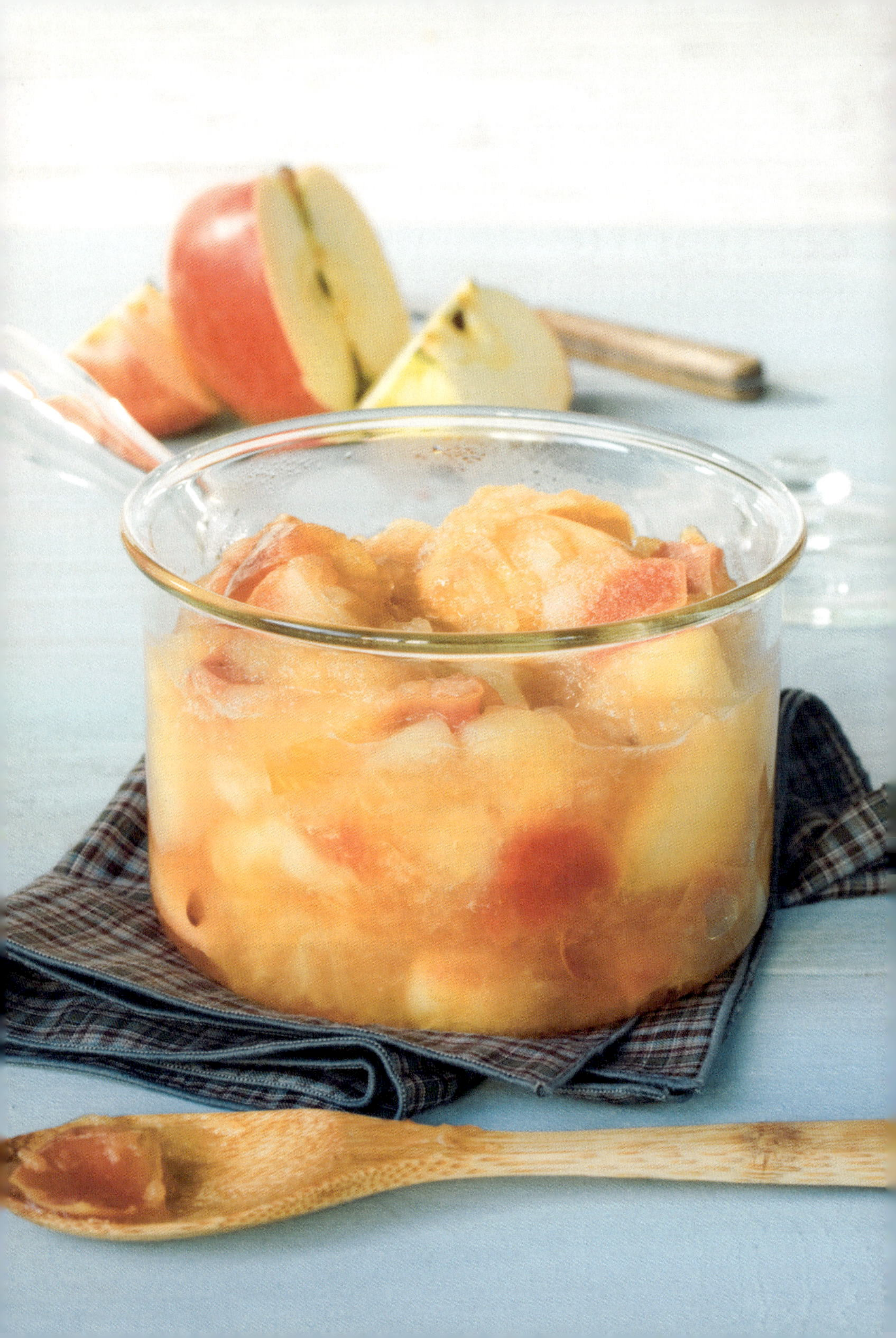

pour 8 personnes préparation 10 min cuisson 20 min

compote
version « Originelle »

1 kg de pommes
20 cl de jus pomme-poire

AUTOMNE • HIVER

Lavez soigneusement les pommes, idéalement avec une brosse végétale. Coupez-les en petits morceaux en gardant la peau, le cœur, les pépins : enlevez seulement la queue. Faites cuire avec le jus de fruits et 5 cl d'eau pendant 20 min à feu doux et mi-couvert.

Mixez les pommes et passez la compote à travers les mailles fines d'une passoire afin d'éliminer les restes de peau et pépins qui seraient désagréables en bouche. Réservez au frais.

astuce !

Sur ce même modèle, coupez les pommes (et/ou un autre fruit : poire, banane, potimarron…) en morceaux en ôtant seulement le trognon, faites-les cuire dans un fond de jus de pomme avec une épice et servez cette compotée telle quelle, sans la mixer, ou en accompagnement d'une autre douceur, d'un yaourt.

Vous pouvez varier vos compotes en ajoutant des épices (cannelle ou badiane) ou des fruits secs mixés ou en petits morceaux (raisins, abricots, pruneaux, figues, dattes).

Pourquoi c'est bon pour moi ?

Grâce au mixeur, fini la corvée d'épluchage et d'évidage pour obtenir une compote riche de tous les nutriments protecteurs (pectine et autres fibres, antioxydants…) de la pomme !

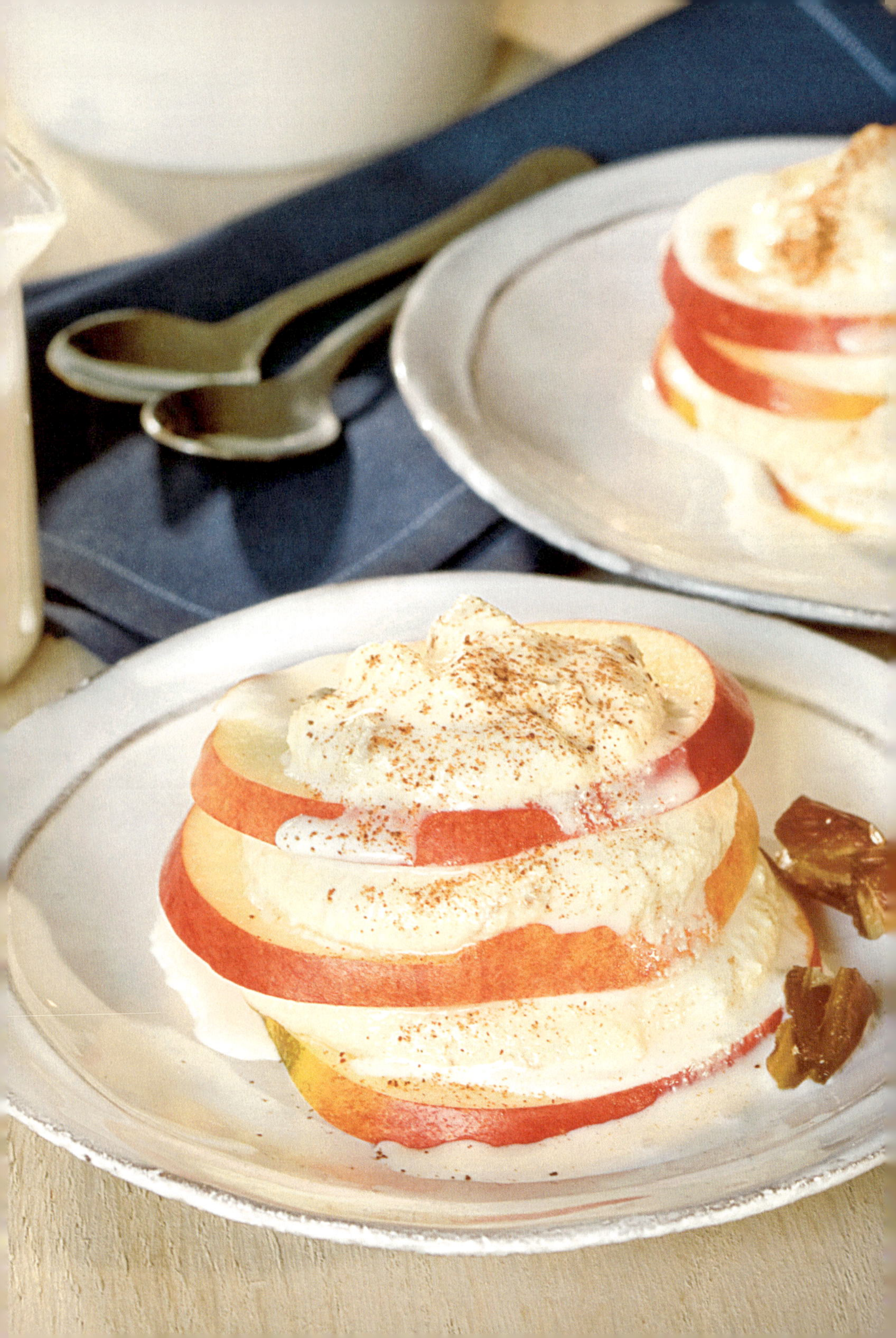

pour 4 personnes | préparation 20 min | végétalien

millefeuille
aux pommes et dattes

1 à 2 pommes

Pour la crème de tofu
200 g de tofu
10 cl de jus de pomme
5 dattes
1 pincée de vanille en poudre

Pour la crème de soja vanille-cognac
4 c. à soupe de crème vanille soja dessert
3 c. à soupe de jus de pomme
1 c. à soupe de cognac

AUTOMNE • HIVER

Mixez au robot tous les ingrédients de la crème de tofu : le tofu, la vanille, le jus de pomme et les dattes dénoyautées.

Lavez les pommes, coupez-les en deux, ôtez le cœur, puis détaillez chaque moitié en fines tranches à la mandoline. Citronnez-les pour les préserver de l'oxydation.

Montez les millefeuilles en alternant 1 lamelle de pomme et 1 c. à café de crème de tofu, sur trois étages. Réservez au frais.

Dans un bol, mélangez avec un fouet à main la crème vanille avec le jus de pomme et le cognac.

Au moment de servir, accompagnez les millefeuilles d'une cuillerée à soupe de crème vanille.

Pourquoi c'est bon pour moi ?

Un dessert végétalien équilibré, associant le tofu du soja et deux fruits riches en fibres et micronutriments : la pomme fraîche et la datte séchée.

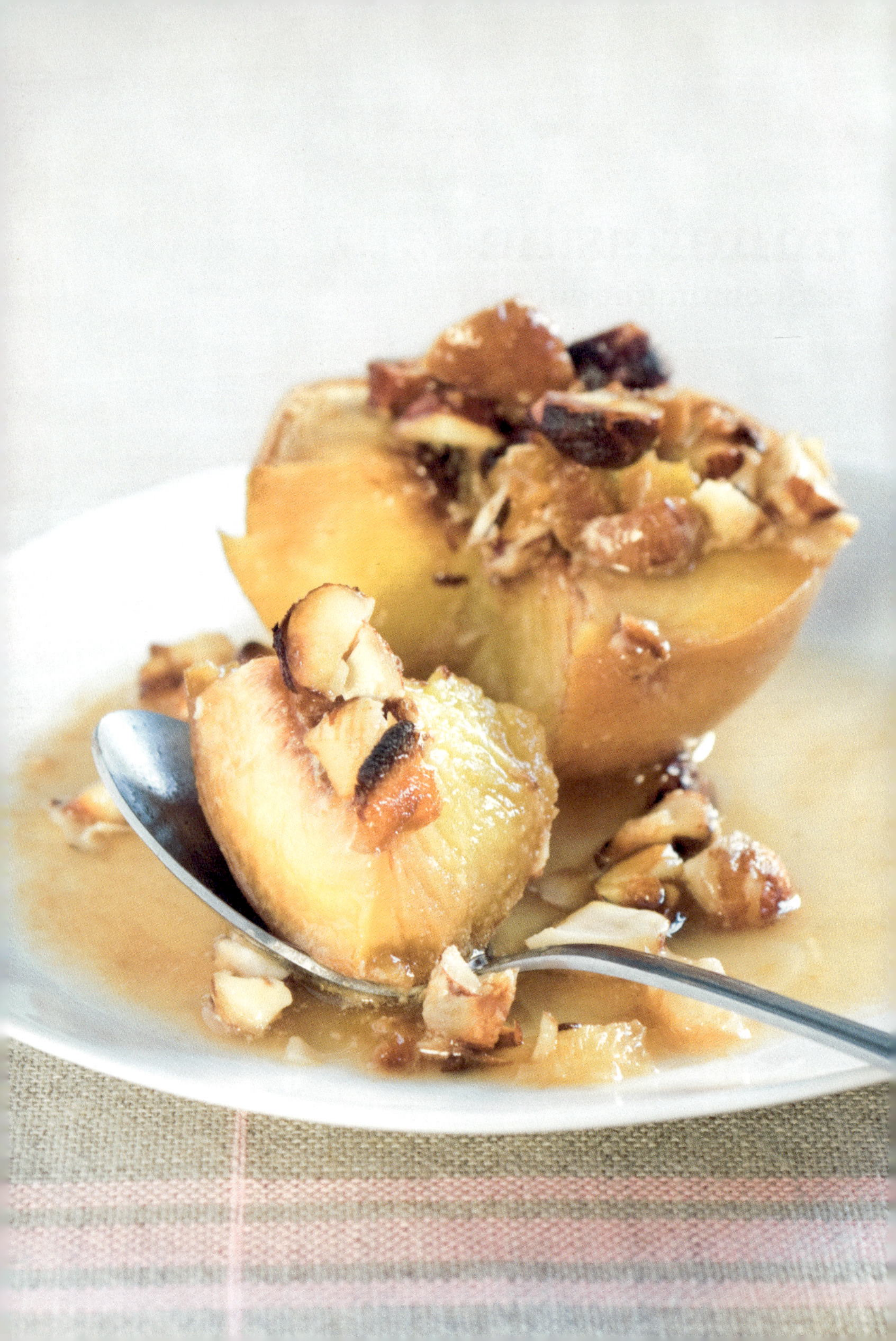

pour 4 personnes préparation 15 min cuisson 45 min

pommes au four
noix-châtaigne-abricot sec

2 pommes
4 abricots secs
2 c. à soupe de cerneaux de noix
140 g de crème de châtaigne
4 c. à soupe de jus de pomme
1 pincée de badiane en poudre
1 bâton de cannelle
1 anis étoilé entier (appelé aussi badiane)
1 c. à soupe de confiture d'abricots

AUTOMNE • HIVER

Préchauffez le four à 150 °C (th. 5).

Lavez, émincez finement les abricots secs et hachez les noix au couteau. Mélangez les abricots, les noix et la badiane avec 50 g de purée de châtaigne additionnée de 1 c. à soupe de jus de pomme.

Lavez les pommes, coupez-les en deux dans le sens de la longueur, ôtez les extrémités par une légère incision, puis enlevez le trognon en creusant à l'aide d'un économe ou d'une cuillère à melon. Farcissez ce creux avec la préparation.

Posez les pommes dans un plat, face vers le haut, et versez le reste de jus de fruit dans le fond du plat avec 3 c. à soupe d'eau, ajoutez le bâton de cannelle et l'anis étoilé.

Enfournez pour 45 min, en arrosant régulièrement les pommes. Après leur sortie du four, continuez à arroser les fruits, c'est ainsi qu'ils auront une jolie pellicule brillante.

Pour accompagner, mixez la purée de châtaigne restante avec la confiture d'abricots et un peu de jus de cuisson.

Servez les pommes légèrement tièdes avec le coulis de châtaigne.

astuce !

Ce dessert se décline à l'infini : avec des noisettes et des dattes, de la noix de coco et des raisins, etc. ; essayez aussi les huiles essentielles pour parfumer.

Pourquoi c'est bon pour moi ?

Un concentré de fruits frais, secs et séchés, relevé par la cannelle et la badiane : à déguster avec modération !

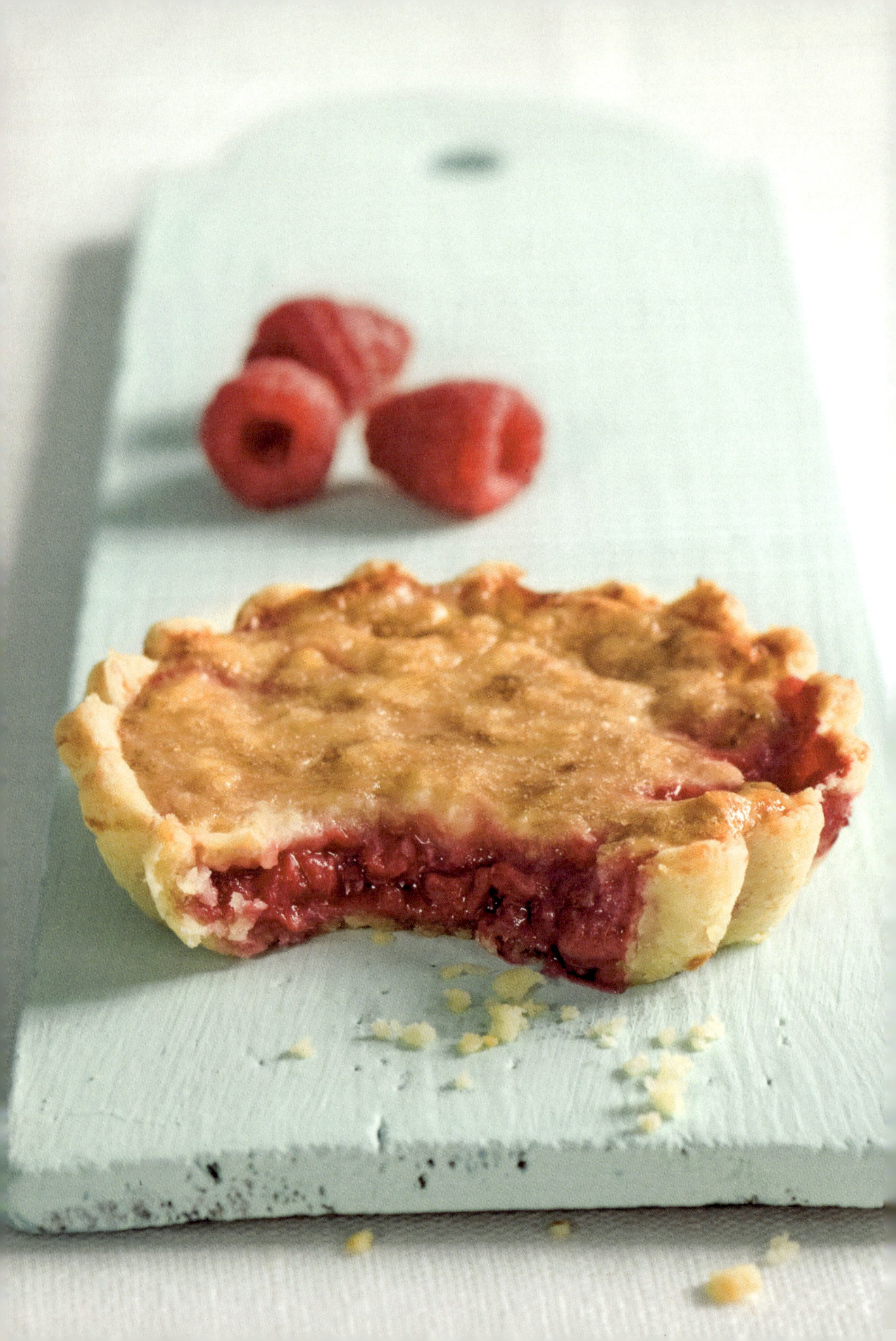

pour 8 personnes · préparation 20 min · repos 30 min · cuisson 45 min · végétalien

tarte banane-framboise

7 bananes
100 g de framboises
20 cl de lait de soja vanillé
1 c. à soupe d'arrow-root

Pour la pâte
75 g de farine de petit épeautre
75 g de farine de blé T80
70 g de margarine végétale
1 c. à café de cannelle en poudre

ÉTÉ

Mélangez les farines, la cannelle, puis sablez l'ensemble avec la margarine et ajoutez environ 3 c. à soupe d'eau pour former la pâte. Laissez-la reposer 30 min.

Préchauffez le four à 180 °C (th. 6) en position statique (non ventilé).

Abaissez la pâte et foncez un moule à tarte.

Écrasez les framboises à la fourchette et étalez-les sur la pâte.

Pelez les bananes, mixez-les avec le lait et l'arrow-root et répartissez ce mélange sur la tarte.

Enfournez pendant 45 min dans le bas du four.

astuce !

Jl est important de cuire cette tarte sans ventilation afin que l'appareil à la banane ne gonfle pas et conserve sa texture de flan.

Pourquoi c'est bon pour moi ?

Une tarte dessert végétalienne équilibrée : farines de blé, lait de soja, bananes riches en amidon et framboises bien pourvues en antioxydants.

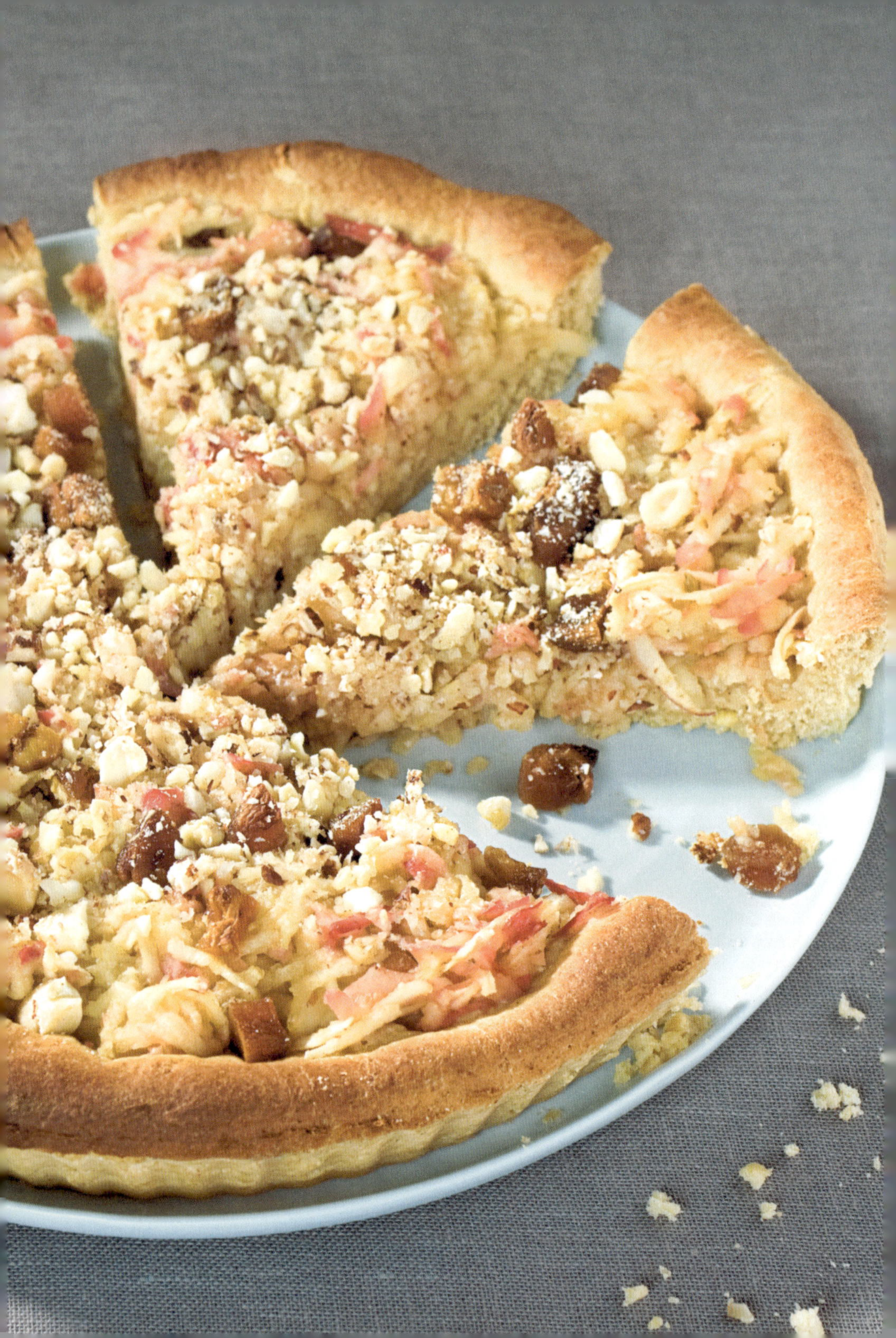

pour 6 personnes préparation 20 min levée 1 h 45 cuisson 45 min

tarte briochée
aux pommes, abricots et amandes

4 à 5 pommes
6 abricots secs
40 g d'amandes

Pour la pâte
100 g de farine de petit épeautre
100 g de farine de blé T80
1/2 sachet de levure de boulanger
30 g de sucre blond
3 c. à soupe d'huile d'olive
1 œuf
10 cl de lait d'amande (ou d'eau)

AUTOMNE • HIVER

Préparez la pâte : mélangez les farines, la levure de boulanger et le sucre, puis ajoutez l'huile d'olive, l'œuf et le lait d'amande pour former une boule. Pétrissez la pâte pendant 3 min. Puis laissez-la lever pendant 1 heure près d'une source de chaleur, couverte d'un linge.

Étalez ensuite la pâte dans un moule et laissez-la de nouveau lever 45 min à couvert.

15 minutes avant la fin de la deuxième levée, préchauffez le four à 150° C (th. 5). Lavez, pelez et râpez les quartiers de pommes. Lavez et émincez les abricots secs. Concassez les amandes.

Mélangez les pommes avec les abricots secs, répartissez le tout sur le fond de pâte, puis parsemez d'amandes. Enfournez pendant 45 min dans le bas du four.

Pourquoi c'est bon pour moi ?

Cette tarte briochée offre un délicat assortiment de saveurs provenant de trois catégories de fruits : frais (pommes), séchés (abricots) et secs oléagineux (amandes).

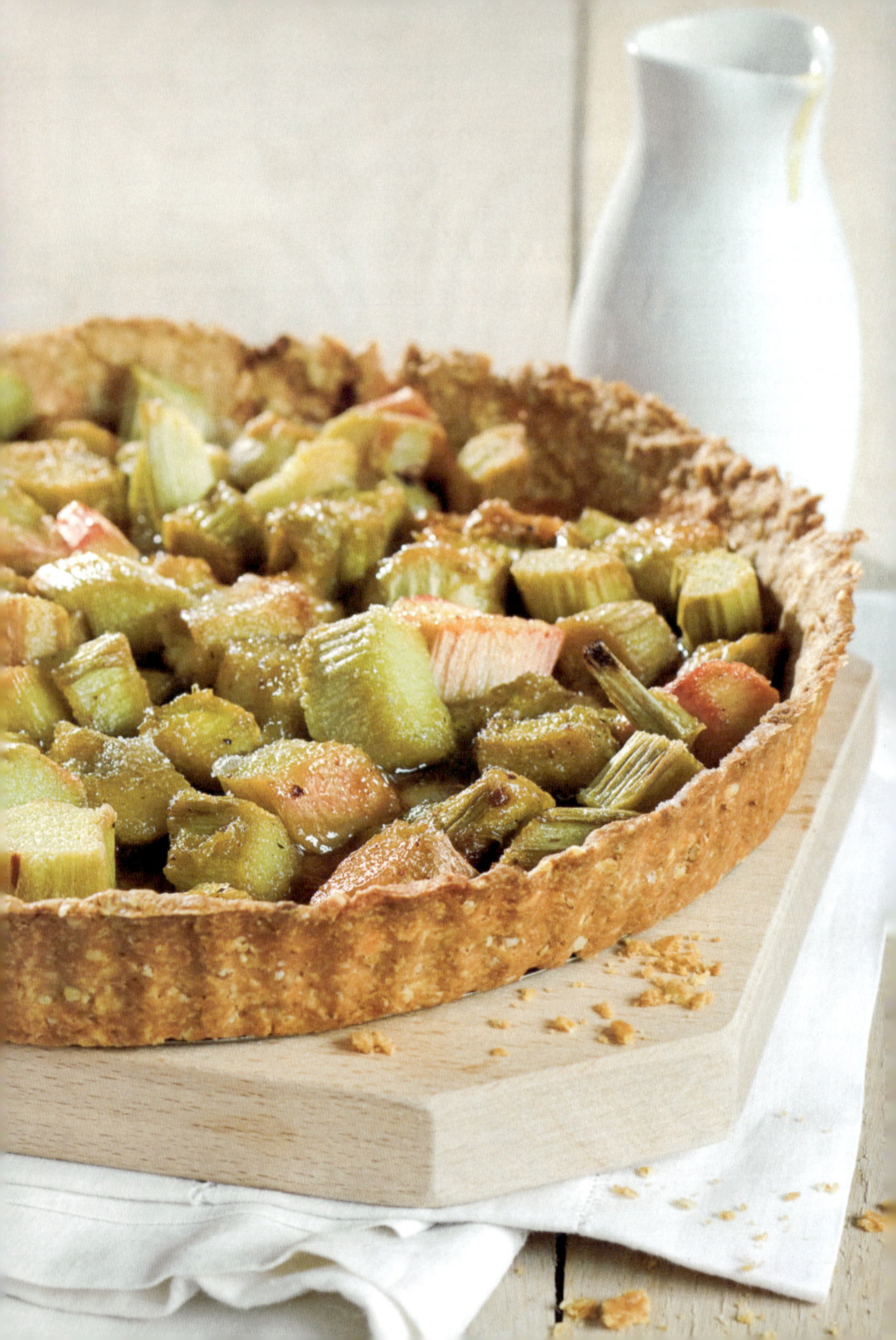

pour 8 personnes préparation 20 min cuisson 30 min végétalien

tarte rhubarbe
aux flocons d'avoine et amande

300 g de rhubarbe
3 c. à soupe de sucre blond
1 c. à soupe d'arrow-root
1 c. à soupe de purée d'amande
1 c. à café de miel

Pour la pâte
100 g de farine de petit épeautre
40 g de petits flocons d'avoine
30 g d'amandes en poudre
80 g de margarine
1 c. à café de cannelle en poudre

PRINTEMPS • ÉTÉ

Préparez la pâte : mélangez les flocons, les amandes en poudre, la farine et la cannelle, puis sablez l'ensemble avec la margarine ; ajoutez 4 c. à soupe d'eau pour former la pâte. Laissez reposer 20 min à température ambiante.

Pendant ce temps, pelez la rhubarbe, détaillez-la en tronçons et faites-la précuire avec le sucre sur feu doux, 10 min environ. Préchauffez le four à 150 °C (th. 5).

Abaissez la pâte au rouleau, foncez un moule à tarte et piquez le fond avec une fourchette. Faites-la cuire « à blanc » au four non ventilé environ 10 min. Sortez le fond de tarte du four, puis saupoudrez-le d'arrow-root et étalez la compotée de rhubarbe dessus. Enfournez pour 10 min encore. Débarrassez et réservez au frais.

Pour accompagner, réalisez un coulis d'amande en mélangeant la purée d'amande avec le miel et 3 c. à soupe d'eau.

Pourquoi c'est bon pour moi ?

Deux ingrédients énergétiques – flocons d'avoine et amandes – et un légume se prêtant bien aux desserts, la rhubarbe, riche en fibres et minéraux avec sa note acidulée en contrepoint au sucré.

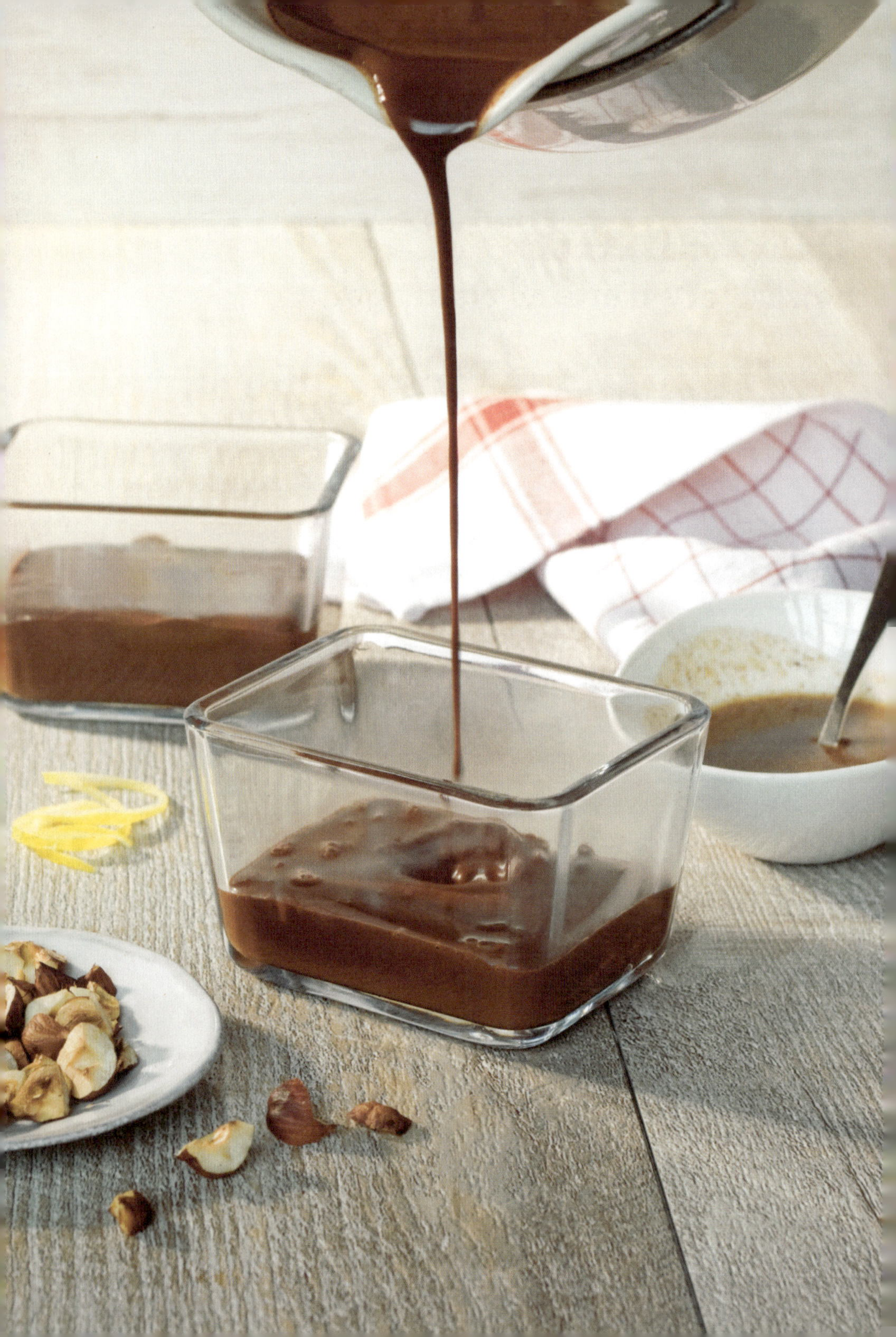

pour XX personnes préparation 10 min cuisson 25 min

entremets
chocolat-noisette à l'agar-agar

100 g de chocolat
40 cl de lait de noisette
1 quartier de citron confit au sucre (voir p. 385) (ou 1 c. à café de zeste de citron non traité)
2 g d'agar-agar
1 poignée de noisettes
1 c. à soupe de purée de noisette
1 c. à café de sirop de riz

TOUTES SAISONS

Cassez le chocolat dans un saladier. Hachez finement le citron confit.

Faites tiédir le lait, puis ajoutez l'agar-agar et portez à ébullition. Maintenez l'ébullition pendant 2 min tout en remuant. Puis versez sur le chocolat en mélangeant pour le faire fondre. Ajoutez le citron confit.

Versez la préparation dans de petits ramequins, laissez refroidir et réservez au frais.

Émincez les noisettes et faites-les torréfier dans une poêle à sec pendant 5 mn.

Pour le coulis de noisette : mélangez la purée de noisette avec le sirop de riz et délayez avec 3 c. à soupe d'eau.

Servez l'entremets avec le coulis de noisette et parsemez l'ensemble des noisettes torréfiées.

Pourquoi c'est bon pour moi ?

L'agar-agar – issu d'algues – est un épaississant conférant du velouté aux préparations, tout comme l'arrow-root qui est une fécule issue de rhizomes ; il contribue ici au mariage des saveurs complémentaires du chocolat et de la noisette.

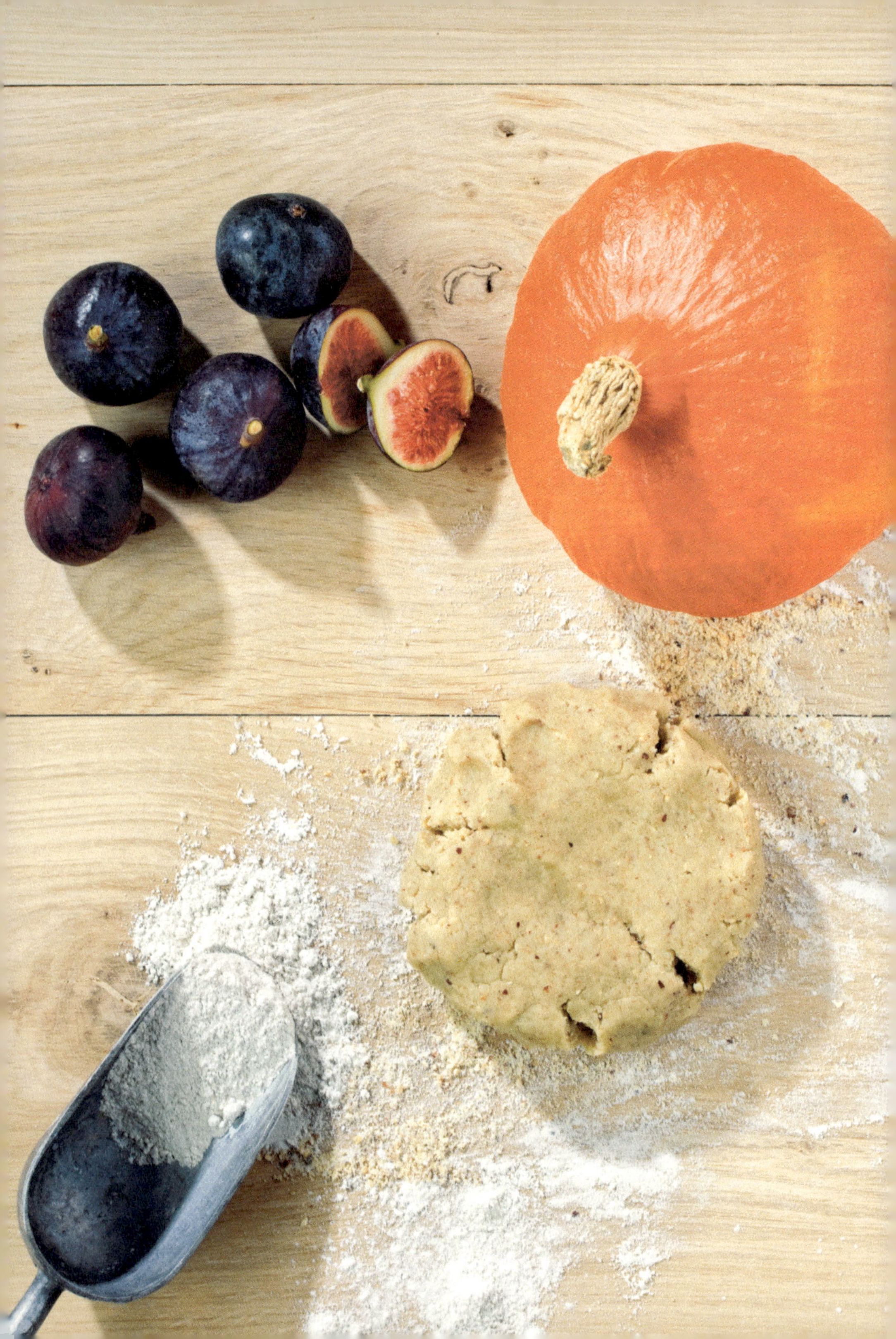

pour 8 personnes préparation 20 min cuisson 40 min végétarien

tarte figue-potimarron

200 g de potimarron
6 figues fraîches
1 œuf
1 c. à soupe de purée de noisette
4 c. à soupe de sucre de canne complet

Pour la pâte
100 g de farine de blé T80
70 g de farine de seigle T80
20 g de noisettes en poudre
60 g de margarine
2 c. à soupe d'huile de noisette
1/2 c. à café de cannelle en poudre

AUTOMNE • HIVER

Lavez et coupez le potimarron, sans le peler, en petits morceaux et faites-le cuire pendant 10 min à couvert dans un fond d'eau. Réservez.

Préparez la pâte : mélangez les deux farines, la poudre de noisette et la cannelle, puis sablez l'ensemble avec la margarine et l'huile de noisette ; enfin, ajoutez environ 3 c. à soupe d'eau pour former la pâte. Laissez reposer 20 min.

Pendant ce temps, préchauffez le four à 150 °C (th. 5) et préparez la garniture : mixez le potimarron avec l'œuf, la purée de noisette et 2 c. à soupe de sucre.

Étalez la pâte et foncez-en un moule à tarte. Versez-y la garniture. Coupez les figues en deux et disposez-les sur la tarte, face coupée vers le haut.

Enfournez la tarte 30 min ; 10 min avant de la sortir du four, parsemez-la de sucre de canne.

Dégustez tiède avec, par exemple, un coulis de noisette (1 c. à soupe de purée de noisette mélangée avec 1 c. à café de sirop de riz et délayée avec 3 c. à soupe d'eau).

Pourquoi c'est bon pour moi ?

Une tarte végétarienne équilibrée, pouvant constituer un plat unique, riche en nutriments protecteurs : le potimarron se prête délicieusement aux desserts !

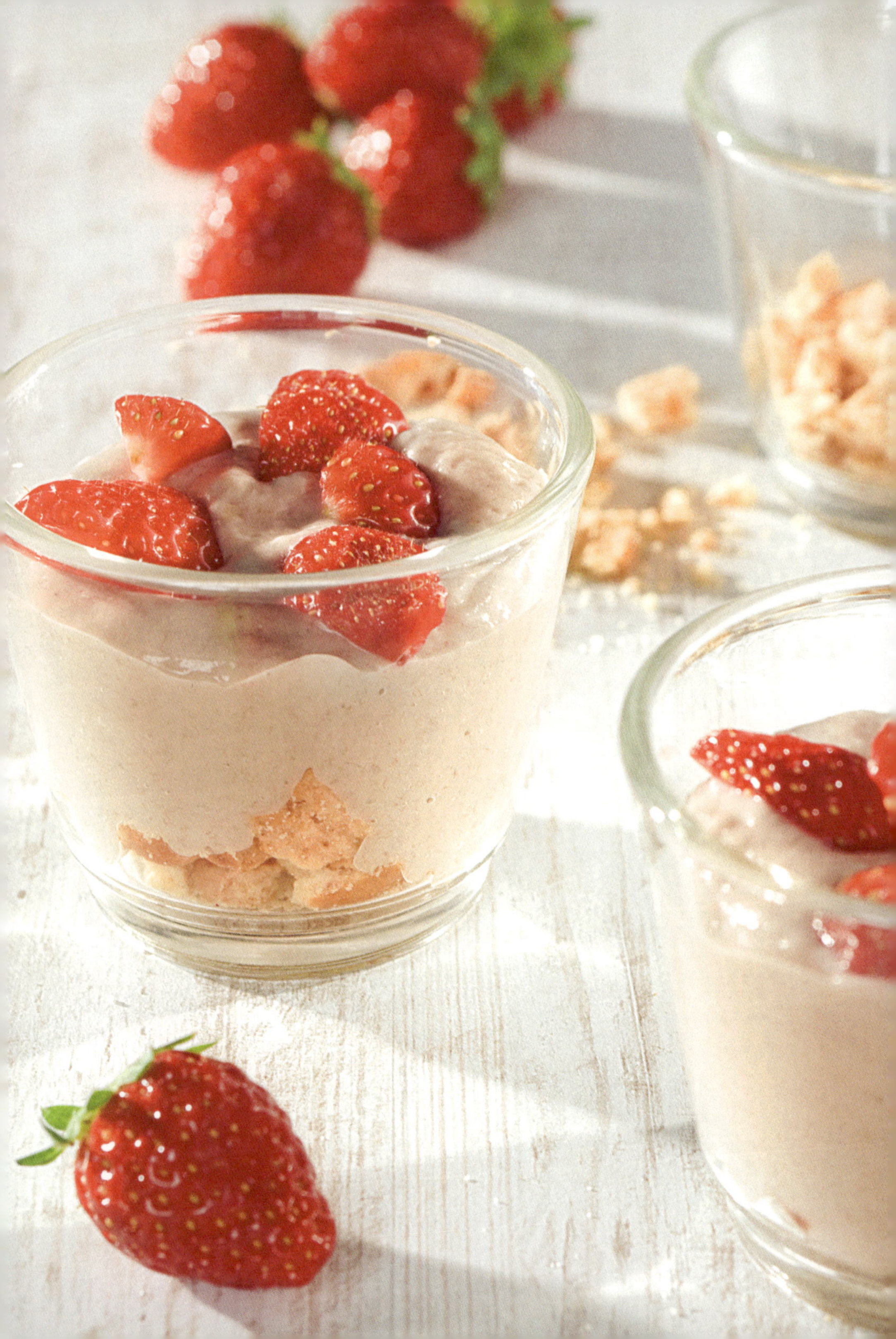

pour 6 personnes | préparation 15 min | cuisson 2 min | réfrigération 30 min

entremets biscuité
banane-fraise au lait de coco

3 bananes
100 g de fraises
30 cl de lait de coco
8 biscuits à la noix de coco
2 g d'agar-agar
1 pincée de cannelle en poudre

PRINTEMPS • ÉTÉ

Délayez l'agar-agar dans le lait de coco et ajoutez la cannelle. Faites chauffer et maintenez l'ébullition pendant 2 min tout en remuant.

Pelez les bananes et écrasez-les à la fourchette. Versez le lait sur les bananes et mélangez encore.

Rincez rapidement les fraises, coupez-les en quatre.

Émiettez les biscuits dans de petits ramequins. Versez le liquide tiède dessus. Garnissez de 3 ou 4 morceaux de fraises. Laissez prendre au réfrigérateur pendant 30 min.

astuce !

Dégustez avec un coulis de chocolat (50 g de chocolat fondu au bain-marie avec 2 c. à soupe de lait de coco).

Pourquoi c'est bon pour moi ?

Cette préparation au délicieux lait de coco peut être accommodée de nombreuses façons.

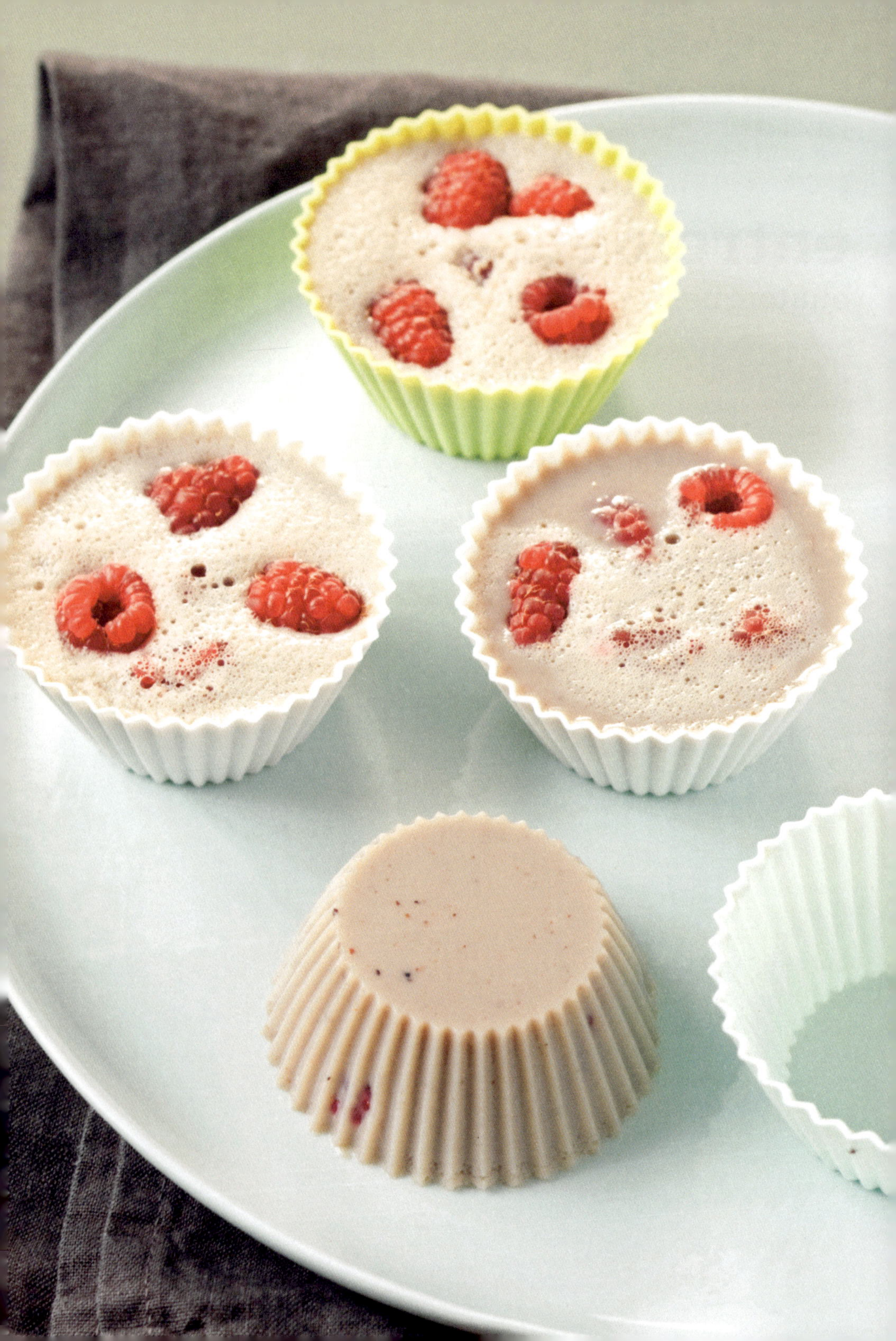

pour 6 personnes préparation 10 min cuisson 2 min réfrigération 30 min

entremets
châtaigne-framboise à l'agar-agar

100 g de framboises
40 cl de lait de soja vanillé
2 c. à soupe de crème de châtaigne
1 c. à soupe de confiture de myrtilles
1 c. à café de vanille en poudre
2 g d'agar-agar

PRINTEMPS • ÉTÉ

Délayez la crème de châtaigne et la confiture dans 3 c. à soupe de lait de soja.

Faites tiédir le reste de lait avec la vanille, puis ajoutez l'agar-agar. Portez à ébullition pendant 2 min.

Incorporez le lait dans la préparation à base de châtaigne. Versez dans des petits moules en silicone. Déposez environ 3 framboises par entremets. Laissez prendre au frais pendant 30 min.

astuce !

Pour une note de fraîcheur accompagnez ce dessert d'une écrasée de framboises crues, réalisée simplement à l'aide d'une fourchette.

Pourquoi c'est bon pour moi ?

Là aussi, une recette simple à préparer : un entremets au lait de soja, équilibré sur le plan nutritionnel, et des fruits rouges riches en antioxydants.

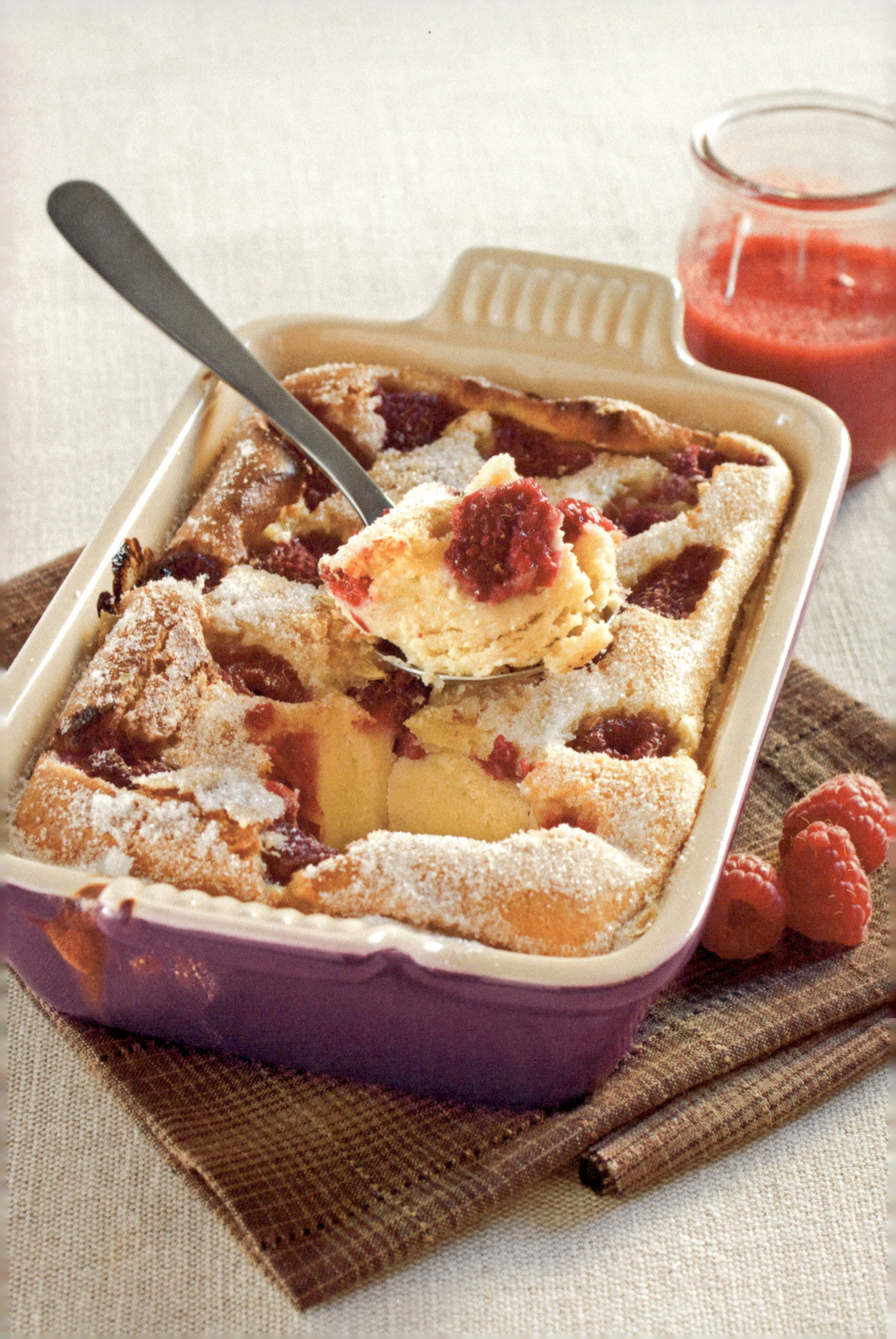

pour 4 personnes préparation 10 min cuisson 35 min

clafoutis de framboises

250 g de framboises
3 œufs
80 g de sucre de canne
50 g de farine de maïs
25 cl de lait de soja à la vanille
20 g d'amandes concassées (facultatif)
3 c. à soupe de purée d'amande
1 c. à soupe d'arrow-root
1 gousse de cardamome
2 c. à soupe de sirop d'agave

PRINTEMPS • ÉTÉ

Préchauffez le four à 180 °C (th. 6).

Battez les œufs avec 60 g de sucre. Ajoutez la purée d'amande, puis la farine de maïs et l'arrow-root. Enfin, incorporez le lait. Versez la préparation dans un moule, puis répartissez 150 g de framboises.

Enfournez pour 10 min, puis saupoudrez le clafoutis du reste de sucre, des grains de cardamome broyée et des amandes concassées. Poursuivez la cuisson pendant 25 min.

En accompagnement, mixez le reste de framboises avec le sirop d'agave pour obtenir un coulis.

astuce !

Ce clafoutis se déguste aussi bien tiède que froid le lendemain.

Pourquoi c'est bon pour moi ?

Classique dans sa préparation, ce clafoutis aux framboises et amandes est à base de lait de soja et non de vache ; il est ainsi plus équilibré et digeste.

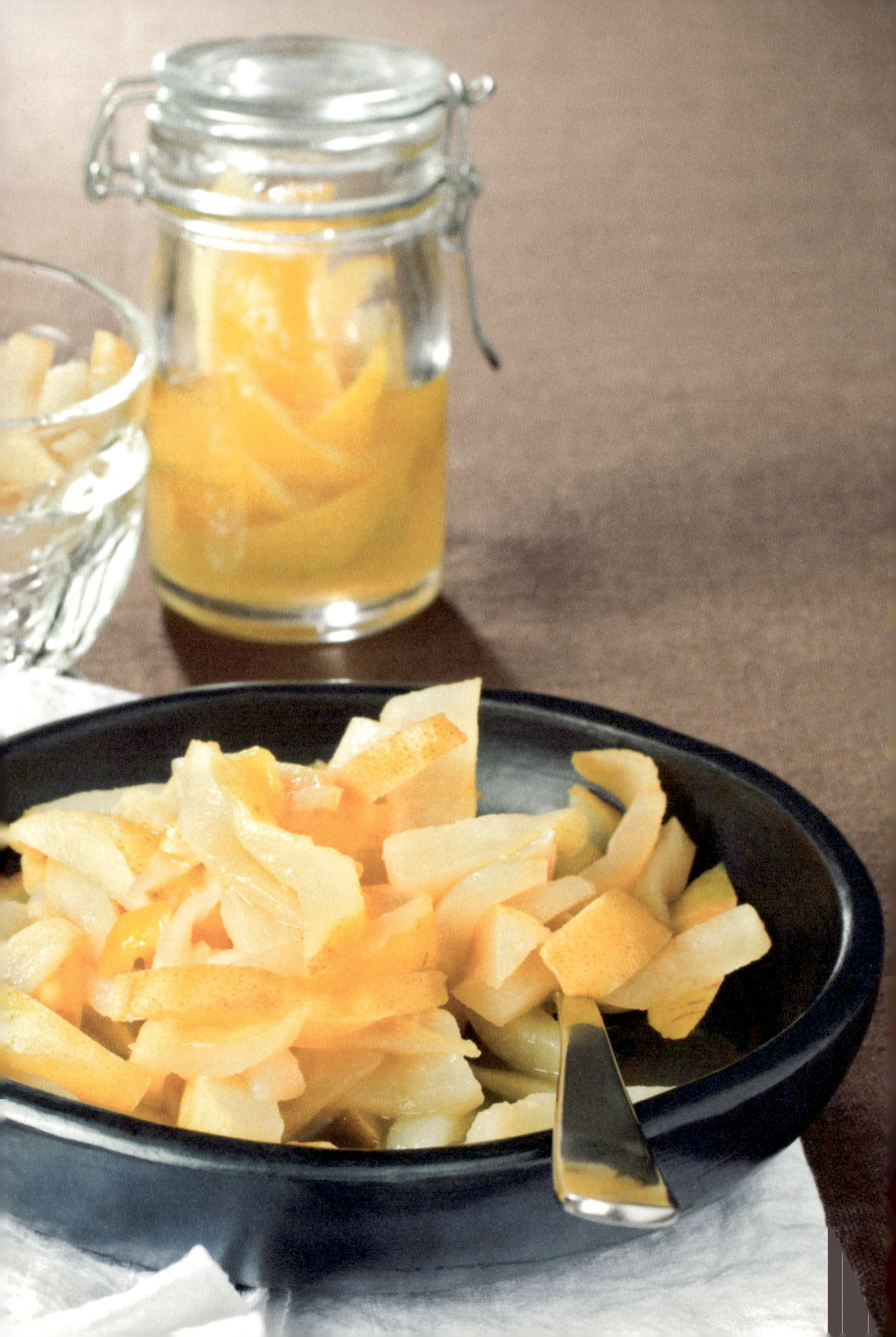

pour 6 personnes préparation 15 min cuisson 15 min marinade 1h réfrigération 1h

compotée
de poire au citron confit

3 poires de type Williams ou Conférence
2 quartiers de citron confit au sucre (voir p. 385)
15 cl de jus de poire
1 c. à soupe de kuzu ou d'arrow-root

AUTOMNE • HIVER

Pelez les poires (inutile pour les Williams) et coupez-les en quatre en enlevant le trognon. Coupez chaque quartier en biseaux. Hachez les citrons confits.

Faites cuire les poires avec les citrons confits et 10 cl de jus de poire, 15 min à feu doux et à mi-couvert. En fin de cuisson, mélangez l'arrow-root ou le kuzu avec 5 cl de jus de poire froid, et ajoutez-le dans la casserole ; remuez rapidement et retirez du feu.

Servez tiède ou froid avec une boule de glace à la vanille et un coulis de chocolat pour les plus gourmands.

Pourquoi c'est bon pour moi ?

Une recette parfaite qui permet de bénéficier des apports de la peau des fruits, plus riche en fibres et micronutriments que la pulpe, tout en étant digeste grâce à une cuisson douce.

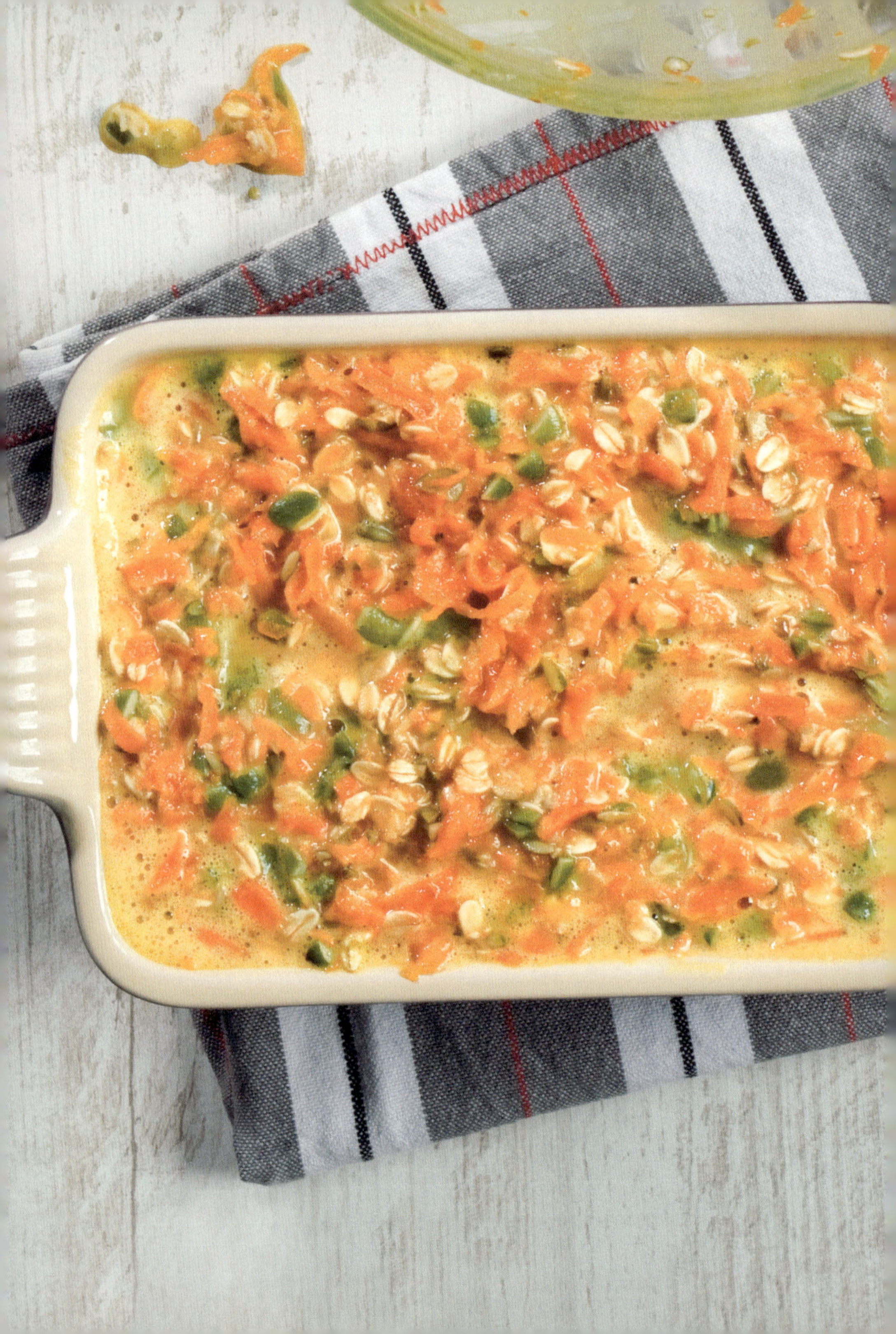

pour 6 personnes préparation 20 min cuisson 30 min

gâteau de carottes

300 g de carottes
1/2 verre de jus de pomme
60 g de graines de courge
2 œufs
50 g de sucre de canne roux
50 g de miel
60 g de farine de blé T80
40 g de flocons d'avoine
2 c. à soupe d'huile de tournesol oléique
1 c. à café de bicarbonate de soude
1 pincée de badiane en poudre

TOUTES SAISONS

Pelez et râpez les carottes, puis faites-les suer pendant 10 min à mi-couvert avec l'huile de tournesol et la badiane. Au bout de 5 min, ajoutez le jus de pomme pour faciliter leur cuisson.

Préchauffez le four à 150 °C (th. 5).

Concassez les graines de courge.

Battez les œufs avec le sucre et le miel, ajoutez la farine, les flocons, les graines de courge et le bicarbonate. Jncorporez les carottes.

Versez dans un moule et enfournez 30 min. Dégustez tiède ou froid.

astuce !

Accompagnez-le d'un coulis de miel et d'huile de pépins de courge grillés : mélangez 1 c. à café de miel avec 1 c. à soupe d'huile de pépins de courge.

Pourquoi c'est bon pour moi ?

Un bel exemple de légume accommodé en gâteau gourmand, énergétique, permettant de bénéficier des propriétés antioxydantes de la carotte et des vertus médicinales (digestives, génito-urinaires) des graines de courge.

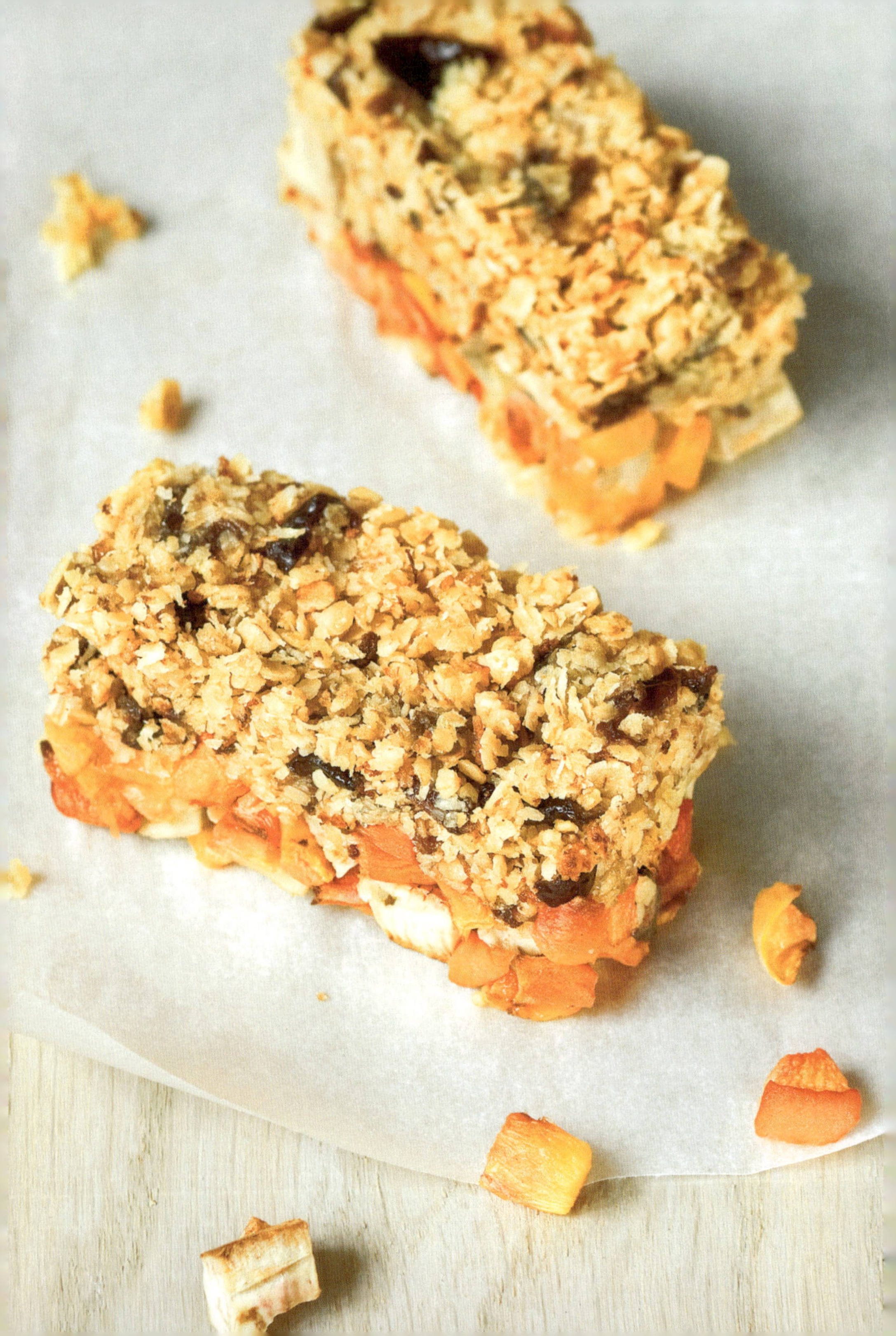

pour 8 personnes préparation 25 min cuisson 45 min

granola
banane-pêche, pruneau et coco

3 bananes
3 pêches
100 g de pruneaux
120 g de petits flocons d'avoine
60 g de noix de coco râpée
60 g de beurre de coco ou margarine
3 c. à soupe de sirop de riz
1 pincée de badiane en poudre

ÉTÉ

Pelez les bananes, lavez les pêches, puis coupez les fruits en morceaux. Placez-les dans un plat, couvrez et faites-les précuire au four à 150 °C (th. 5) pendant 15 min.

Récupérez le jus de cuisson. Réservez.

Dans une poêle, faites fondre la margarine, ajoutez les flocons d'avoine, la noix de coco et la badiane, remuez. Coupez les pruneaux en lamelles et incorporez-les au mélange.

Délayez le sirop de riz avec le jus de cuisson et 3 c. à soupe d'eau. Ajoutez ce liquide dans la poêle et mélangez.

Répartissez cette préparation sur les fruits sans tasser et enfournez à 150 °C (th. 5) pendant 30 min.

Dégustez tiède ou froid en dessert, au petit déjeuner ou au goûter.

astuce !

Pensez à varier les fruits en associant : poires + pommes + figues sèches + noix + cannelle.

Ou Abricots + pêches + amandes + abricots secs + vanille.

Pourquoi c'est bon pour moi ?

Flocons d'avoine et noix de coco râpée constituent un liant à la base d'un délicieux assortiment de fruits : pêche juteuse, banane amylacée, pruneau séché moelleux… à varier selon les goûts et les saisons.

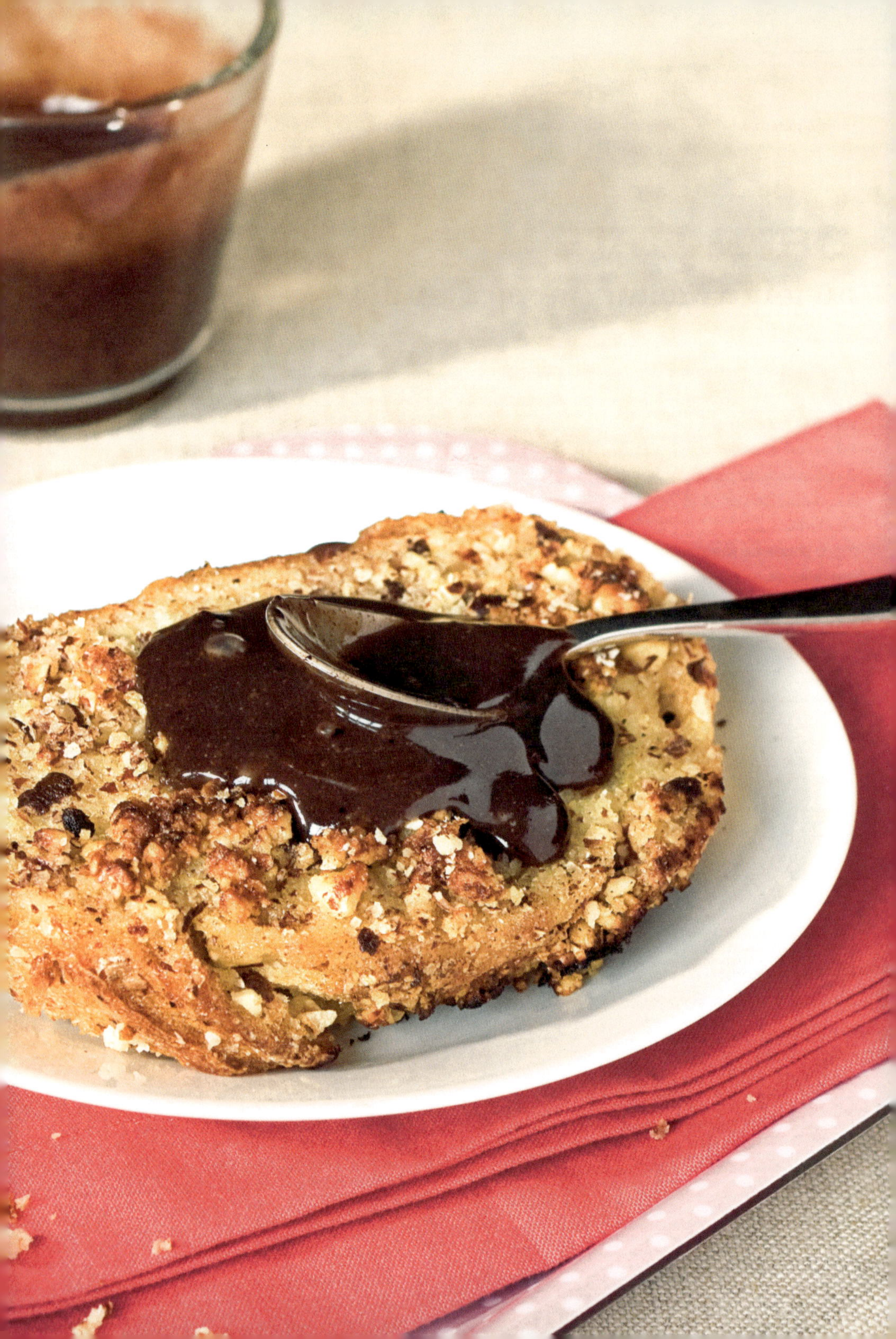

pour 4 personnes préparation 15 min cuisson 5 min

pain perdu
au lait d'amande et son coulis

4 tranches de pain rassis
1 œuf
25 cl de lait d'amande
50 g d'amandes
2 c. à soupe de purée d'amande
2 c. à café de confiture de myrtilles
1 c. à soupe de margarine (ou huile de tournesol oléique)
1/2 c. à café de cannelle en poudre

ÉTÉ

Dans une assiette creuse, battez l'œuf avec le lait d'amande et la cannelle.

Concassez assez finement les amandes.

Mélangez la purée d'amande avec la confiture de myrtilles et délayez avec 1 c. à soupe d'eau.

Trempez d'abord les tranches de pain dans le lait. Puis passez-les dans les amandes concassées pour obtenir une panure.

Dans une poêle, faites fondre 1 c. à café de margarine, puis faites dorer légèrement le pain de chaque côté. Ajoutez un peu de margarine pour la cuisson des autres tranches.

Dégustez chaud avec un cordon de coulis amande-myrtille et quelques fruits rouges frais comme des framboises, myrtilles, mûres.

Pourquoi c'est bon pour moi ?

Vous ne négligerez plus les restes de pain sachant qu'ils peuvent donner lieu facilement à de délicieux desserts… à condition d'avoir dans son placard du lait de noisette.

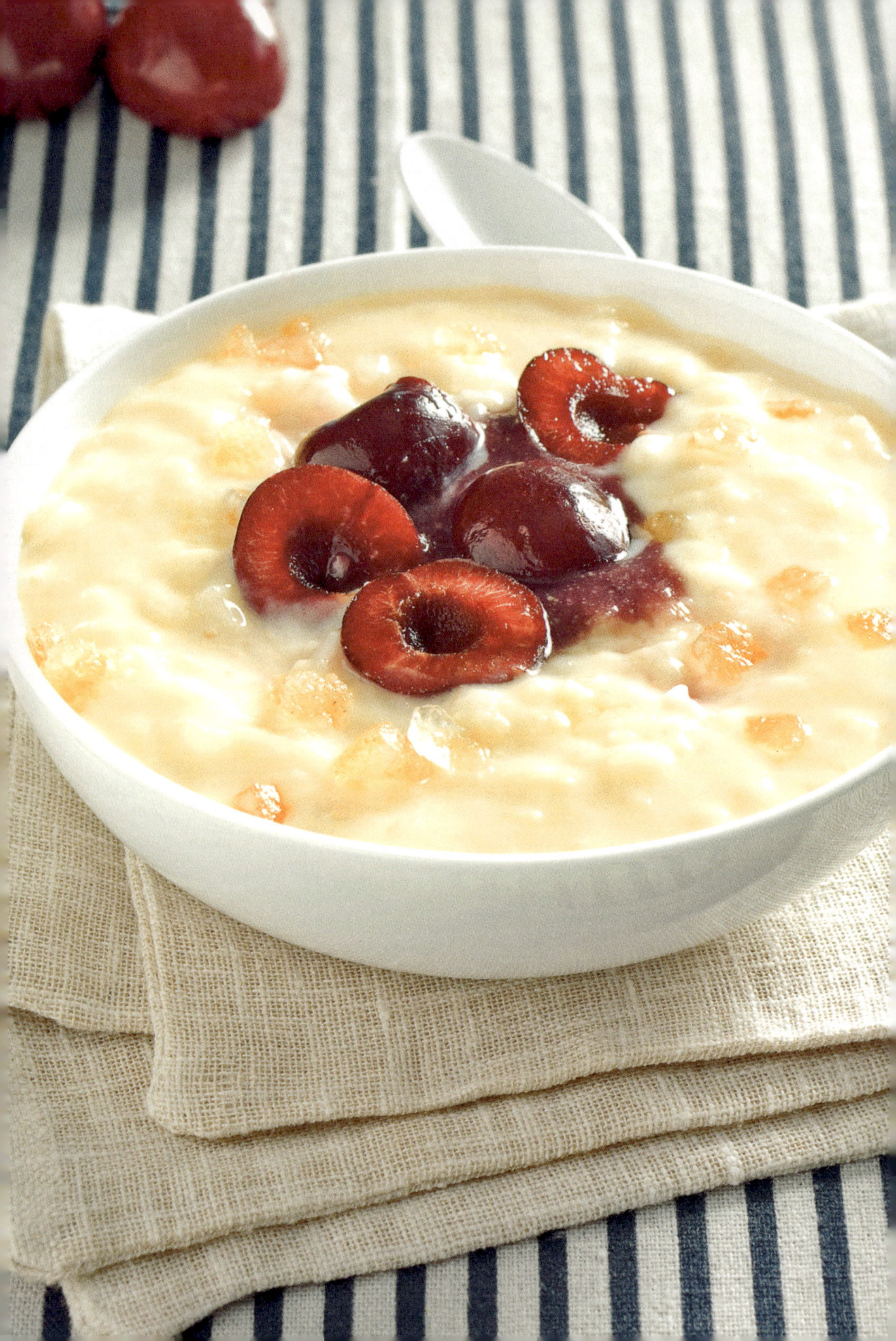

pour 4 personnes préparation 10 min cuisson 30 min

riz au lait aux cerises

et au citron confit

170 g de riz rond blanc
1,5 l de lait de riz
200 g de cerises
2 quartiers de citron confit au sucre (voir p. 385)
3 c. à soupe de sirop d'agave
2 c. à soupe de purée d'amande blanche
1 gousse de vanille

PRINTEMPS • ÉTÉ

Rincez deux fois le riz. Faites-le cuire dans le lait de riz à petit feu et à mi-couvert pendant 30 min environ. Aux deux tiers de la cuisson, ajoutez le sirop d'agave et les citrons confits hachés. Laissez refroidir, puis réservez au frais.

Lavez et dénoyautez les cerises.

Répartissez le riz au lait dans des ramequins, en ajoutant 2 ou 3 cerises par portion.

Mixez le reste des cerises avec la purée d'amande, ajoutez-en 1 c. à soupe sur chaque ramequin, au moment de servir.

Pourquoi c'est bon pour moi ?

Ce riz au lait… de riz, très digeste, est agrémenté ici de citron et de cerises. Laissez libre cours à votre imagination pour varier les fruits. Jl s'accompagne d'un coulis, confectionné très simplement grâce au mixeur.

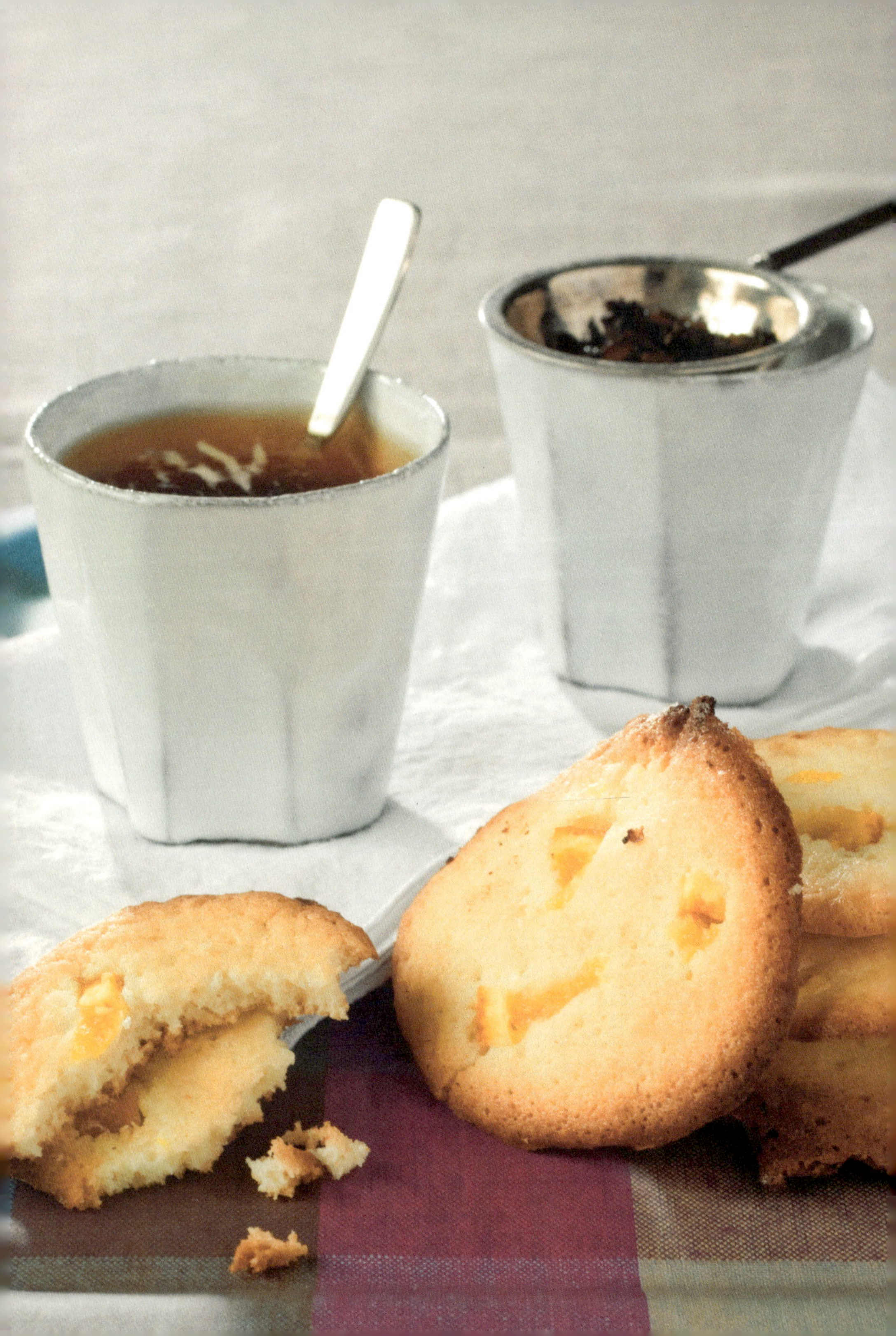

pour XX personnes ou tuiles préparation 10 min cuisson 10 min

tuiles à l'orange et coco

2 blancs d'œufs
35 g de sucre blond
30 g de farine de blé T80
30 g de noix de coco râpée
35 g de margarine
1 quartier d'orange confite au sucre (voir p. 385)

TOUTES SAISONS

Préchauffez le four à 150 °C (th. 5).

Hachez le quartier d'orange confite.

Montez les blancs d'œufs en neige, en ajoutant progressivement le sucre. Hors du batteur, incorporez délicatement la farine tamisée et la noix de coco. Faites fondre la margarine, puis incorporez-la délicatement à la préparation et ajoutez les oranges hachées.

Étalez 1 c. à café de pâte à intervalles réguliers sur du papier sulfurisé et enfournez 10 min.

Pourquoi c'est bon pour moi ?

Des biscuits légers aux fins arômes exotiques.

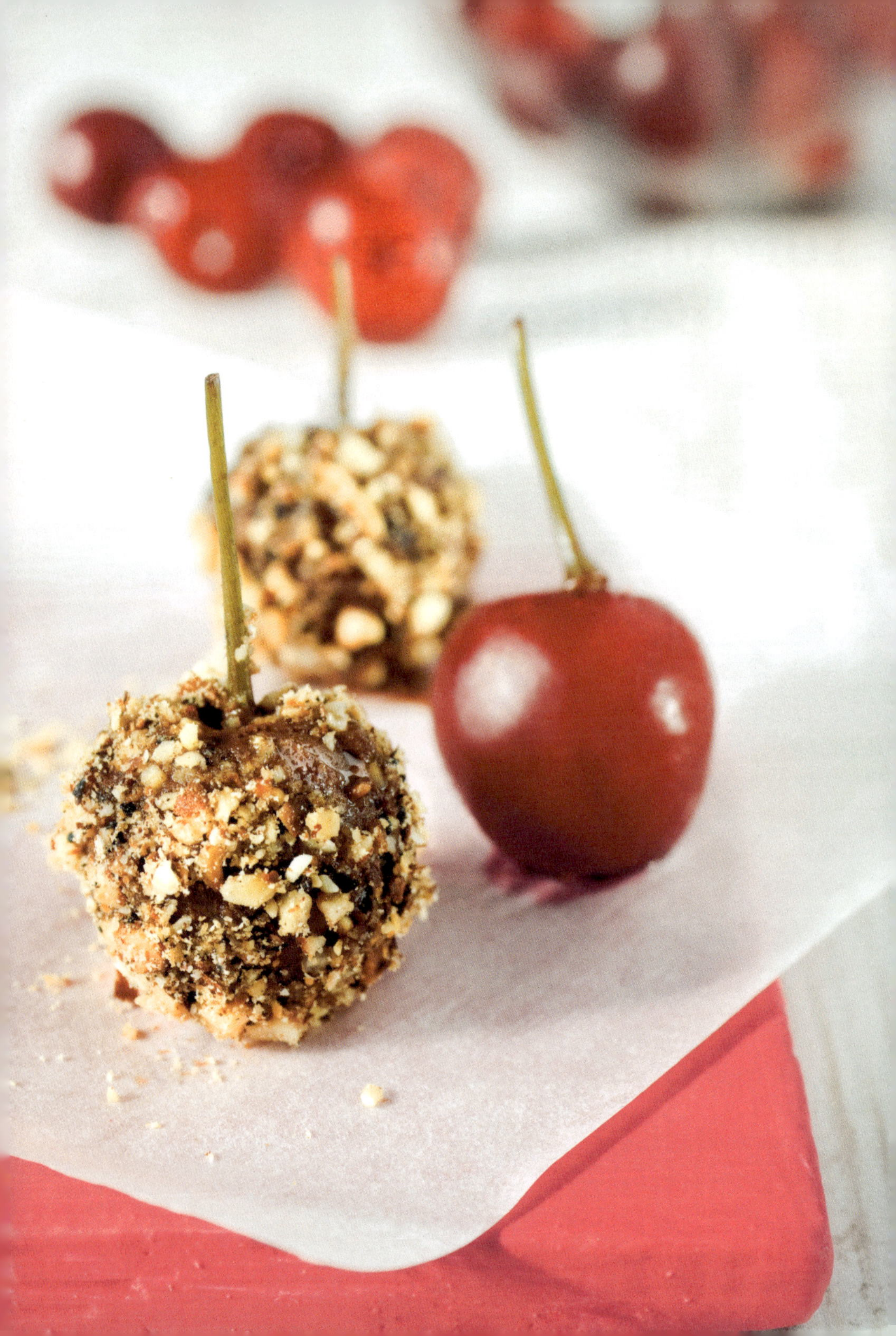

pour 4 personnes préparation 5 min cuisson 20 min

fondue de chocolat aux cerises

500 g de cerises
100 g d'amandes
100 g de chocolat
8 cl de lait d'amande

PRINTEMPS • ÉTÉ

Torréfiez les amandes au four préchauffé à 150 °C (th. 5) pendant 20 min. Émincez-les sur une planche au couteau.

Faites fondre le chocolat au bain-marie avec le lait d'amande.

Lavez les cerises sans les équeuter.

Trempez les cerises dans le chocolat, puis dans les amandes concassées. Dégustez immédiatement avec le chocolat encore fondu.

astuce !

Remplacez les cerises par des fraises en gardant le pédoncule !

Pourquoi c'est bon pour moi ?

Rien ne vous empêche de choisir d'autres fruits que la cerise pour les recouvrir de ce savoureux duo chocolat-amande.

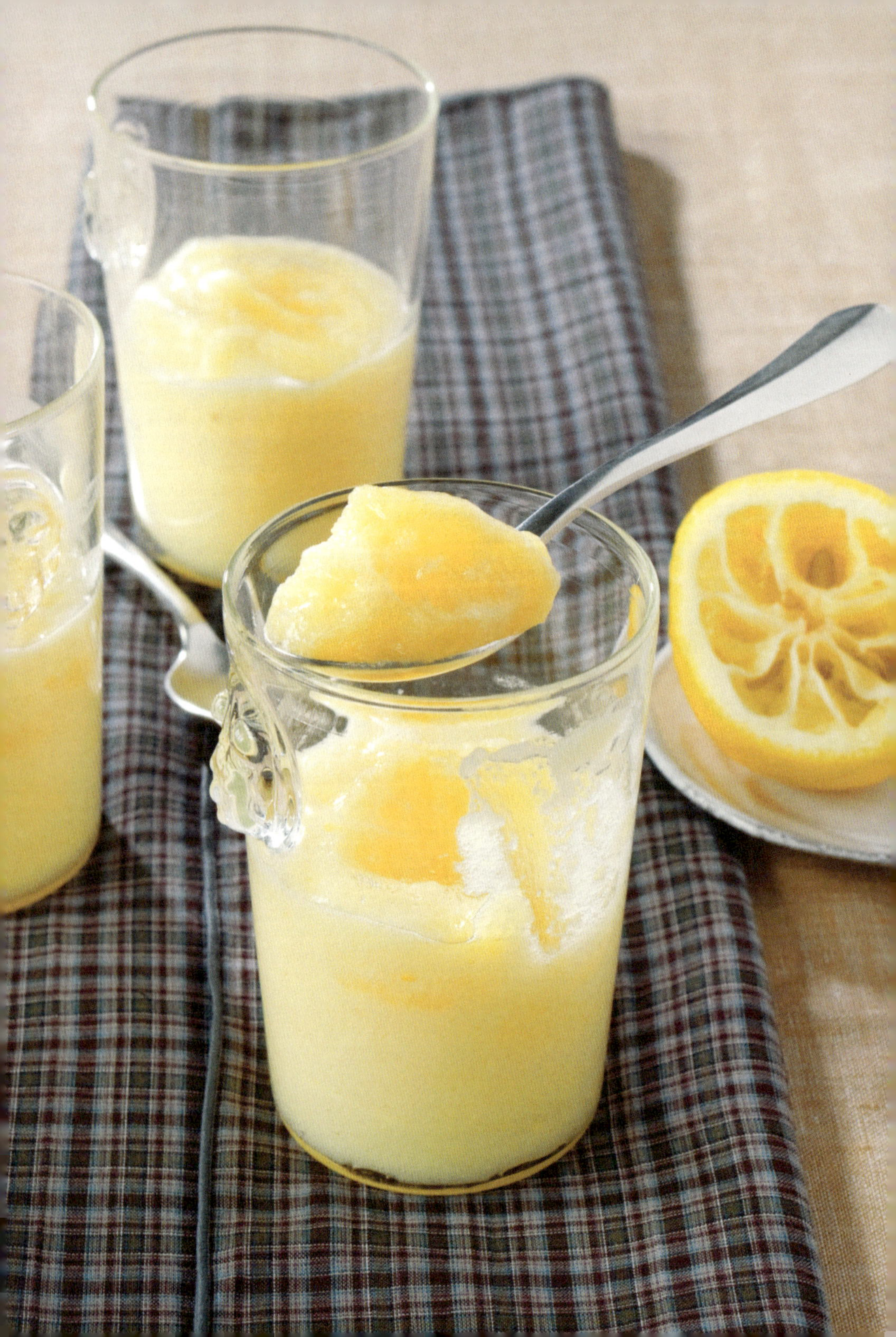

pour 6 à 8 personnes préparation 5 min cuisson 10 min

crème mousseuse
au citron

8 citrons
4 œufs
100 g de sucre blond

TOUTES SAISONS

Prélevez le zeste d'un citron puis pressez les citrons.

Dans une casserole, mélangez le jus des citrons, les œufs, le zeste et le sucre. Ensuite, à feu doux, faites monter cette préparation tout en remuant au fouet, vivement. Le mélange va tripler de volume et s'épaissir. Débarrassez aussitôt (ne portez surtout pas à ébullition). Réservez au frais.

astuce !

Dégustez cette crème accompagnée d'un financier ou de petits biscuits secs.

Pourquoi c'est bon pour moi ?

Un dessert acidulé aux œufs, à préparer en fonction de ses compatibilités digestives.

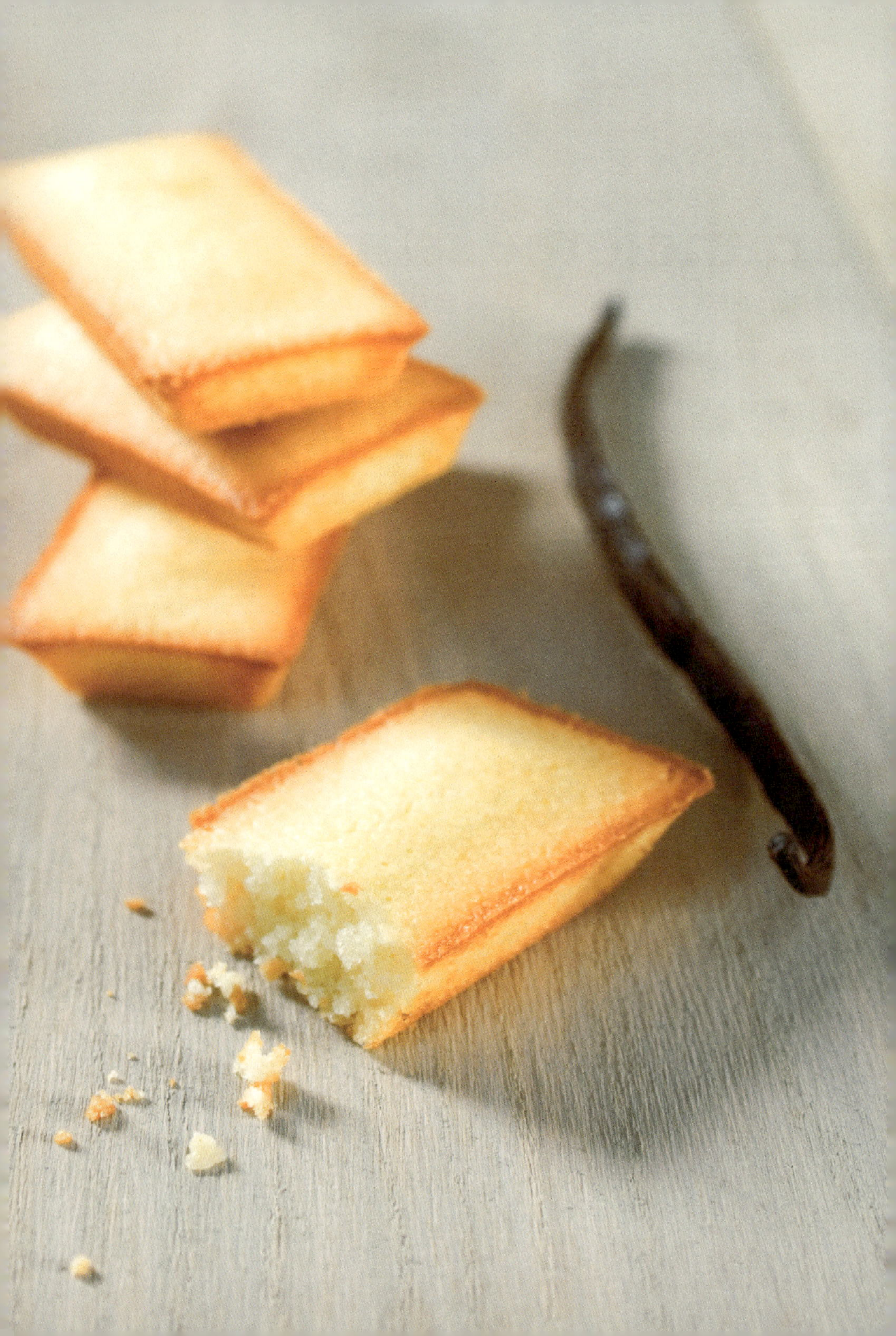

pour XX personnes préparation 15 min cuisson 30 min

financier
vanille et citron à l'huile d'olive

4 œufs entiers
200 g de farine T80
100 g de semoule complète de blé fine
100 g de sucre de canne
100 g d'huile d'olive
1 gousse de vanille
3 quartiers de citron confit au sucre (voir p. 385)
1/2 c. à café de bicarbonate

TOUTES SAISONS

Cassez les œufs entiers dans un récipient creux, ajoutez le sucre et mélangez vivement au fouet à main afin de blanchir l'ensemble. Ajoutez ensuite la farine, la semoule, le bicarbonate, l'huile d'olive, les grains de la gousse de vanille et les citrons confits hachés. Versez dans un moule et cuisez pendant 30 mn à 150 °C (th.5).

Servez avec la crème au citron (voir p. 343).

astuce !

Pensez à varier vos farines en associant farine de seigle et farine de riz, ou farine de seigle et farine de maïs. La farine de seigle a une texture plus collante alors que celles de riz et de maïs sont plus sèches, les deux ensemble s'équilibrent et cela permet de découvrir d'autres céréales.

Pourquoi c'est bon pour moi ?

Où l'on découvre la variété des farines de céréales pouvant s'associer à l'œuf.

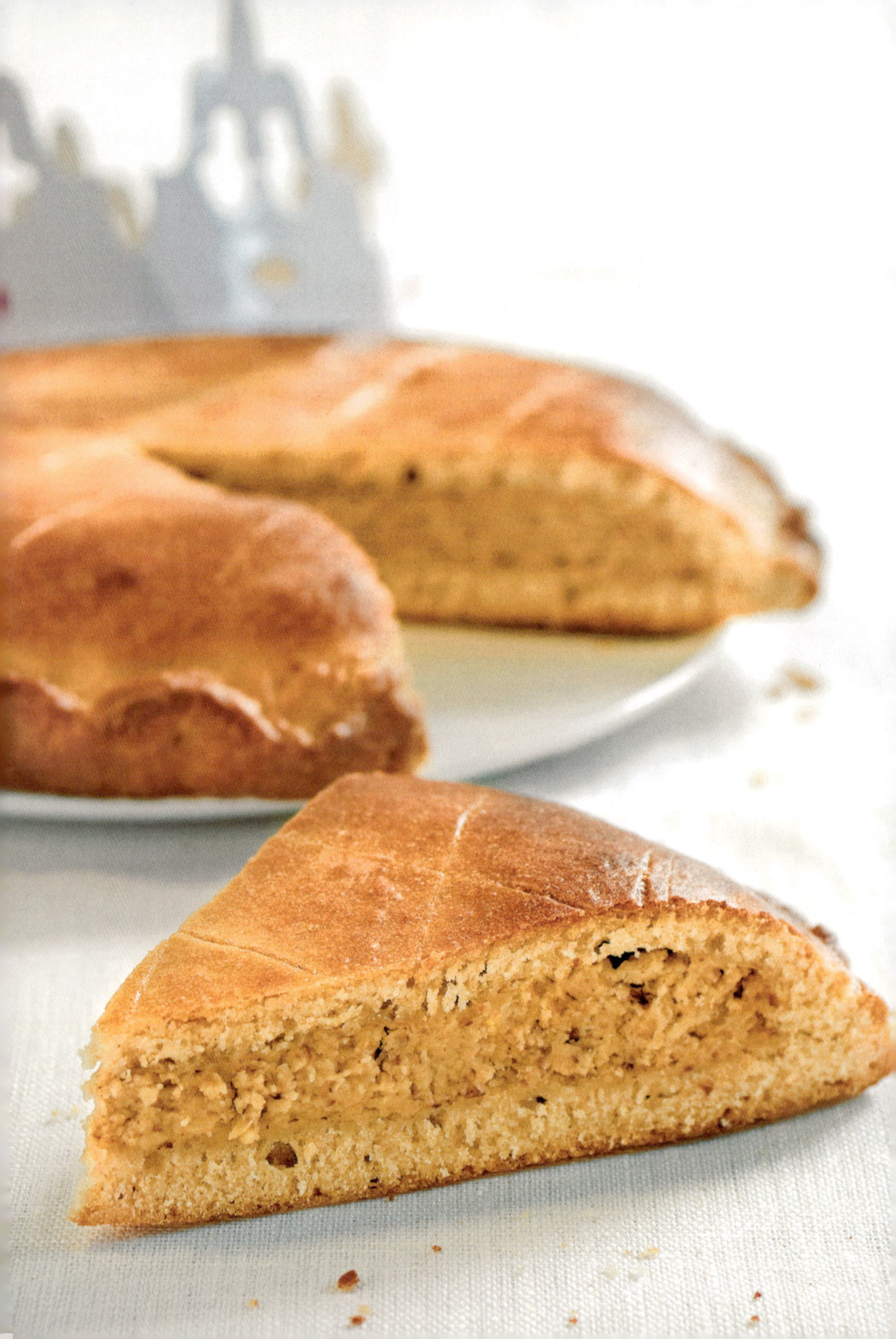

pour 6 à 8 personnes préparation 30 min levée 3 h cuisson 50 min à 1 h végétarien

galette des rois

Pour la pâte
150 g de farine de petit épeautre
50 g de farine de châtaigne
100 g de farine de blé T80
1 pincée de vanille en poudre
1 sachet de levure de boulanger
50 g de sucre de canne blond
4 c. à soupe de lait d'amande environ
3 c. à s. d'huile d'olive
2 œufs

Pour la garniture
250 g de compote de pommes (voir p. 307)
200 g d'amandes
2 c. à soupe de miel
1 c. à soupe de purée d'amande blanche
1 c. à soupe de lait d'amande pour la dorure

HIVER

Réalisez la pâte : mélangez tous les ingrédients secs ensemble, ajoutez ensuite les œufs entiers et l'huile d'olive, sablez à la main et formez la boule de pâte en ajoutant le lait d'amande.

Laissez lever la pâte, couverte, pendant 1 heure près d'une source de chaleur.

Préparez la garniture : torréfiez 100 g d'amandes au four préchauffé à 150 °C (th. 5), pendant 20 min. Mixez ensuite toutes les amandes pour les réduire en poudre.

Mélangez la compote avec les amandes en poudre, le miel et la purée d'amande.

Réalisez la galette des rois : divisez la pâte en deux et abaissez chaque pâton en cercle. Posez l'un d'eux sur la plaque du four recouverte de papier sulfurisé ; étalez la garniture, en laissant 1 cm sur le pourtour. Posez le deuxième cercle sur le premier, soudez bien les deux abaisses de pâte en pinçant avec les doigts. Quadrillez le dessus à l'aide d'un couteau et faites un petit trou au milieu.

Avant d'enfourner, étalez au pinceau du lait d'amande sur le dessus de la galette et cuisez environ 40 min.

Pourquoi c'est bon pour moi ?

Cette galette végétarienne fourrée d'une frangipane à la pomme pourrait être considérée sur le plan nutritionnel comme un plat unique… N'oubliez pas la fève !

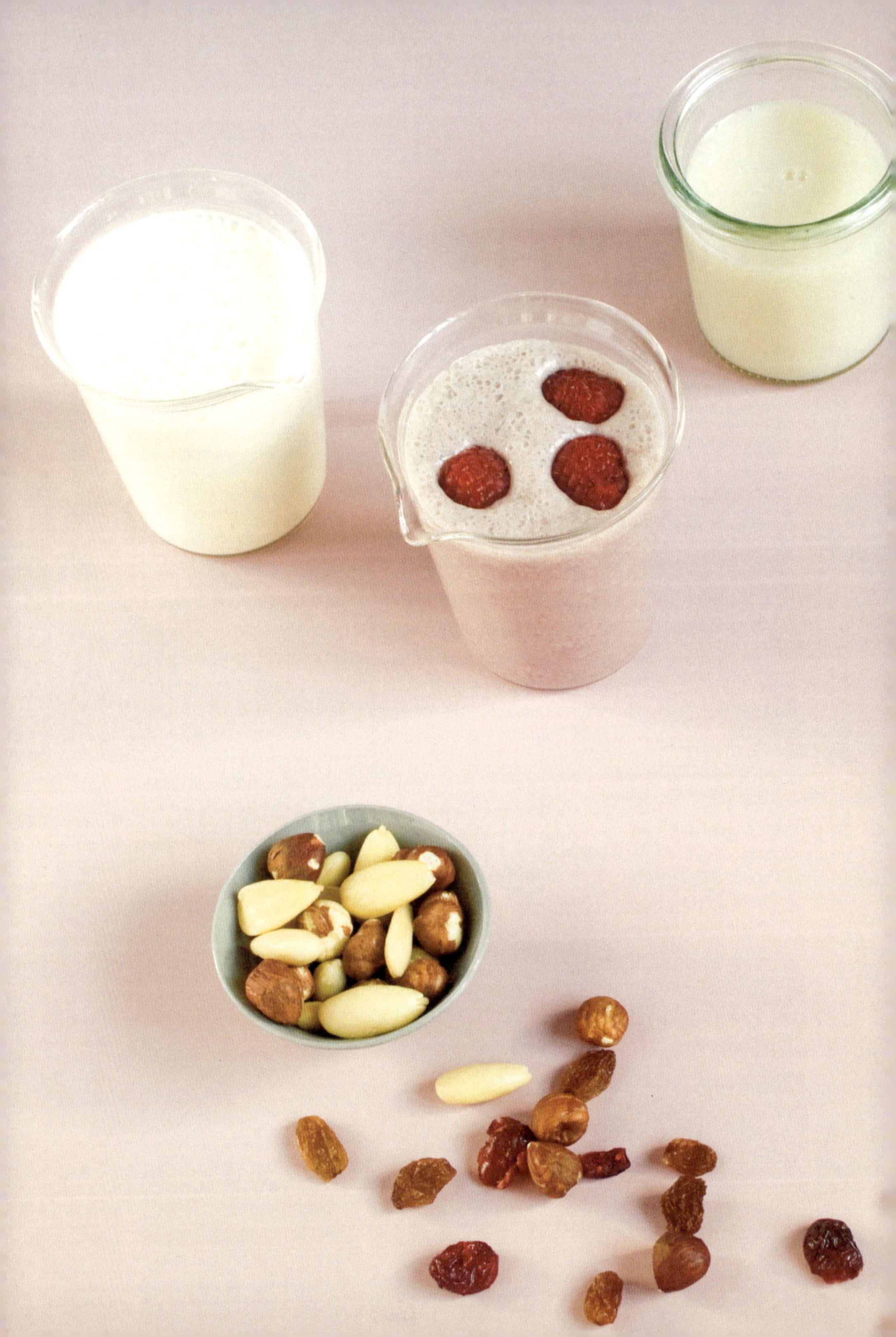

Encas & collations

Pour les petits creux, rappelons l'intérêt nutritionnel et le plaisir en bouche d'ingrédients tels que les laits végétaux (soja, avoine, amande, coco, noisette, châtaigne, riz, quinoa) sont très pratiques : ils sont plus digestes que les laits de vache et équilibrés, surtout en acides gras insaturés. Leurs saveurs subtiles offrent une véritable valeur ajoutée en termes de plaisir à cuisiner et à savourer !

N'oubliez pas aussi que les céréales existent sous fome de flocons : vous obtiendrez une préparation légère tout en bénéficiant de leurs apports nutritionnels.

La châtaigne (en farine, lait, purée, crème), la noix de coco (râpée, sous forme de lait), les fruits oléagineux (noisette, noix et amande) sont précieux pour leurs qualités gustatives et nutritionnelles.

Facilement incorporable aux préparations, le thé vert (matcha) possède de remarquables propriétés aromatiques et médicinales : il régule les graisses circulantes et renforce l'immunité.

Enfin, difficile de ne pas revenir à l'incontournable chocolat noir, riche en cacao (au moins 70 %) : mangé avec modération, il allie qualités nutritionnelles et plaisir.

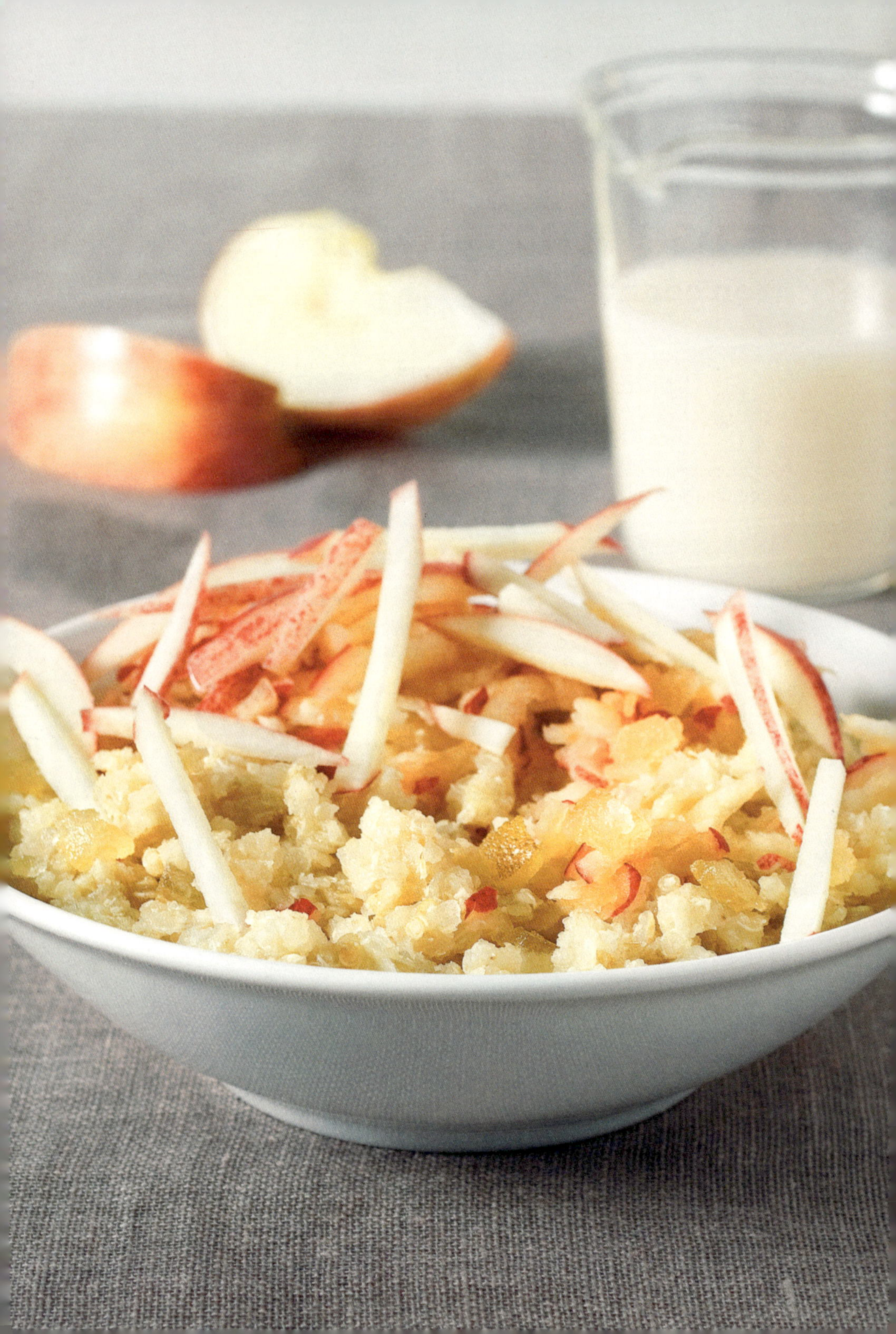

pour 4 personnes préparation 10 min

quinoa aux pommes
et citron confit

1 pomme
1 quartier de citron confit au sucre (voir p. 385)
15 cl de lait de quinoa
30 à 35 g de flocons de quinoa
quelques copeaux de noix de coco

AUTOMNE • HIVER

Hachez le citron confit.

Faites chauffer le lait de quinoa avec le citron confit haché et incorporez les flocons. Laissez gonfler hors du feu puis refroidir. Pendant ce temps, lavez la pomme, râpez-la avec la peau si celle-ci est fine (sinon, pelez la pomme), ajoutez-la à la préparation et dégustez avec un filet de miel.

Variante

Remplacez le citron confit par des zestes de citron (non traité) et 1 c. à soupe de raisins secs, par exemple, ou par une épice telle que la cannelle ou la badiane.

Suivant la saison, préparez cette recette avec de la pêche, de l'ananas…

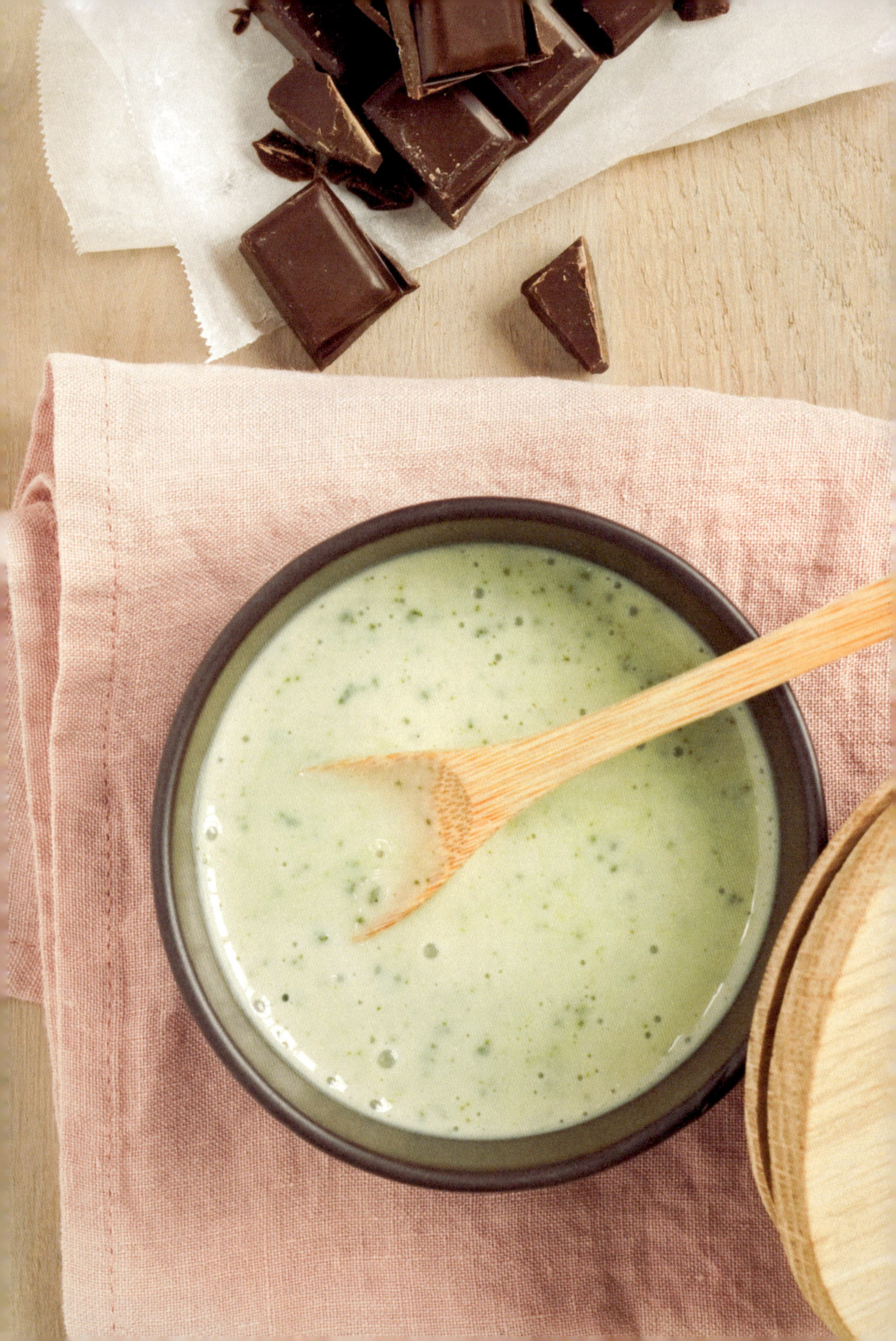

pour 2 personnes préparation 5 min réfrigération 30 min

crème minute
au thé vert matcha

30 cl de crème de soja à la vanille
1 quartier de citron confit au sucre (ou 2 gouttes d'huile essentielle de citron, ou 1 c. à café de zestes de citron non traité) (voir p. 385)
1 c. à soupe de thé vert matcha
2 c. à soupe de jus de pomme

TOUTES SAISONS

Hachez le quartier de citron confit.

Mélangez avec un fouet à main dans un bol la crème de soja vanille, le thé vert, le jus de pomme et le citron haché. Le thé vert fait des grumeaux, laissez quelque temps la préparation au repos, ils vont se dissoudre. Réservez au frais environ 30 min avant de déguster.

astuce !

Dégustez accompagné du financier vanille citron (voir p. 345).

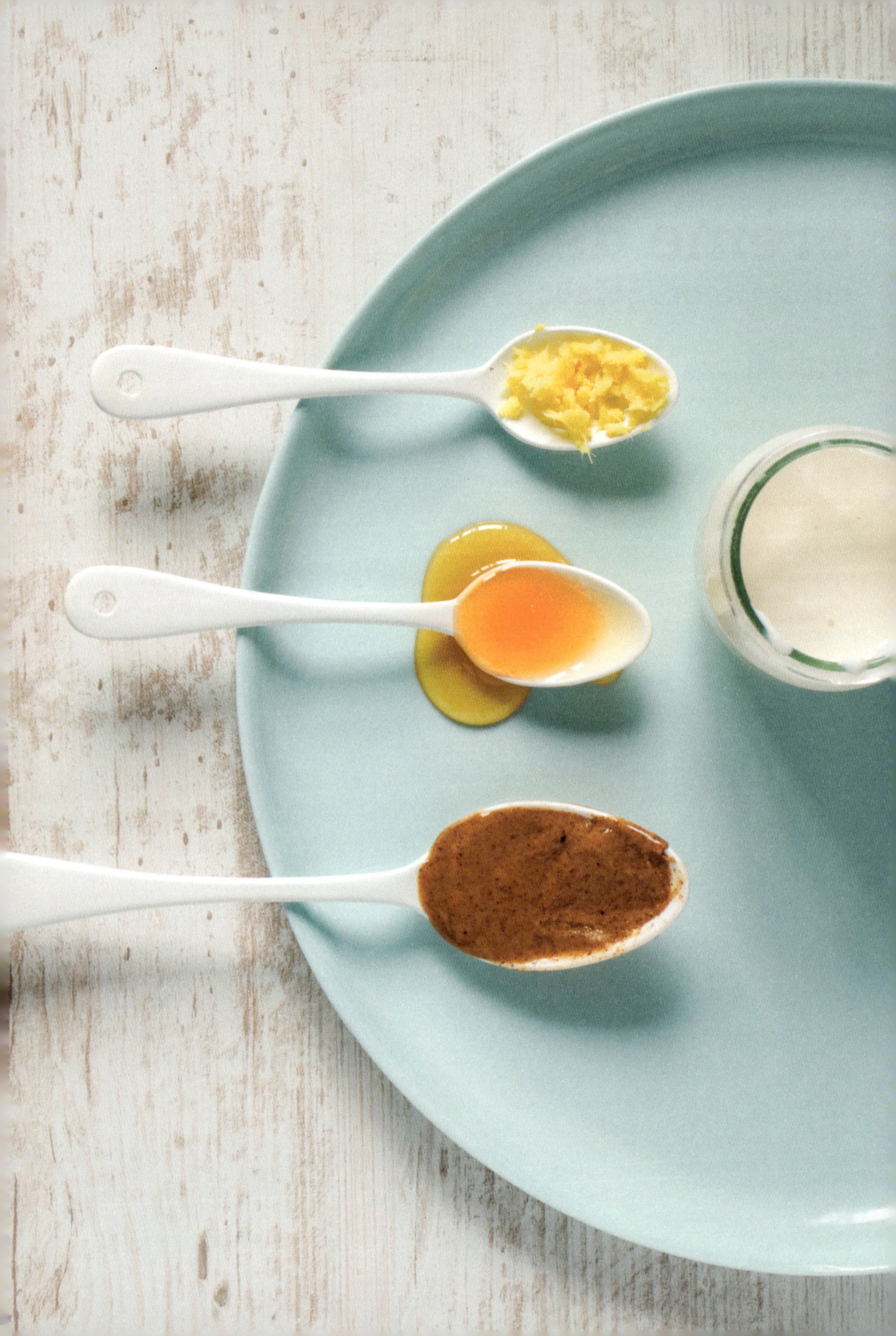

pour 1 personne préparation 5 min

crème de yaourt
noisette-gingembre

1 faisselle (ou yaourt) de vache ou de chèvre
1 c. à café de gingembre frais râpé
1/2 c. à soupe de purée de noisette
1 c. à café de miel (ou de sirop d'agave)
noisettes émincées

TOUTES SAISONS

Dans un bol, mélangez tous les ingrédients et dégustez avec des fruits frais de saison. Parsemez l'ensemble de noisettes émincées.

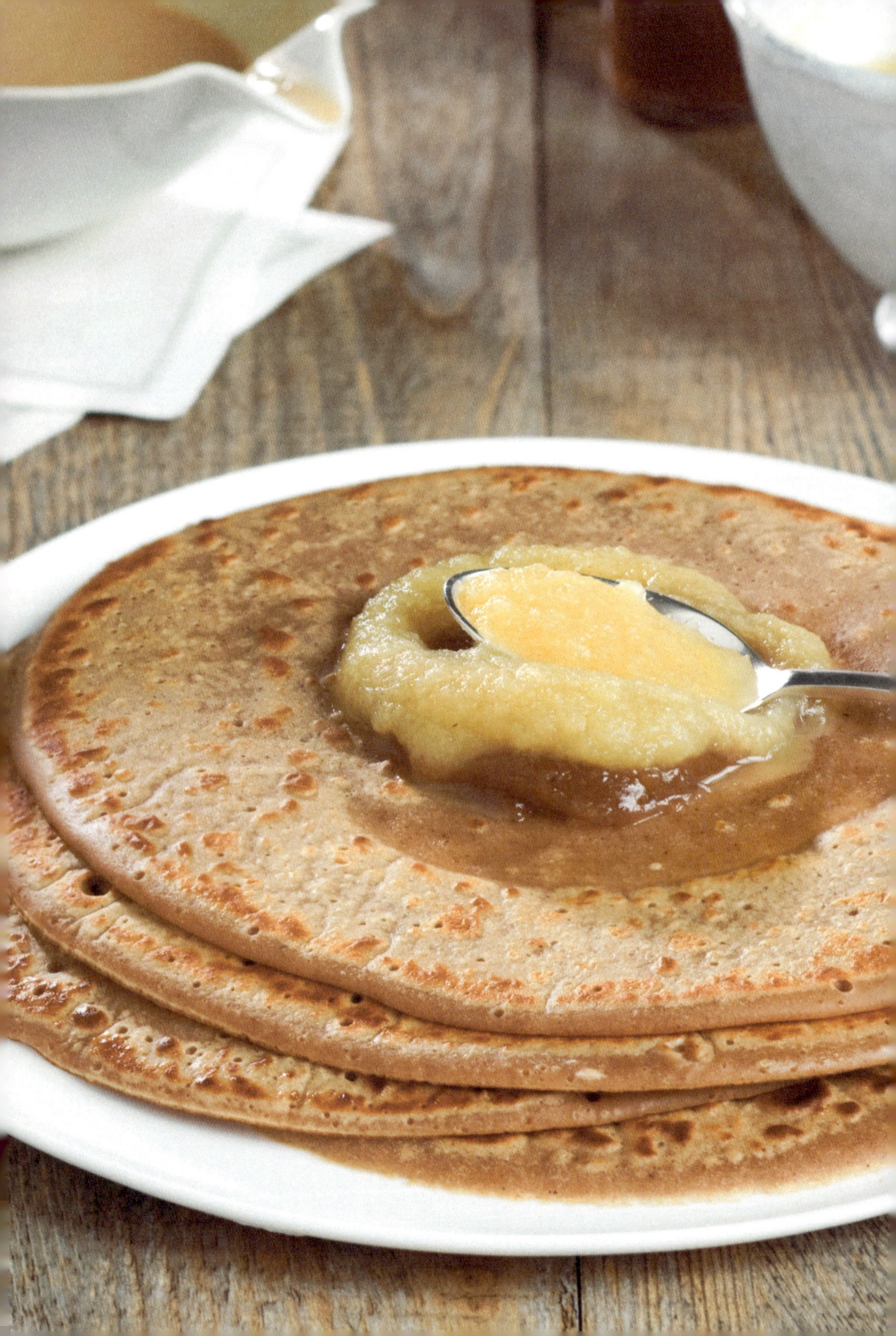

pour 6 personnes préparation 5 min repos 30 min cuisson 20 min

crêpes
à la farine de châtaigne

100 g de farine de blé T80
50 g de farine de châtaigne
2 œufs
10 cl de lait de châtaigne
(ou autre lait végétal type soja, épeautre)
2 c. à soupe d'huile de noix
1/2 c. à café de cannelle
en poudre

TOUTES SAISONS

Mélangez les farines avec la cannelle, formez un puits ; cassez les œufs, mélangez et ajoutez le lait sans cesser de mélanger avec un fouet à main pour éviter les grumeaux. Ajoutez ensuite l'huile de noix. Laissez reposer 30 min à température ambiante.

Au moment de cuire les crêpes, détendez la pâte avec un peu de lait ou d'eau. Faites cuire les crêpes dans une poêle légèrement huilée, en les retournant à mi-cuisson.

astuce !

Ces crêpes sont délicieuses avec des émincés de poire crus, un filet de miel et quelques cerneaux de noix.

Pour un accompagnement plus simple, pensez à la crème de châtaigne.

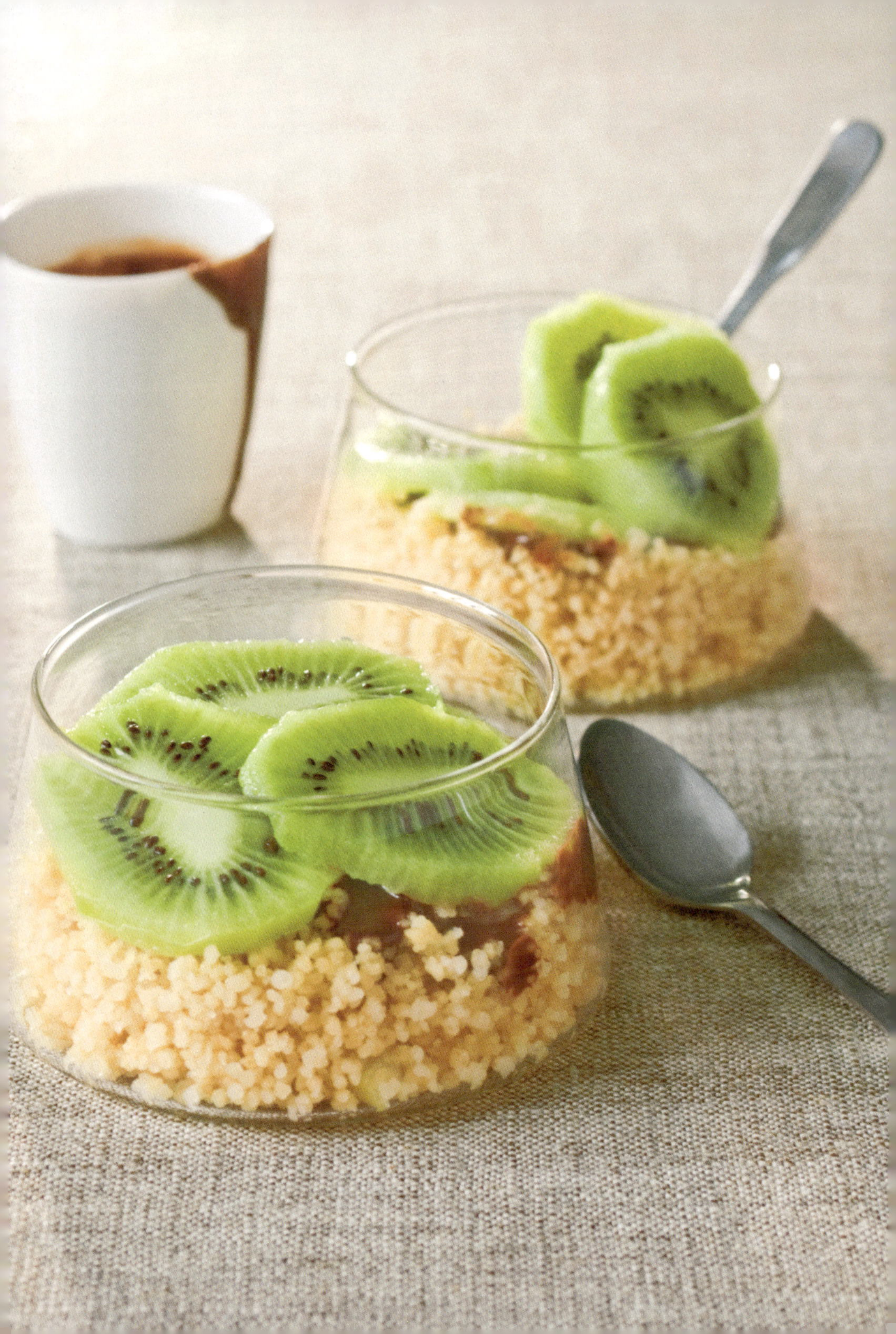

pour 4 personnes préparation 20 min cuisson 10 min

semoule de blé complet

au lait d'épeautre, cardamome, citron confit et kiwi

50 g de semoule de blé complet
20 cl de lait d'épeautre
2 kiwis
1 quartier de citron confit au sucre (voir p. 385)
1 c. à soupe de sirop d'agave
1 gousse de cardamome
50 g de chocolat
noix de coco

TOUTES SAISONS

Portez le lait d'épeautre à ébullition en ajoutant le citron confit haché, le sirop d'agave et les graines de cardamome écrasées. Jncorporez la semoule en pluie et laissez cuire 10 min tout en mélangeant constamment. Laissez refroidir et réservez au frais.

Au moment de servir, faites fondre le chocolat au bain-marie avec 3 c. à soupe d'eau.

Épluchez les kiwis, coupez-les en rondelles.

Dans un verre, déposez 2 c. à soupe de semoule, nappez de coulis au chocolat et terminez en posant 3 rondelles de kiwi.

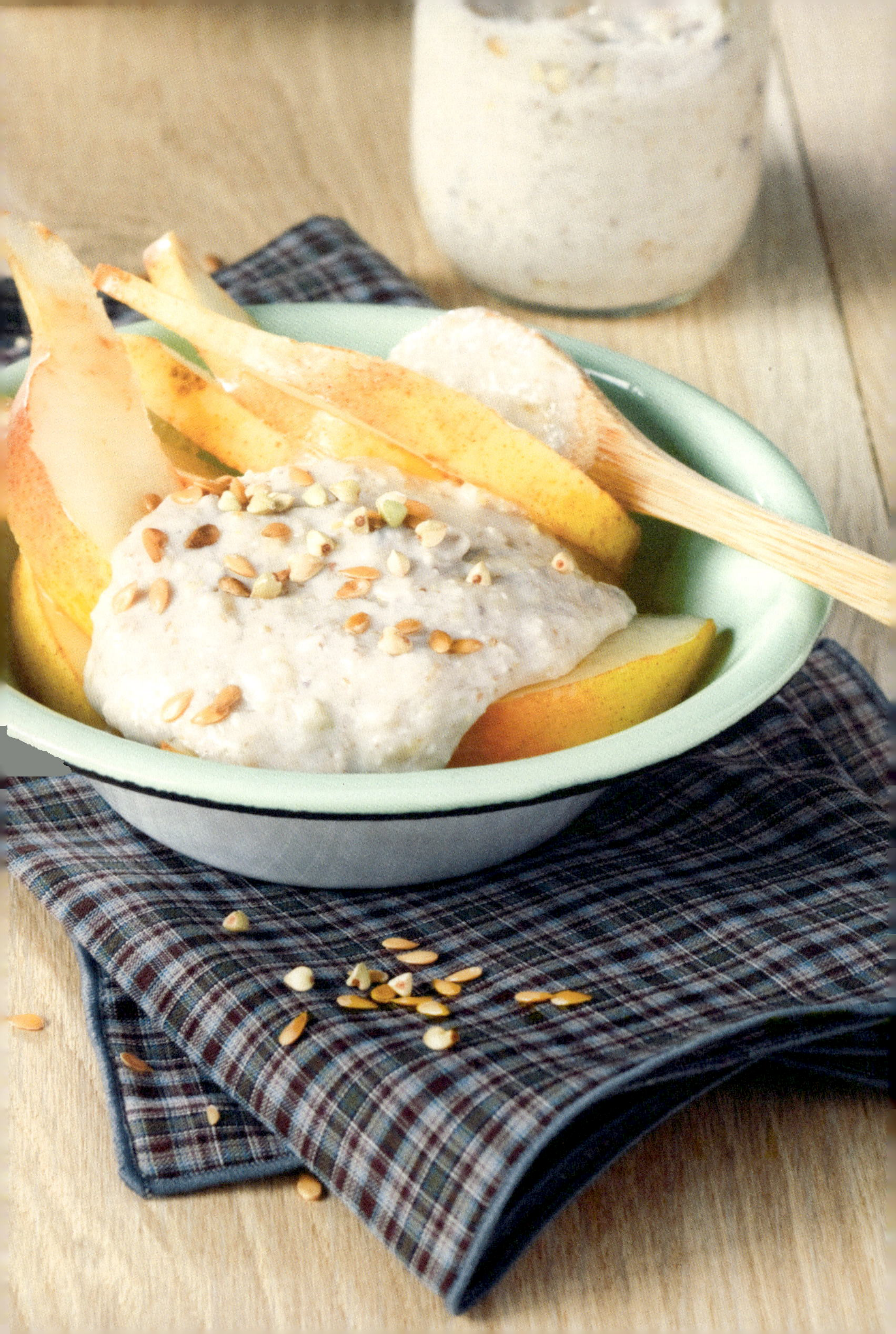

pour 2 personnes préparation 10 min végétalien

crème Budwig
à ma façon

2 c. à café de graines de lin (ou de tournesol, ou de courge, ou de chia)
10 amandes
2 c. à café de riz semi-complet (ou de sarrasin ou de quinoa)
1 banane
1 yaourt maison au lait de soja (voir p. 367)
1 ou 2 fruit(s) de saison (pomme, poire, pêche…)

TOUTES SAISONS

Broyez finement les graines, les amandes et le riz dans le bol d'un robot muni d'une lame.

Écrasez la chair de la banane à la fourchette. Mélangez tous ces ingrédients avec le yaourt.

Répartissez la crème obtenue sur le fruit cru, coupé en morceaux et dégustez immédiatement.

Pourquoi c'est bon pour moi ?

LA référence en matière de « p'tit déj » énergétique et endurant ; cette recette est dérivée des pratiques des montagnards.

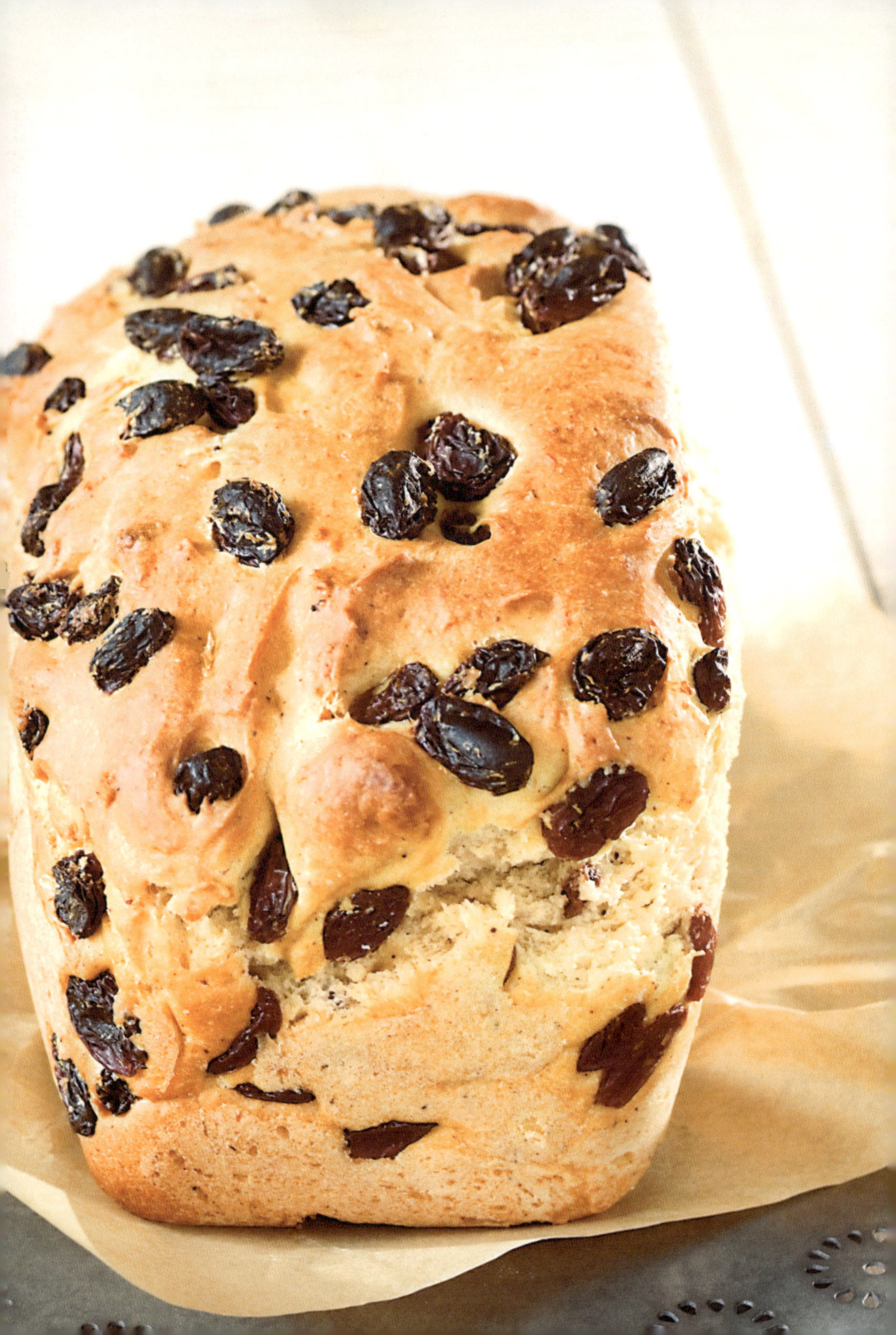

pour 10 personnes préparation 25 min levée 2 h cuisson 40 min

pain brioché maison
aux raisins

200 g de farine de blé T80
150 g de farine de petit épeautre
25 cl de lait de soja vanillé
50 g de margarine bio spéciale cuisson
80 g de raisins secs
1 c. à soupe bombée (30 g) de levain de blé déshydraté bio (ou 1 sachet de levure de boulanger)
1/2 c. à café de cannelle en poudre
1 c. à soupe de sirop de riz
6 gouttes d'huile essentielle d'orange
1 c. à soupe de cognac
Huile d'olive

TOUTES SAISONS

Dans une terrine, mélangez les deux farines, le levain et la cannelle.

Faites tiédir le lait en y laissant fondre la margarine. Ajoutez le sirop de riz et l'huile essentielle d'orange.

Versez le liquide dans la terrine et pétrissez à la main pendant 10 min. Couvrez d'un linge et laissez reposer près d'une source de chaleur pendant 1 heure.

Pendant ce temps, faites gonfler les raisins secs dans le cognac.

Une heure plus tard, incorporez les raisins secs à la boule de pâte, pétrissez-la brièvement et disposez-la dans un moule rectangulaire ou un moule rond et haut préalablement huilé avec un peu d'huile d'olive. Recouvrez d'un linge et laissez gonfler la pâte près d'une source de chaleur pendant 1 heure.

Préchauffez le four à 150 °C (th. 5) et laissez cuire le pain brioché pendant environ 40 min.

Démoulez aussitôt et laissez refroidir sur une grille.

Pourquoi c'est bon pour moi ?

Un pain vraiment complet sur le plan nutritionnel, digeste et savoureux.

astuce !

Pour bien conserver votre pain, enveloppez-le dans un linge puis dans un sachet plastique et mettez-le au frais.

Pour varier les plaisirs, n'hésitez pas à remplacer les raisins secs par des abricots coupés en petits morceaux associés à des amandes émincées, ou par un mélange dattes/noix.

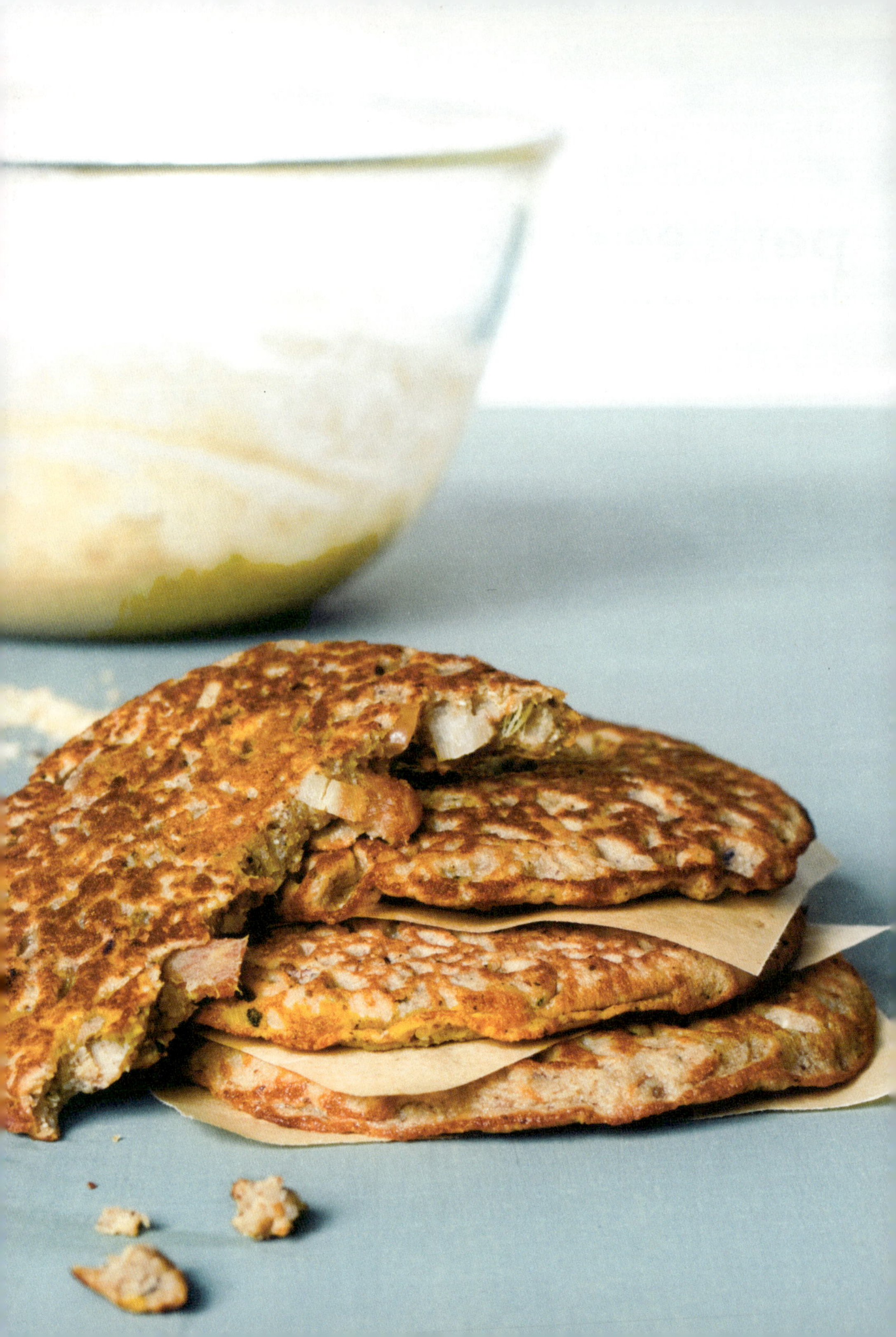

pour 3 à 4 personnes | préparation 30 min | repos 1 nuit | cuisson 20 min

petites galettes
de sarrasin aux dattes

100 g de grains de sarrasin non grillés
50 g de noisettes
1 œuf bio ou fermier
8 dattes Medjool

TOUTES SAISONS

La veille, moulez le sarrasin afin d'obtenir une farine grossière.

Torréfiez les noisettes pendant 15 min à 150 °C (th. 5) dans un four à chaleur tournante et réduisez-les en poudre. Placez ces farines dans un récipient creux et incorporez ce qu'il faut d'eau afin d'obtenir une pâte à crêpes un peu épaisse. Couvrez et réservez au frais jusqu'au lendemain.

Le lendemain, cassez l'œuf dans la pâte, mélangez bien l'ensemble ; ajoutez les dattes dénoyautées et coupées en petits morceaux.

Chauffez une poêle antiadhésive et faites cuire des galettes assez épaisses, 3 min de chaque côté, à feu doux.

astuce !

Pensez à torréfier par avance une bonne quantité de noisettes (300 g) pour vos prochaines recettes. Vous garderez le surplus au réfrigérateur.

Rien ne vous empêche de cuire ces galettes à l'avance ; vous pourrez les conserver au réfrigérateur, filmées ; il suffira de les passer au grille-pain au moment du petit déjeuner.

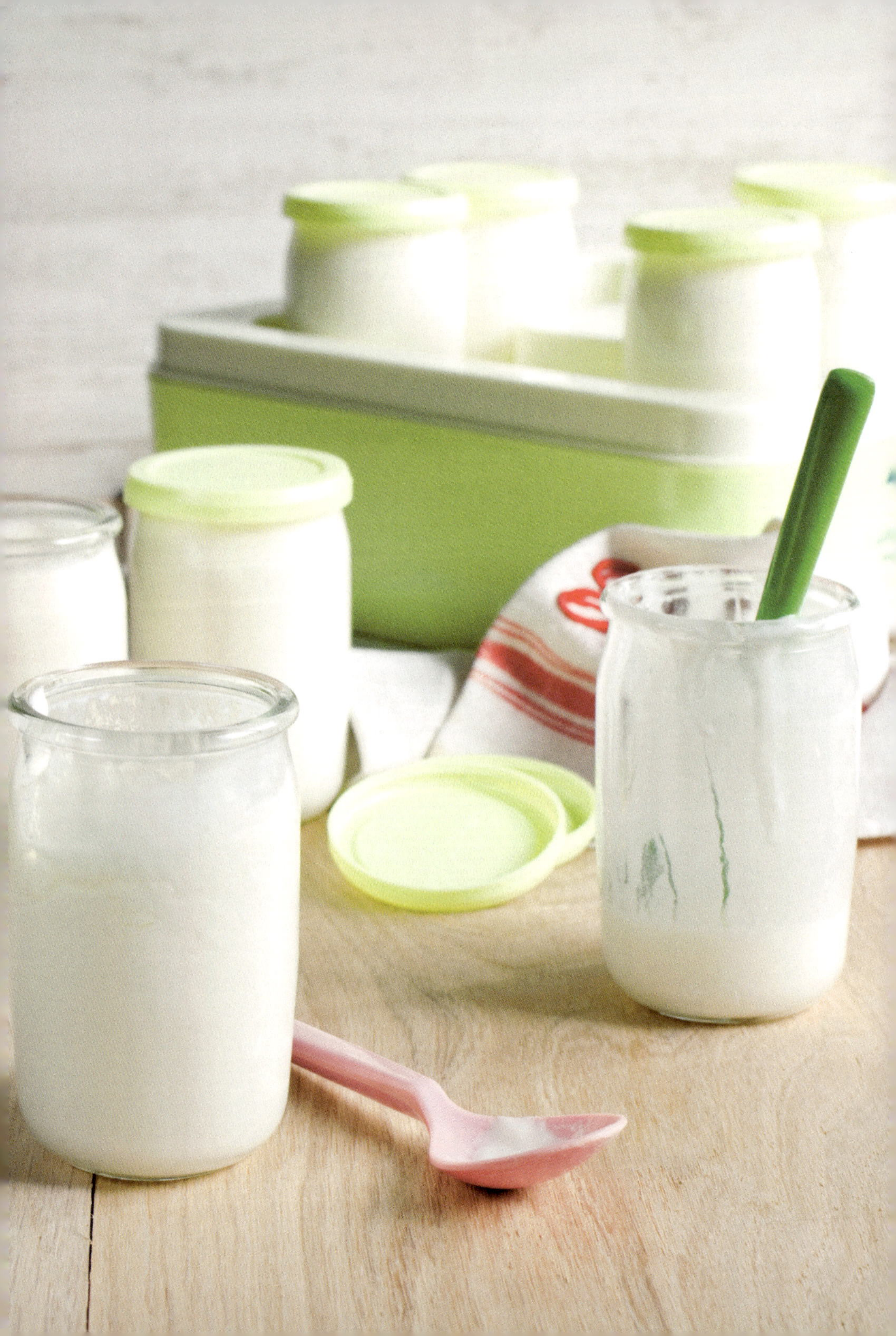

pour 8 yaourts préparation 10 min prise 8 à 12 h cuisson (prise au four) 2 h
réfrigération 4 h

yaourt maison
au lait de soja ou de vache

1 yaourt au lait de soja
(ou de vache, de type bifidus)
1 l de lait de soja vanillé
ou « calcium » (ou de vache)

TOUTES SAISONS

Pourquoi c'est bon pour moi ?

Véritables « mini » repas complets – surtout avec les produits dérivés du soja –, ces yaourts sont très pratiques pour assurer l'équilibre nutritionnel en s'associant facilement à d'autres ingrédients.

Versez le yaourt dans un récipient. Ajoutez progressivement le lait tout en battant au fouet à main.

Répartissez le mélange dans des pots à yaourt en verre.

Plusieurs manières de procéder sont possibles pour faire prendre les yaourts :

- pendant 8 heures dans une yaourtière ; sortez ensuite les pots et fermez-les à chaud avec leurs couvercles ;
- au four : allumez le four à 45 °C (th. 1), puis placez-y les yaourts. Éteignez le four au bout de 2 heures et laissez prendre toute une nuit ;
- sur un radiateur : placez-y les yaourts sur un plat et couverts, pendant toute une nuit.

Réservez au frais 4 heures au moins. Les yaourts se conservent environ 7 jours.

astuce !

Je vous recommande d'utiliser du lait de soja Bjorg ou ayant un taux de fève de soja supérieur à 8 %, ou encore du lait de vache entier bio. Vous pouvez aromatiser le lait avec 3 gouttes d'huile essentielle d'orange ou de citron ou ajouter quelques gouttes d'extrait de vanille liquide bio.

Avant de remplir les pots, déposez un fond de confiture bio, purée de fruits, crème de pruneaux ou crème de châtaignes.

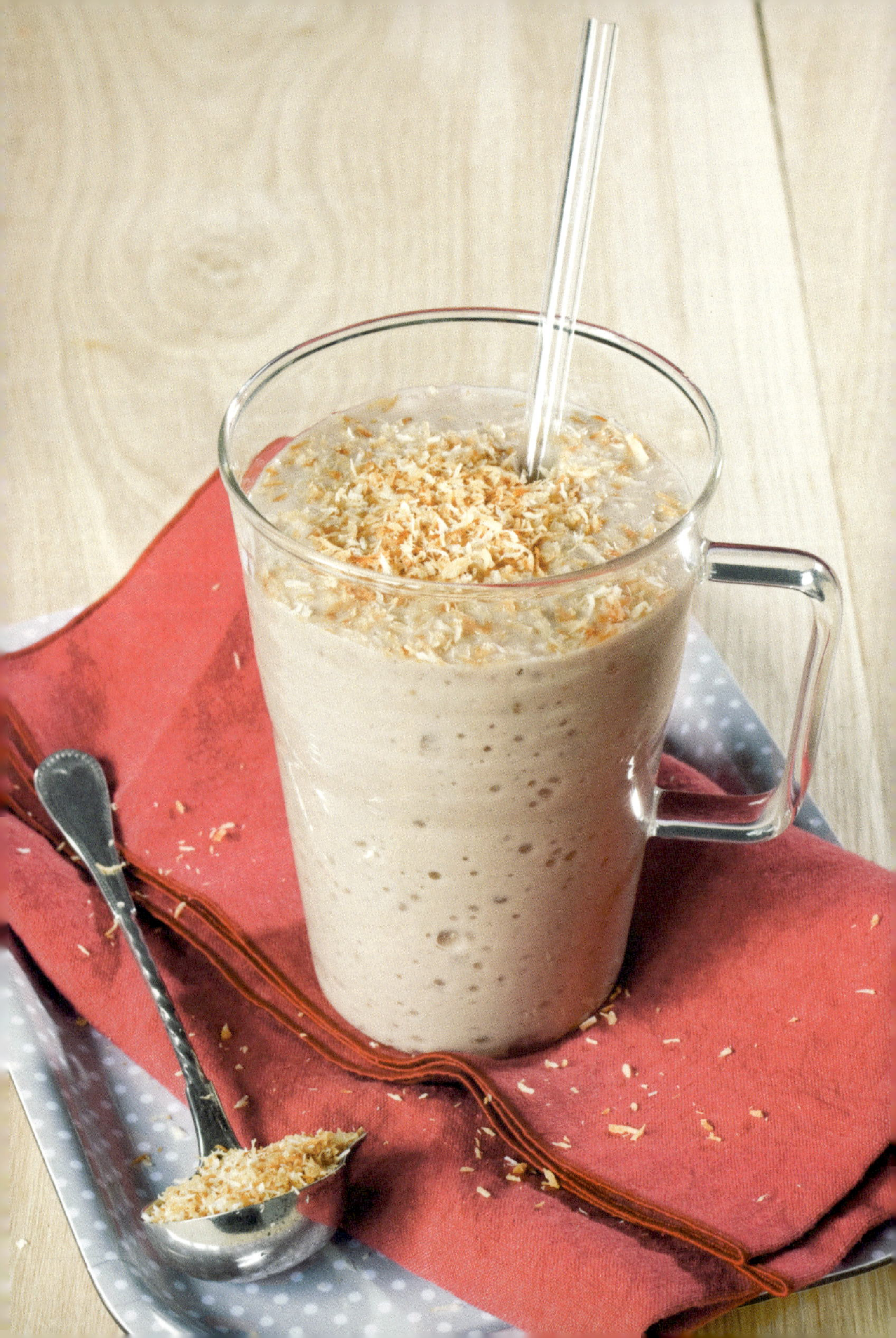

pour 2 personnes préparation 5 min cuisson 5 min

biolait banane-coco-datte

30 cl de lait de coco
(ou de lait de soja à la vanille)
2 bananes
3 dattes
20 g de noix de coco râpée

TOUTES SAISONS

Torréfiez la noix de coco râpée dans une poêle à sec pendant 5 min, puis réservez.

Pelez les bananes, mixez-les avec les dattes dénoyautées et le lait.

Servez aussitôt, parsemé de noix de coco torréfiée.

astuce !

Jdéal en guise de petit déjeuner énergétique ou de goûter !

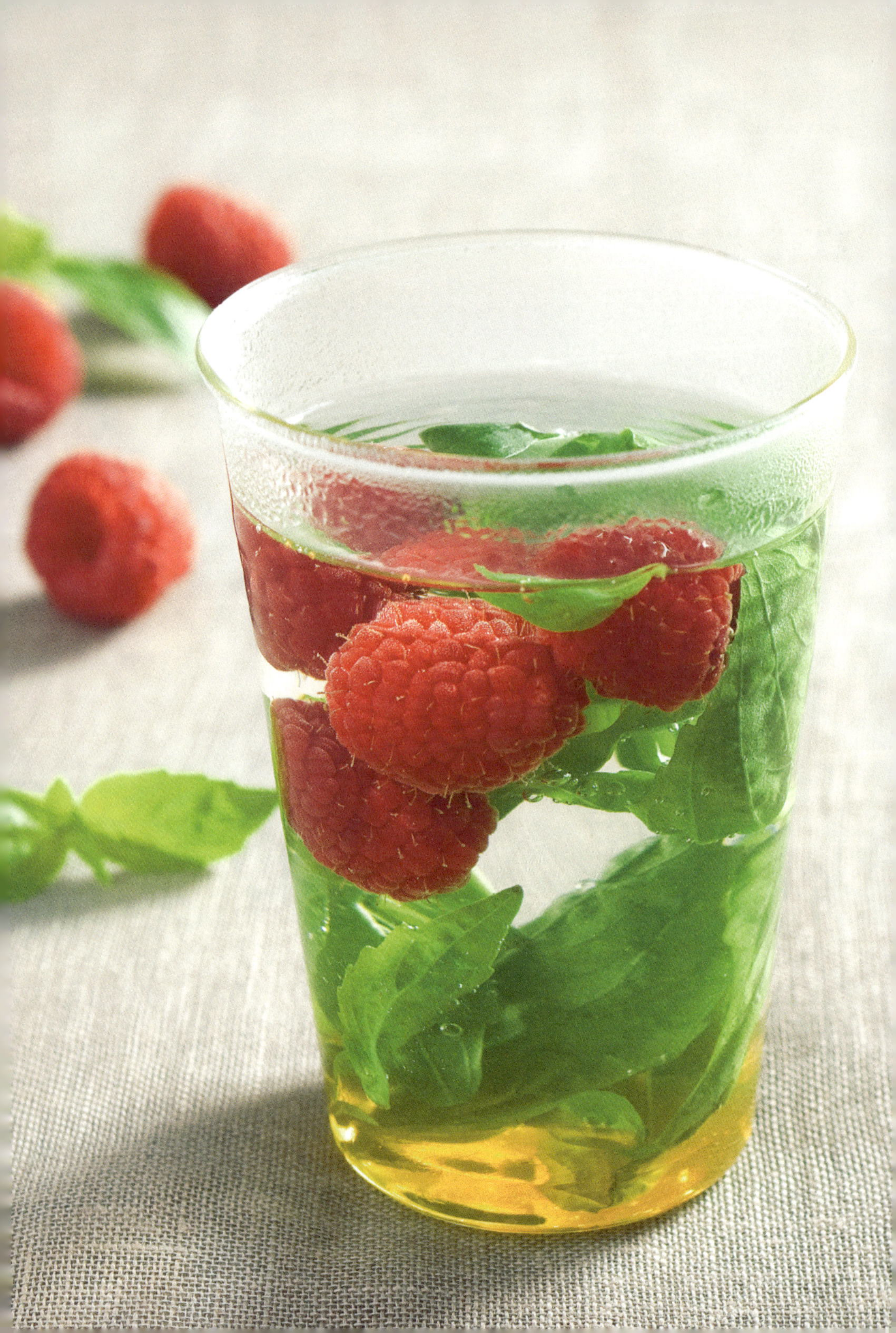

pour 4 personnes préparation 5 min infusion 10 min

infusion
de basilic au miel et framboises

100 g de framboises
(ou de fraises)
1 bouquet de basilic
3 c. à soupe de miel

PRINTEMPS • ÉTÉ

Rincez le basilic et placez les feuilles dans 4 grands verres. Portez 1 litre d'eau à ébullition. Versez dans les verres, ajoutez le miel et 5 framboises par verre.

astuce !

Jdéal comme infusion digestive ou en guise de dessert.

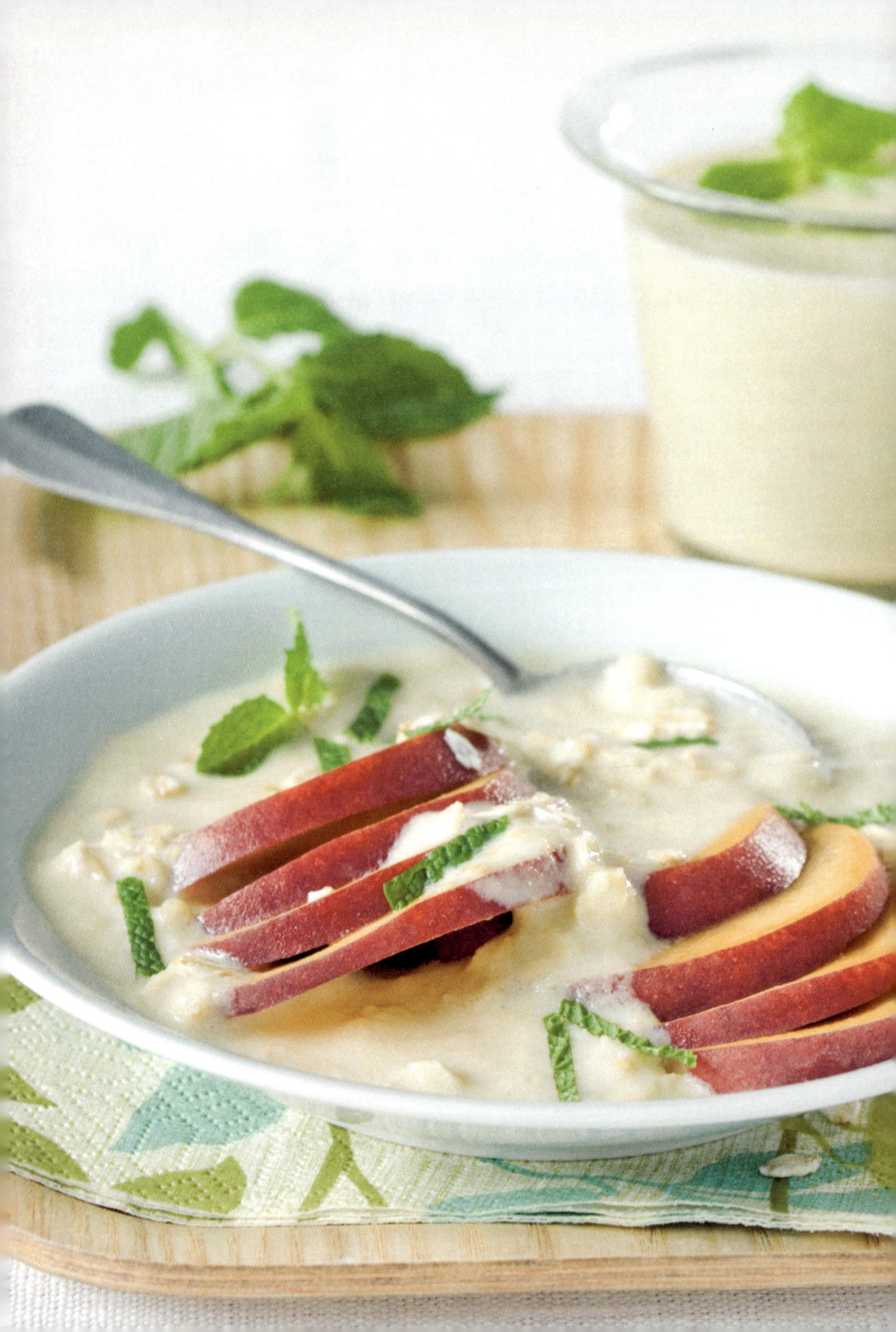

pour 4 personnes préparation 10 min cuisson 10 min

pêches
aux flocons d'avoine et crème d'amande

4 pêches
50 cl de lait d'avoine
80 g de flocons d'avoine
2 c. à soupe de purée d'amande
1 branche de menthe

PRINTEMPS • ÉTÉ

Lavez les pêches. Coupez-en 3 en morceaux, en conservant la peau, et faites-les cuire dans le lait d'avoine 10 min.

Hors du feu, ajoutez la purée d'amande et mixez. Ajoutez ensuite les flocons d'avoine et réservez au réfrigérateur.

Servez avec quelques lamelles de pêches crues pelées et quelques feuilles de menthe émincées.

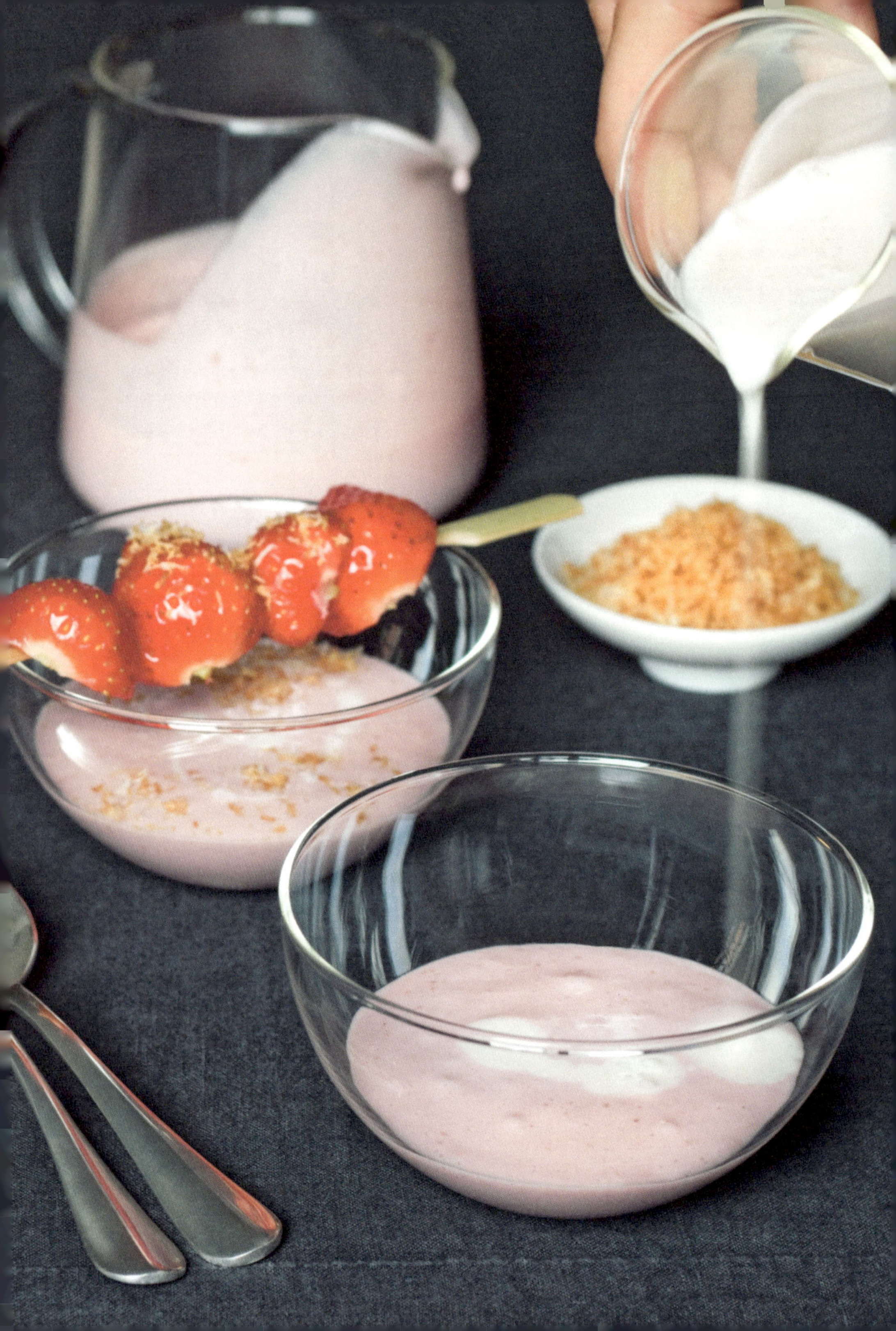

pour 6 personnes préparation 10 min

soupe de fraises
et coco aux dattes

250 g de fraises
15 cl de lait de coco
5 cl de crème de coco
40 g de noix de coco râpée
2 à 3 dattes
3 à 5 c. à soupe
de jus de pomme
1 pincée de cannelle

PRINTEMPS • ÉTÉ

Rincez rapidement les fraises. Dans un blender, mixez-en 150 g avec le lait de coco et les dattes dénoyautées. Si le mélange est trop épais, ajoutez un peu de jus de pomme. Réservez au frais.

Mélangez la crème de coco avec 3 c. à soupe de jus de pomme et la cannelle.

Torréfiez la noix de coco à sec dans une poêle à sec pendant 5 min.

Coupez en deux les fraises restantes et enfilez-les sur des brochettes.

Au moment de servir, versez la soupe de fraises dans des verres, tracez un cordon blanc avec la crème de coco sur le dessus, posez une brochette en équilibre et parsemez de noix de coco torréfiée.

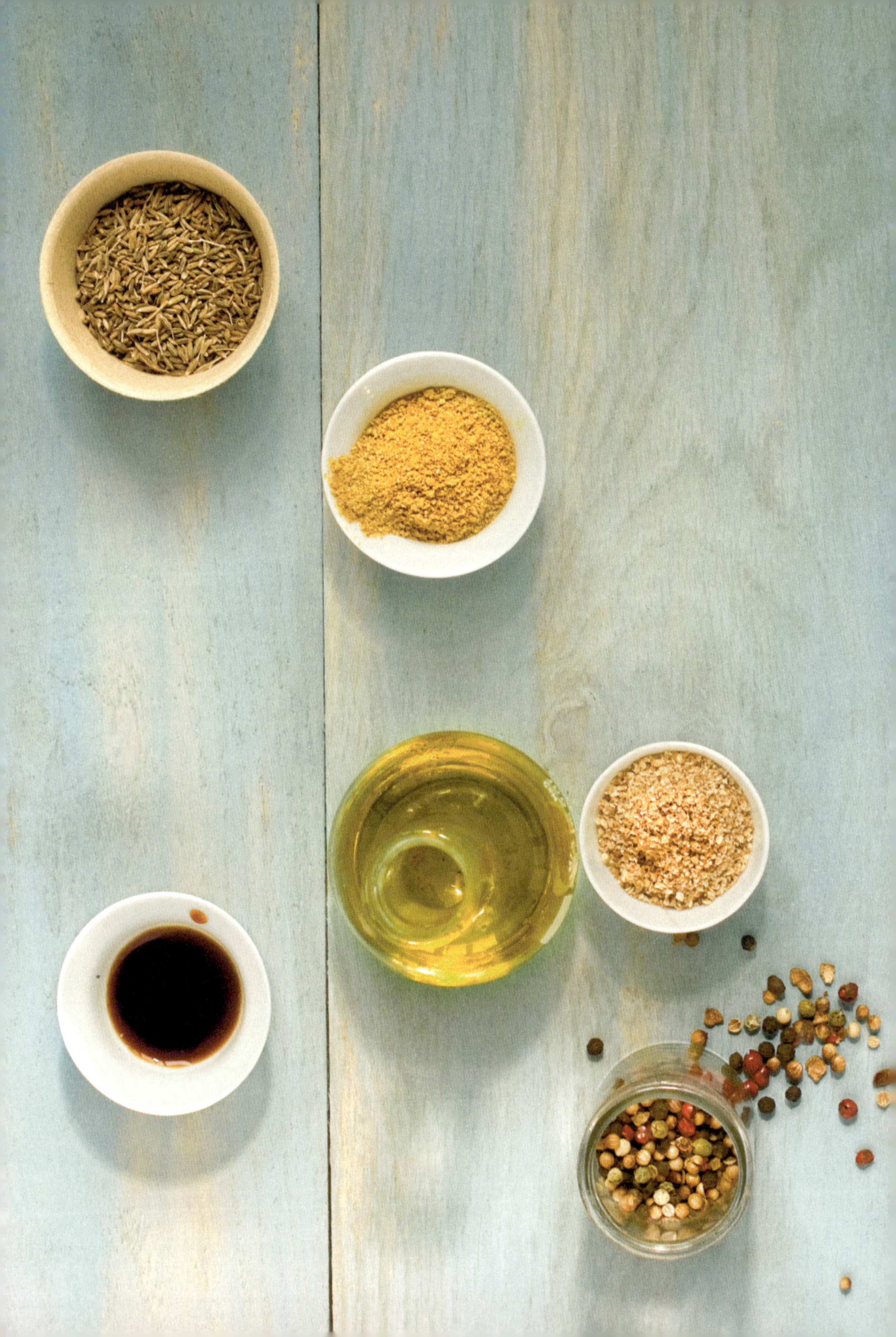

Sauces & condiments

Nous avons utilisé dans les plats certains ingrédients que vous ne connaissiez peut-être pas, qui peuvent vous aider dans la préparation des sauces :

- les produits dérivés du soja, légumineuse riche en protéines, aliment quasi intégral très pratique, qu'il soit consommé sous forme de lait et de fromage frais (le tofu), ou de produits fermentés (sauces de tamari et de shoyu, pâte de miso, purée de tempeh) ;

- deux gélifiants naturels, l'agar-agar et l'arrow-root : efficaces même à faibles doses, ils sont très utiles pour obtenir des préparations onctueuses, tout en apportant des fibres solubles très appréciables pour la régulation des métabolismes et du transit.

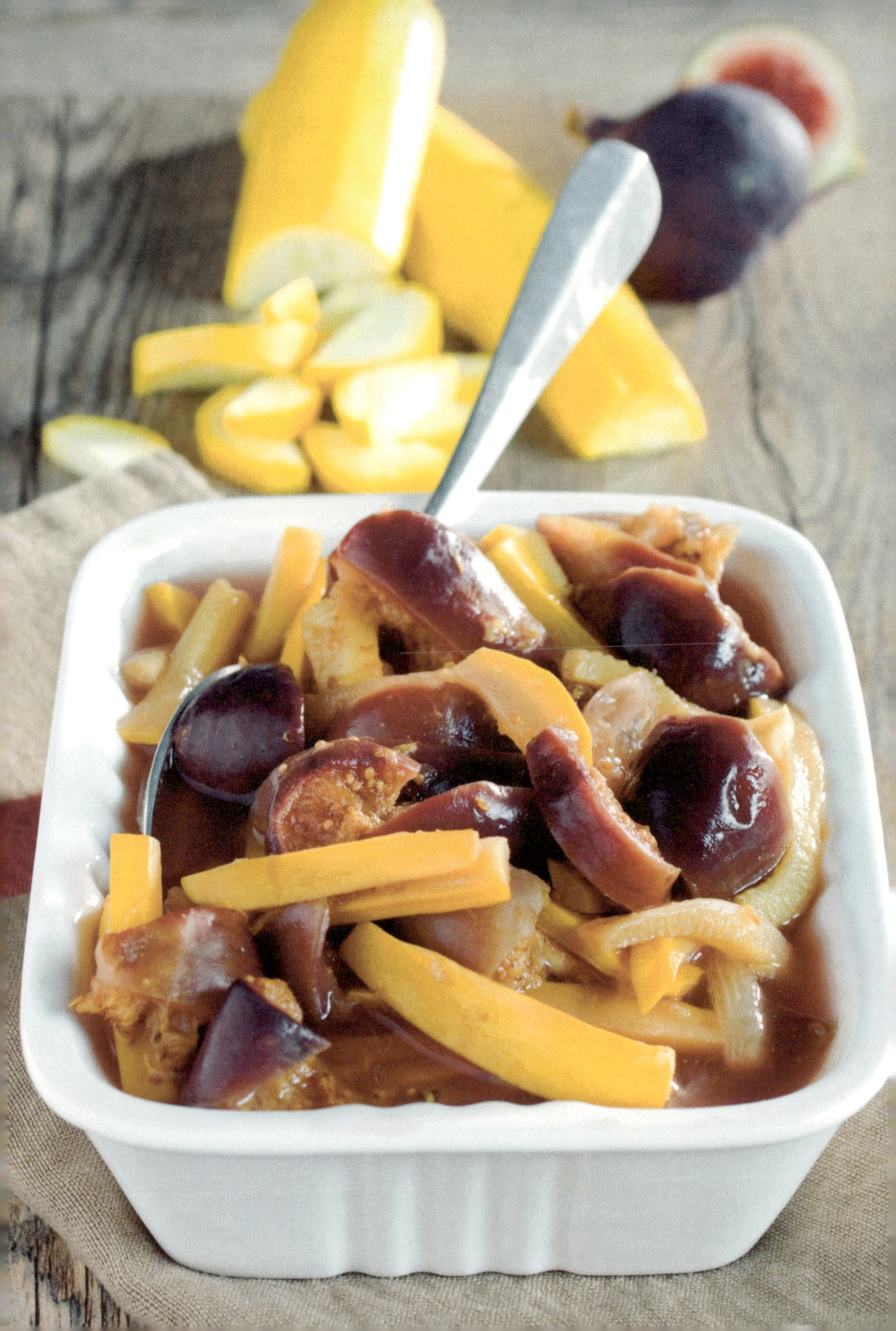

pour 1 grand pot à confiture préparation 15 min cuisson 25 min

chutney
courgette-figue

2 à 3 courgettes
1 quartier de citron confit au sel (voir p. 385)
5 figues sèches
15 cl de jus pomme
7 cl de vinaigre de cidre
1 c. à café de gingembre frais haché
1 c. à café de miel
Sel fin non raffiné

PRINTEMPS • ÉTÉ

Lavez les courgettes, détaillez-les en crayons. Hachez le quartier de citron confit. Lavez et coupez les figues en morceaux.

Dans une casserole, mettez les courgettes, les figues, le citron confit, le gingembre, le jus de pomme, le vinaigre de cidre et 3 pincées de sel. Faites cuire à feu doux et à mi-couvert pendant 20 min. Ajoutez le miel et faites cuire encore 5 min. Transférez à chaud dans un bocal en verre ébouillanté, fermez aussitôt et retournez-le.

astuce !

Le chutney est un condiment pratique et savoureux qui se conserve au réfrigérateur environ 5 jours après ouverture, 2 semaines si le pot n'a pas encore été ouvert.

Parfait pour accompagner un mesclun parsemé de fines tranches de jambon cru, de figues fraîches, copeaux de courgette crue et parmesan.

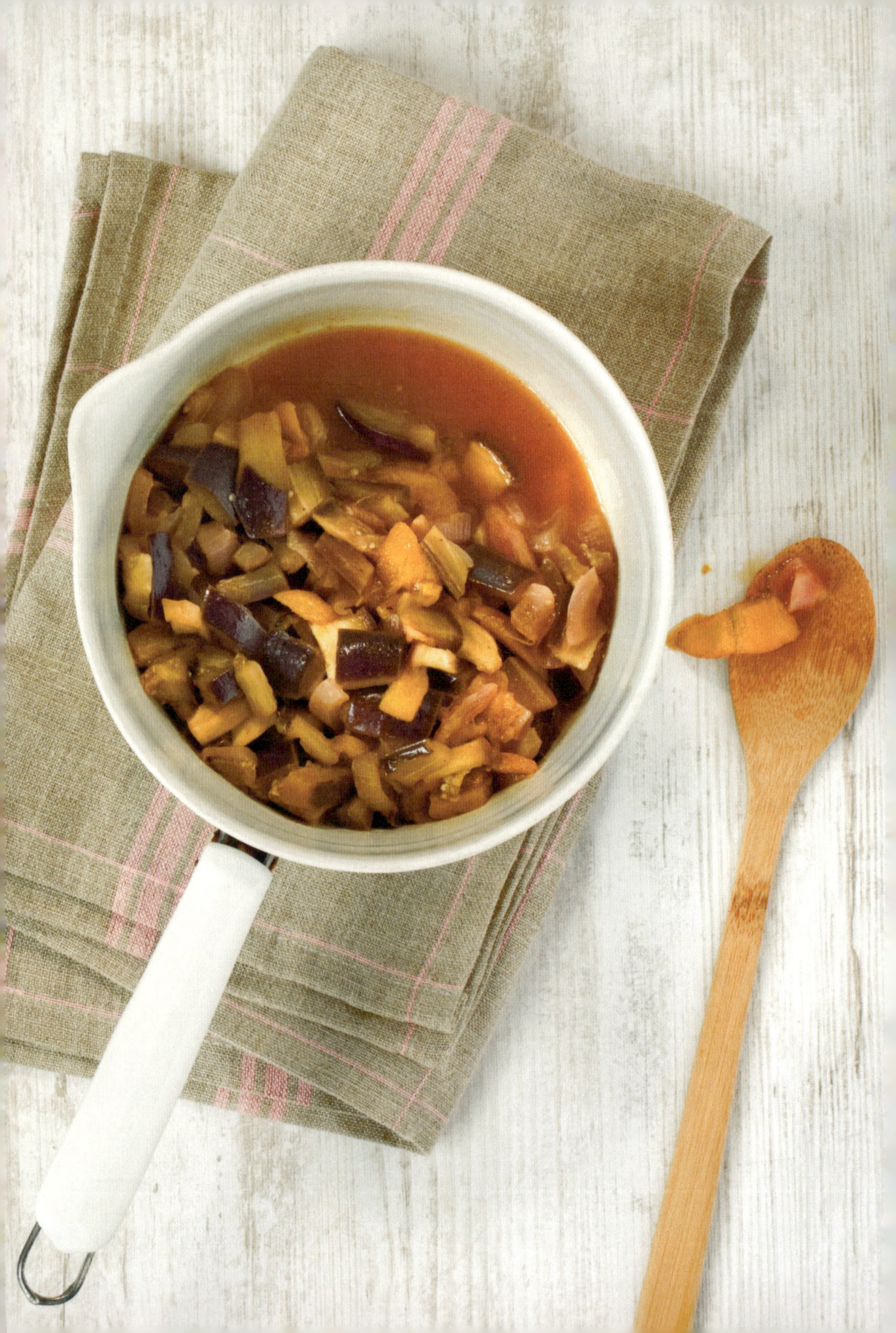

pour 4 personnes · préparation 15 min · cuisson 30 min

chutney
pêche-aubergine-cannelle-datte

1 aubergine
2 pêches
4 dattes
1 oignon
10 cl de vinaigre de cidre
20 cl de jus pomme-poire
1/2 bâton de cannelle
Sel fin non raffiné

PRINTEMPS • ÉTÉ

Lavez l'aubergine, détaillez-la en crayons. Lavez les pêches, coupez-les en lamelles, ainsi que les dattes. Pelez et émincez l'oignon.

Transférez ces ingrédients dans une casserole, ajoutez le vinaigre, le jus de pomme, 3 pincées de sel et la cannelle, puis cuisez à feu doux pendant 30 min, à mi-couvert.

Transférez à chaud dans un bocal en verre ébouillanté, fermez aussitôt et retournez-le.

astuce !

Parfait pour accompagner riz, lentilles et roquette pour un repas végétal ou en accompagnement d'une viande ou d'un poisson.

Pourquoi c'est bon pour moi ?

Les chutneys version «Originelle» sont sans sucre ajouté : un fruit sec riche en fibres et micronutriments apporte cette note sucrée, recherchée dans les chutneys.

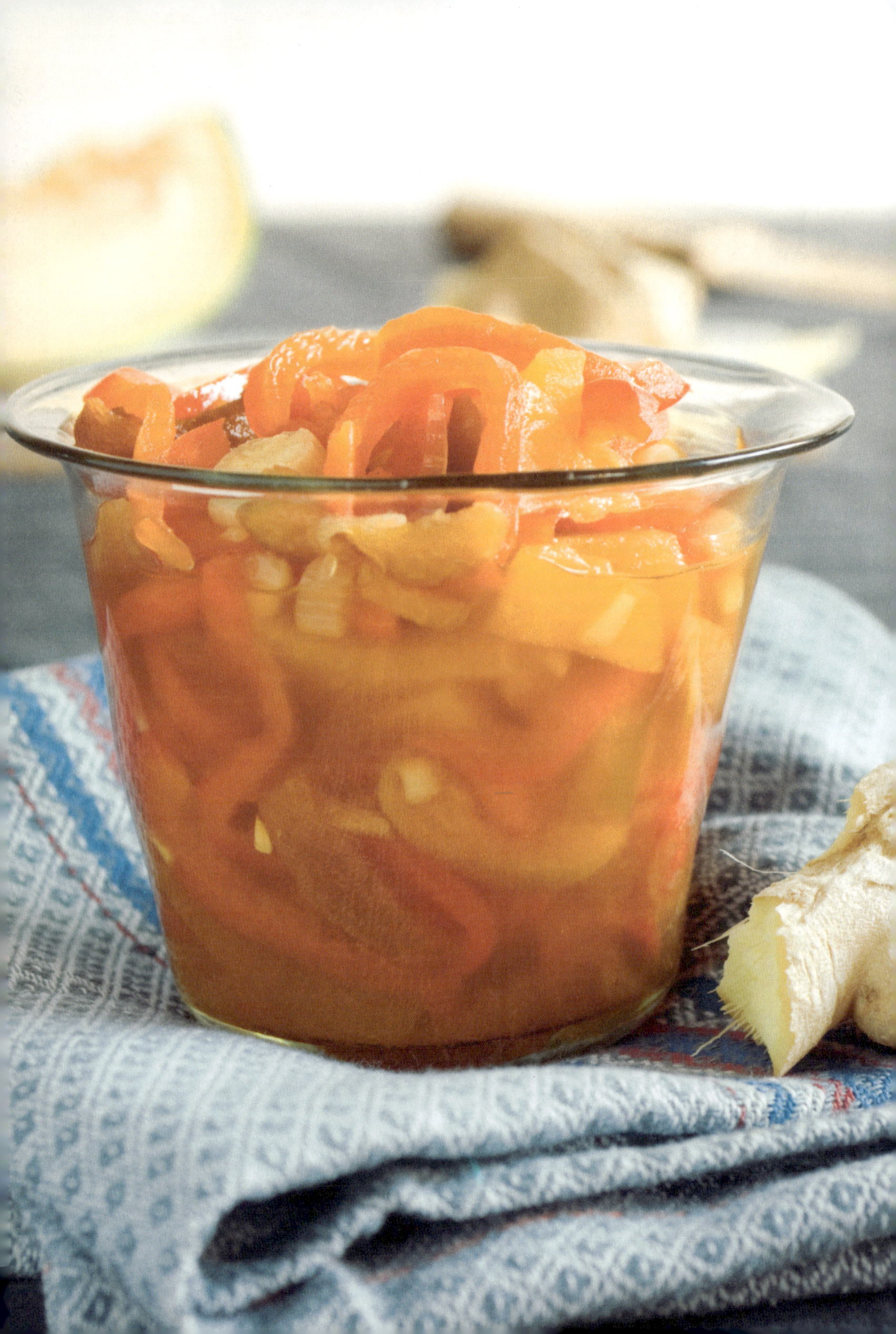

pour 4 personnes préparation 15 min cuisson 30 min

chutney
de poivron rouge, melon et abricot sec au gingembre

1 poivron rouge
1/4 de melon
5 abricots secs
1 oignon
1 c. à café de gingembre frais haché
15 cl de jus de pomme
4 cl de vinaigre de cidre
1 c. à café de miel
Sel fin non raffiné

PRINTEMPS • ÉTÉ

Lavez et épépinez le poivron rouge. Ôtez la peau du melon et épépinez-le. Pelez l'oignon. Émincez finement ces ingrédients ainsi que les abricots secs préalablement lavés.

Mettez tous ces ingrédients dans une casserole. Ajoutez le jus de pomme, le vinaigre de cidre et trois pincées de sel, puis mettez à cuire à feu doux à mi-couvert pendant 25 min.

Ajoutez ensuite le miel et cuisez encore 5 min. Transférez à chaud dans un bocal en verre ébouillanté, fermez aussitôt et retournez-le.

astuce !

Pour accompagner un plateau de fromages de chèvre et brebis, mesclun et d'un gaspacho.

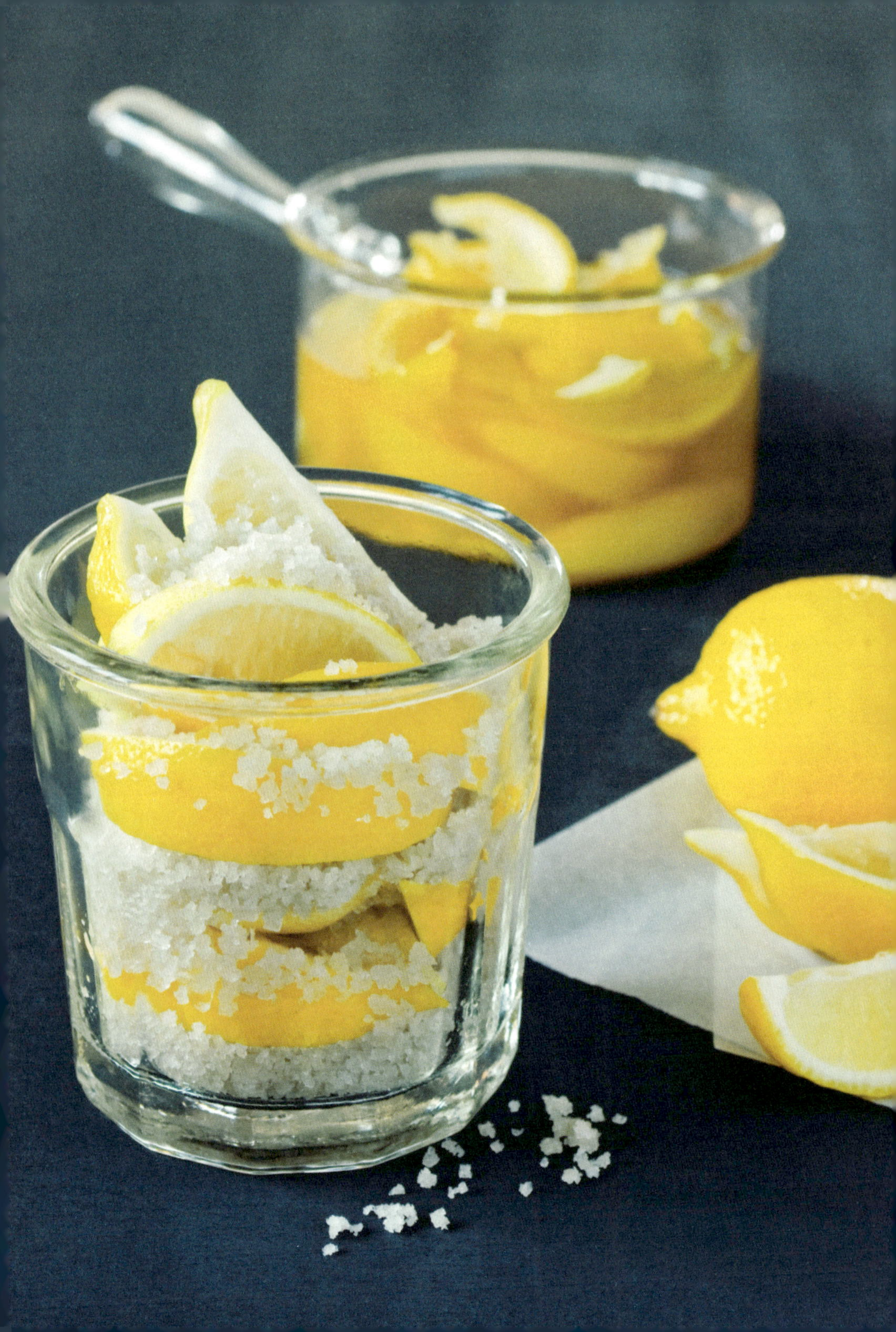

pour 4 personnes préparation 10 min cuisson agrumes au sucre 20 min

citrons
(ou oranges) confits au sel gris

pour 1 pot
4 citrons (ou oranges) bio
150 g de gros sel gris

Lavez les fruits, coupez chaque extrémité jusqu'à la chair puis chaque agrume en deux dans le sens de la hauteur. Coupez ensuite chaque moitié obtenue en 3 quartiers.

Ébouillantez un pot en verre et séchez-le. Remplissez-le en commençant par une fine couche de sel puis une couche de quartiers d'agrumes, continuez ainsi jusqu'en haut et terminez par une couche de sel. Fermez le pot.

Laissez confire pendant 15 jours au réfrigérateur avant d'ouvrir le pot.

citrons
(ou oranges) confits au sucre de canne

pour 1 pot
150 g de sucre blond
4 citrons (ou oranges) bio

Lavez et coupez les fruits comme précédemment. Placez les quartiers obtenus dans une casserole avec le sucre et 10 cl d'eau, puis portez à ébullition. Baissez le feu et laissez confire 20 min à mi- couvert. Ébouillantez des bocaux en verre, remplissez-les jusqu'en haut, fermez et retournez-les. Une fois refroidis, conservez-les au frais.

TOUTES SAISONS

astuce !

Très utiles pour parfumer de nombreux plats tout en les salant ou les sucrant. Une fois le pot entamé, tassez bien les agrumes après chaque utilisation pour qu'ils baignent dans leur jus et réservez-les au réfrigérateur.

Pourquoi c'est bon pour moi ?

Utilisez-les au gré de vos inspirations : les agrumes confits au sel ou au sucre font partie, avec les épices douces et les aromates, des ingrédients de base de la cuisine Originelle®. Cette habitude culinaire est bénéfique à notre santé : la peau des agrumes est riche en d-limonène, principal composant que l'on retrouve dans l'huile essentielle d'orange et de citron. Le d-limonène a des propriétés anti-acides médicalement reconnues, il abaisse le cholestérol et réduit les effets secondaires négatifs des ultraviolets.

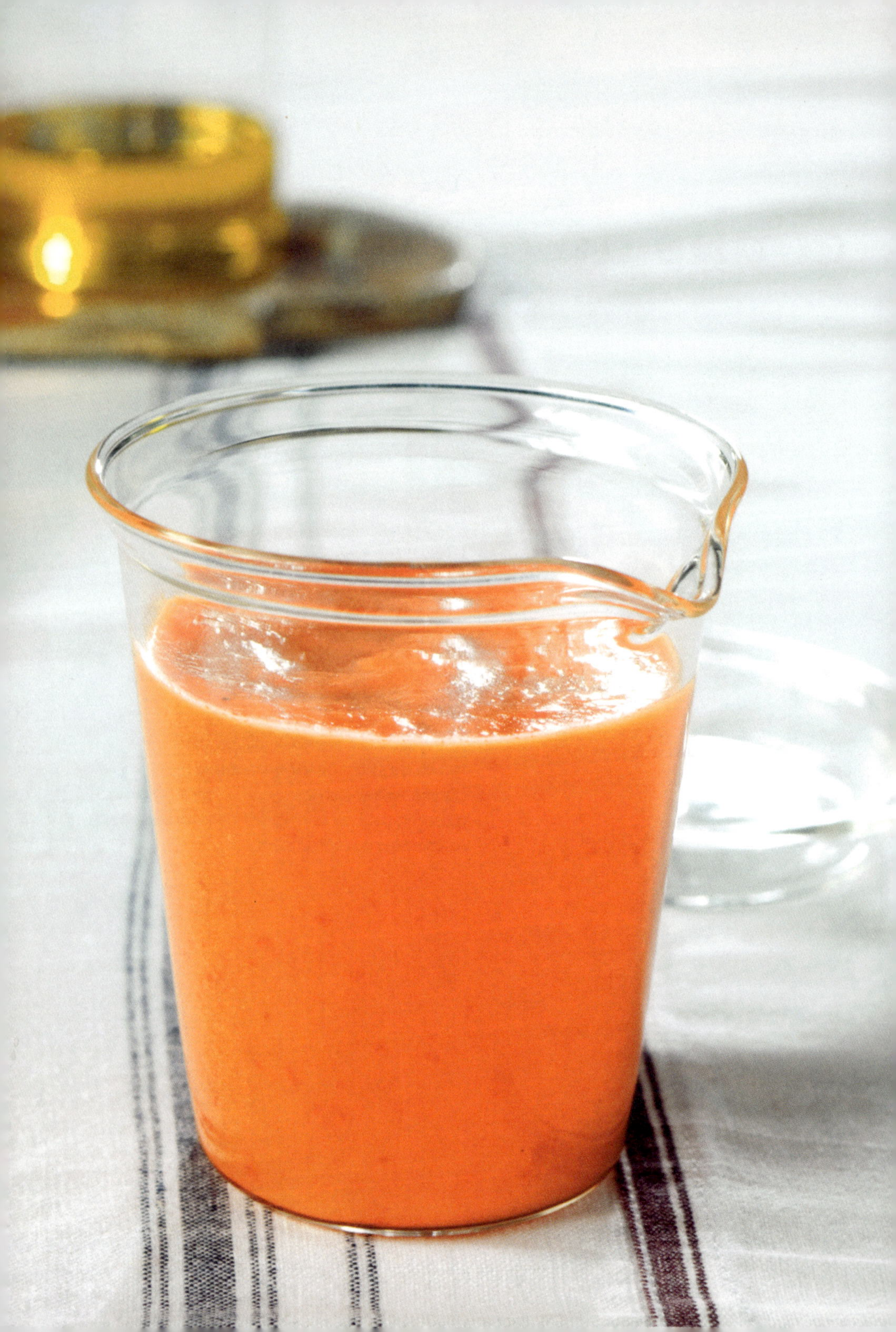

pour 4 personnes préparation 15 min cuisson 15 min

coulis de poivron

2 poivrons rouges
2 gousses d'ail
1 filet d'huile d'olive
1 filet de vinaigre balsamique
Sel fin non raffiné

ÉTÉ

Lavez les poivrons, faites griller la peau au four préchauffé à 200 °C (th. 6-7) pendant 15 min.

Afin que la peau se décolle facilement, mettez-les dans une casserole, couvercle fermé, pendant 10 min. Enlevez ensuite la peau et les pépins. Coupez la chair en lamelles, mixez-les dans le bol d'un blender avec l'huile d'olive, l'ail, un filet de vinaigre balsamique, ce qu'il faut d'eau et de sel. Utilisez ce coulis pour accompagner un poisson mais aussi une légumineuse ou une céréale.

astuce !

Vous pouvez aussi servir les poivrons en lamelles parsemées d'ail haché, de feuilles de laurier, de quelques pincées de sel et recouvertes d'huile d'olive.

Délicieux avec une salade de pois chiches au couscous et un fromage de chèvre frais.

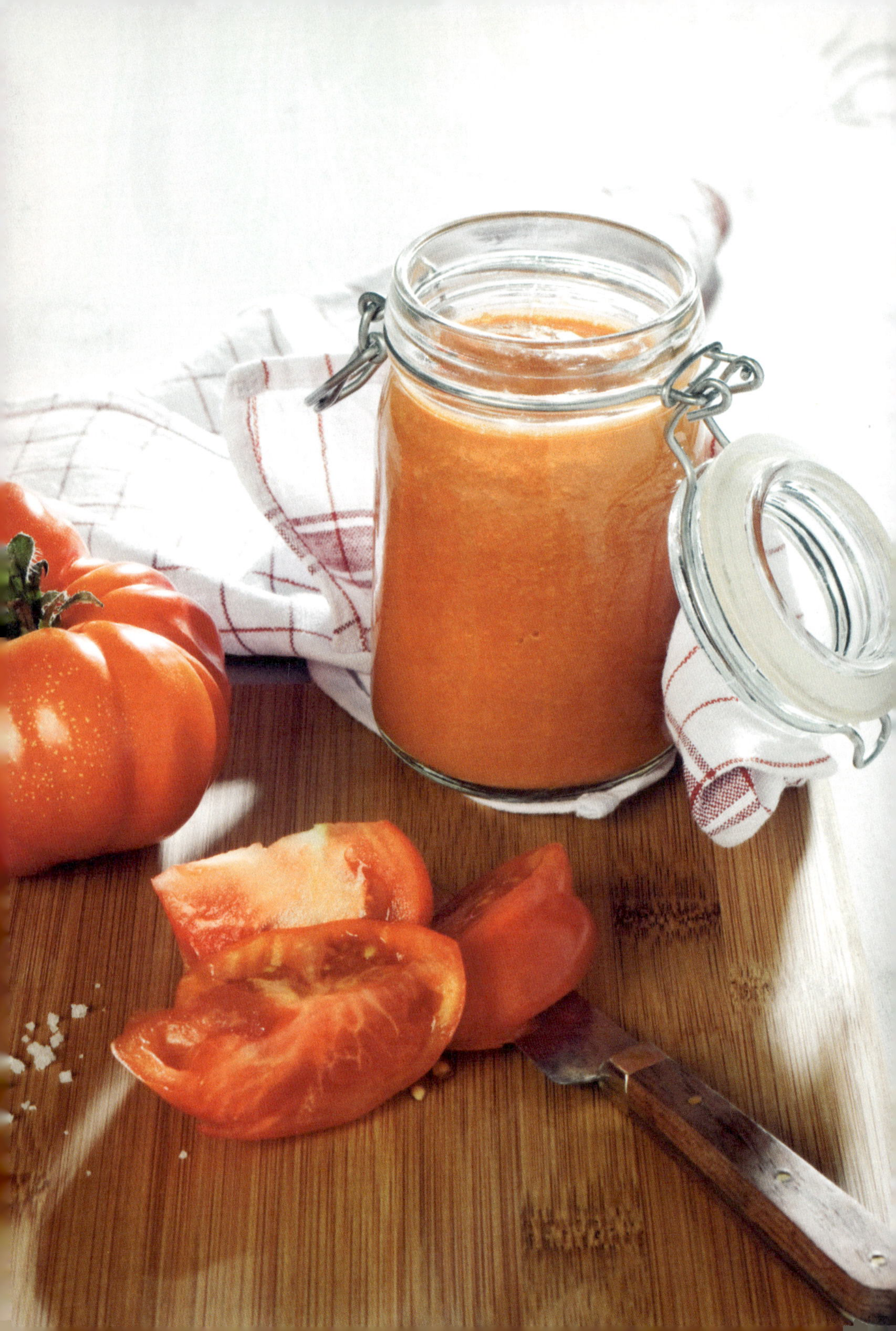

pour 1 pot préparation 10 min cuisson 25 min

coulis de tomate

5 tomates bien mûres
20 cl de de coulis de tomate du commerce type *passata*
5 cl d'huile d'olive
Sel fin non raffiné

PRINTEMPS • ÉTÉ

Lavez les tomates, coupez-les en gros morceaux et faites-les compoter avec quelques pincées de sel pendant 15 min à mi-couvert.

Ajoutez le coulis de tomate et continuer la cuisson pendant 10 min.

Laissez tiédir, puis mixez avec l'huile d'olive dans un blender.

Mettez en pot, puis réservez au frais.

Utilisez ce coulis en accompagnement des plats estivaux composés de courgettes, aubergines, poivrons…

astuce !

En plein été, lorsque les tomatres sont bien mûres, il est inutile d'ajouter le coulis de tomate !

Pourquoi c'est bon pour moi ?

Ce coulis onctueux est riche en micronutriments car il contient la peau et les pépins des tomates qui sont ensuite broyés dans le blender.

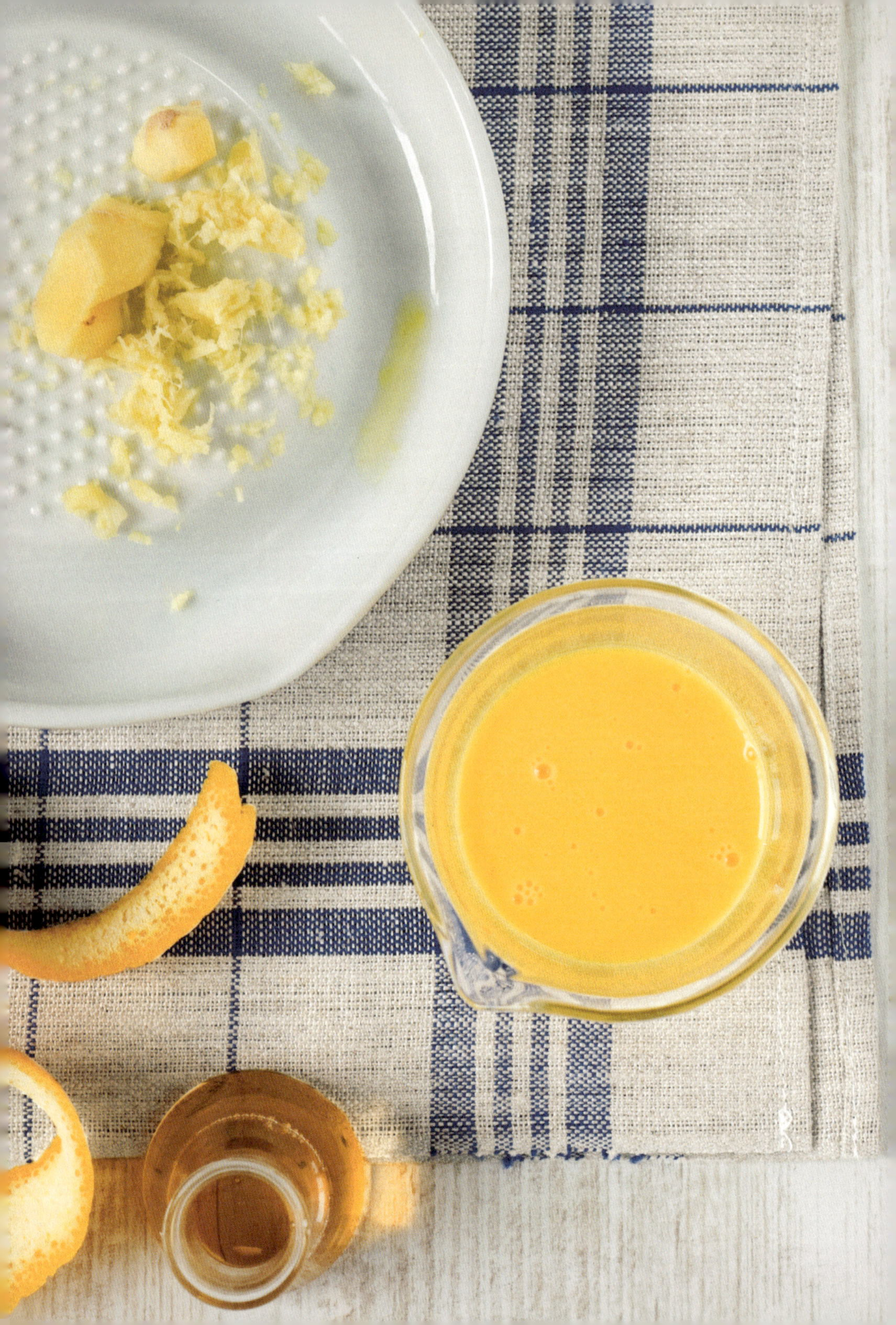

pour 1/2 pot préparation 10 min

émulsion orange

1 orange
1/2 quartier d'orange confite au sel (voir p. 385)
1 filet d'huile de colza
1 c. à café de gingembre haché

HIVER

Lavez l'orange, pelez-la à vif, puis coupez-la en quatre et enlevez les pépins.

Dans un mixeur-blender, mixez l'orange, l'orange confite, l'huile de colza et le gingembre. Réservez.

Utilisez cette émulsion avec un poisson cuit vapeur ou comme sauce d'une belle salade hivernale composée de haricots rouges, carottes râpées, persil, chèvre frais.

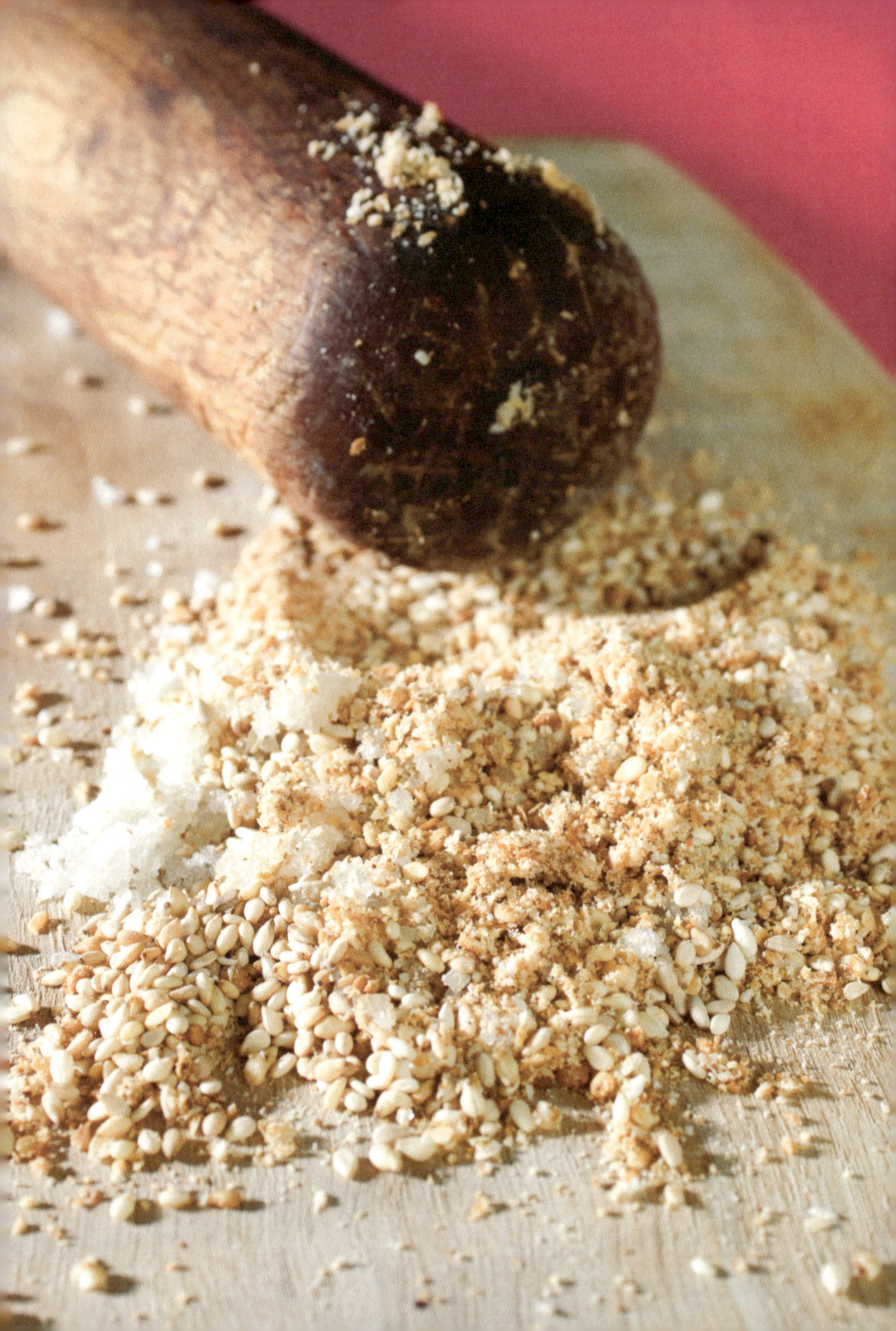

pour 1 pot préparation 15 min cuisson 5 min

gomasio

200 g de sésame blond complet
15 g de gros sel

TOUTES SAISONS

Dans une poêle, torréfiez à sec et pendant 5 min les graines de sésame avec le sel en remuant constamment.

Ensuite, écrasez-les à l'aide d'un pilon en bois dans un suribashi (saladier strié) ou mixez brièvement dans le bol d'un robot.

astuce !

Conservez au frais.

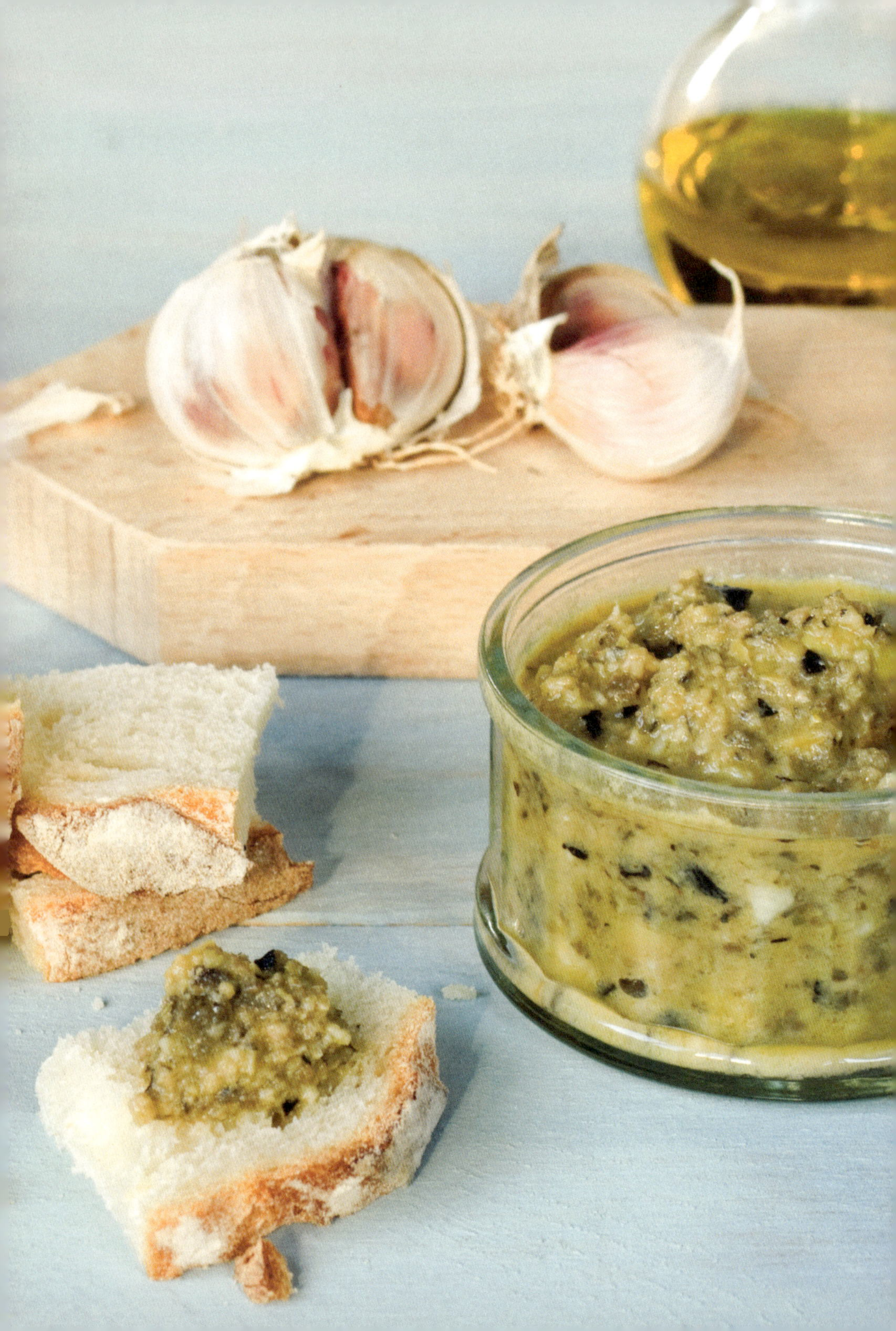

pour 1 pot préparation 10 min

tapenade aux deux olives

200 g d'olives noires dénoyautées
150 g d'olives vertes dénoyautées
3 gousses d'ail
7cl de vinaigre de cidre
10 cl d'huile d'olive
1/2 c. à café d'aromates type estragon, basilic, sarriette, origan

TOUTES SAISONS

Pelez et hachez l'ail. Placez tous les ingrédients dans un robot et mixez brièvement. Rectifiez l'assaisonnement s'il le faut.

astuce !

Pour adoucir l'amertume naturelle des olives biologique, ajoutez quelques figues ou pruneaux lorsque vous mixez l'ensemble.

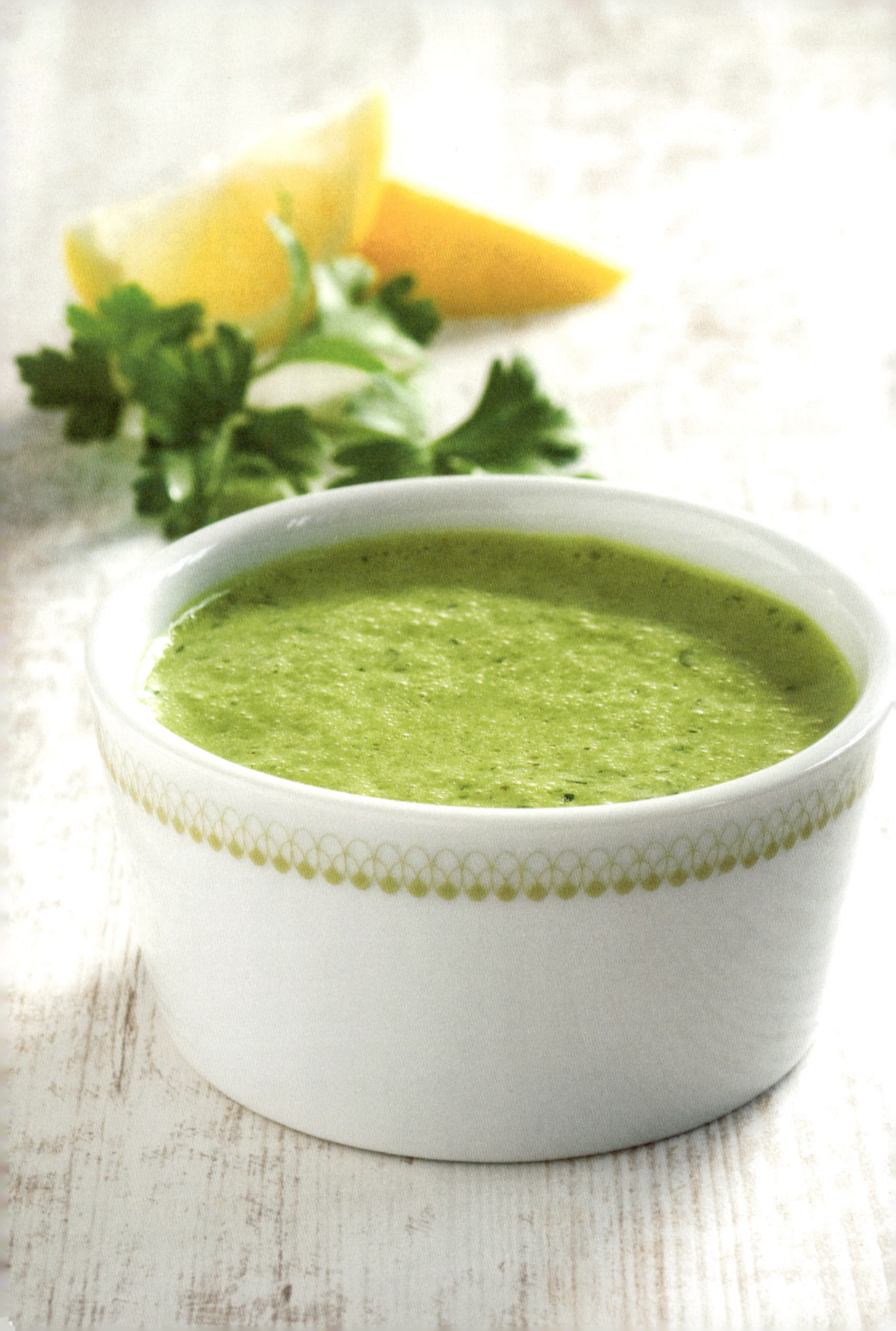

pour 1 pot préparation 5 min

mayonnaise végétale
au persil et à l'huile de noisette grillée

10 cl de lait de soja
5 cl d'huile de noisette grillée
5 branches de persil
1 gousse d'ail
Jus de citron
Sel fin non raffiné

TOUTES SAISONS

Pelez et hachez la gousse d'ail.

Mixez dans un blender le lait, l'huile de noisette, le persil, l'ail etune pincée de sel. Ajoutez quelques gouttes de jus de citron et mixez à nouveau 10 secondes.

Réservez au réfrigérateur et dégustez le jour même avec une céréale et quelques crudités pour un repas végétal équilibré.

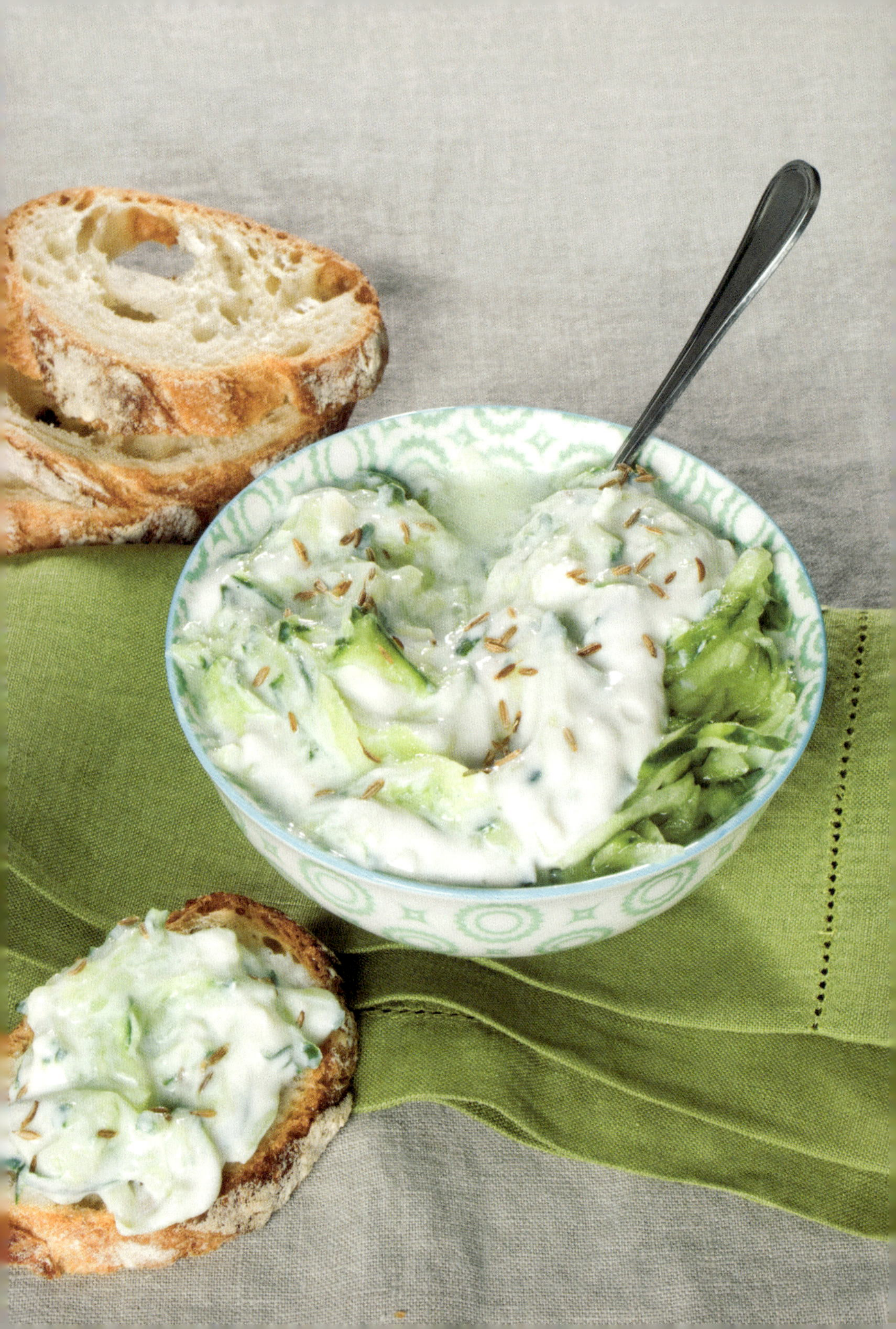

pour 4 personnes préparation 10 min

concombre
au yaourt de soja et graines de carvi

1 concombre
2 yaourts au lait de soja
1 gousse d'ail
Graines de carvi
Sel fin non raffiné

ÉTÉ

Épluchez et râpez le concombre. Mettez-le à dégorger dans une passoire avec une pincée de sel pendant 20 min.

Pelez et hachez la gousse d'ail.

Mélangez les yaourts avec le concombre, l'ail et une pincée de graines de carvi. Rectifiez le sel et dégustez bien frais avec une salade de tomates et des filets de sardines cuits au citron.

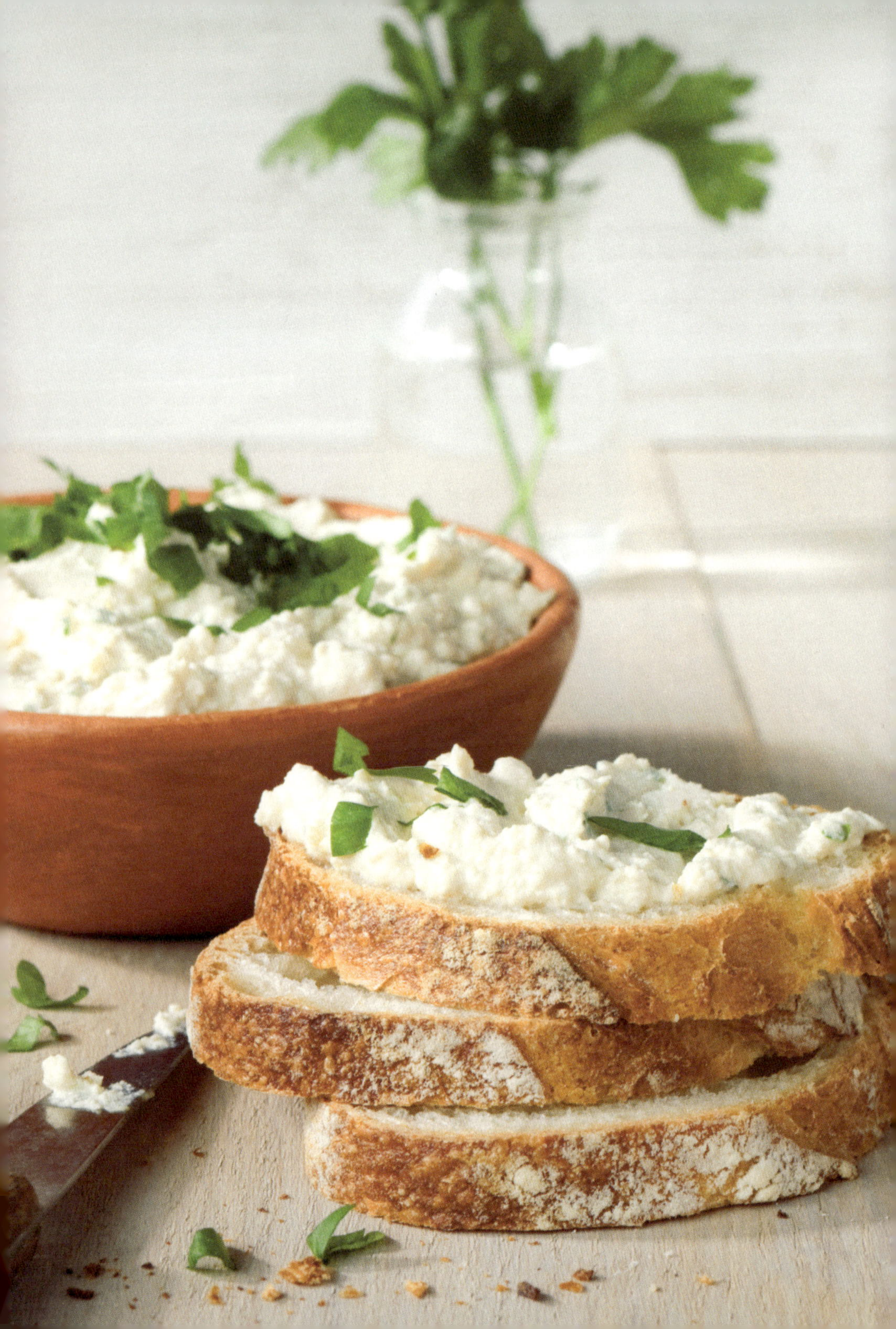

pour 4 personnes préparation 5 min

crème de tofu au cerfeuil

300 g de tofu
2 gousses d'ail, pelées
1 botte de cerfeuil
1 quartier de citron confit au sel (voir p. 385)
2 c. à soupe de shoyu
1 c. à soupe d'eau

TOUTES SAISONS

Dans un robot, mixez tous les ingrédients avec le cerfeuil, jusqu'à obtention d'une préparation crémeuse.

Réservez au frais.

astuce !

Le tofu, accusé à tort d'être insipide, est surtout un « capteur » de saveurs qui doit être bien assaisonné.

Cette crème se déguste aussi bien tartinée sur du pain qu'en accompagnement d'un plat de viande ou de poisson, pour un complément intéressant en protéines.

Variez suivant les saisons avec de la coriandre, du basilic, mais aussi des olives du poivron confit, des carottes cuites et du gingembre.

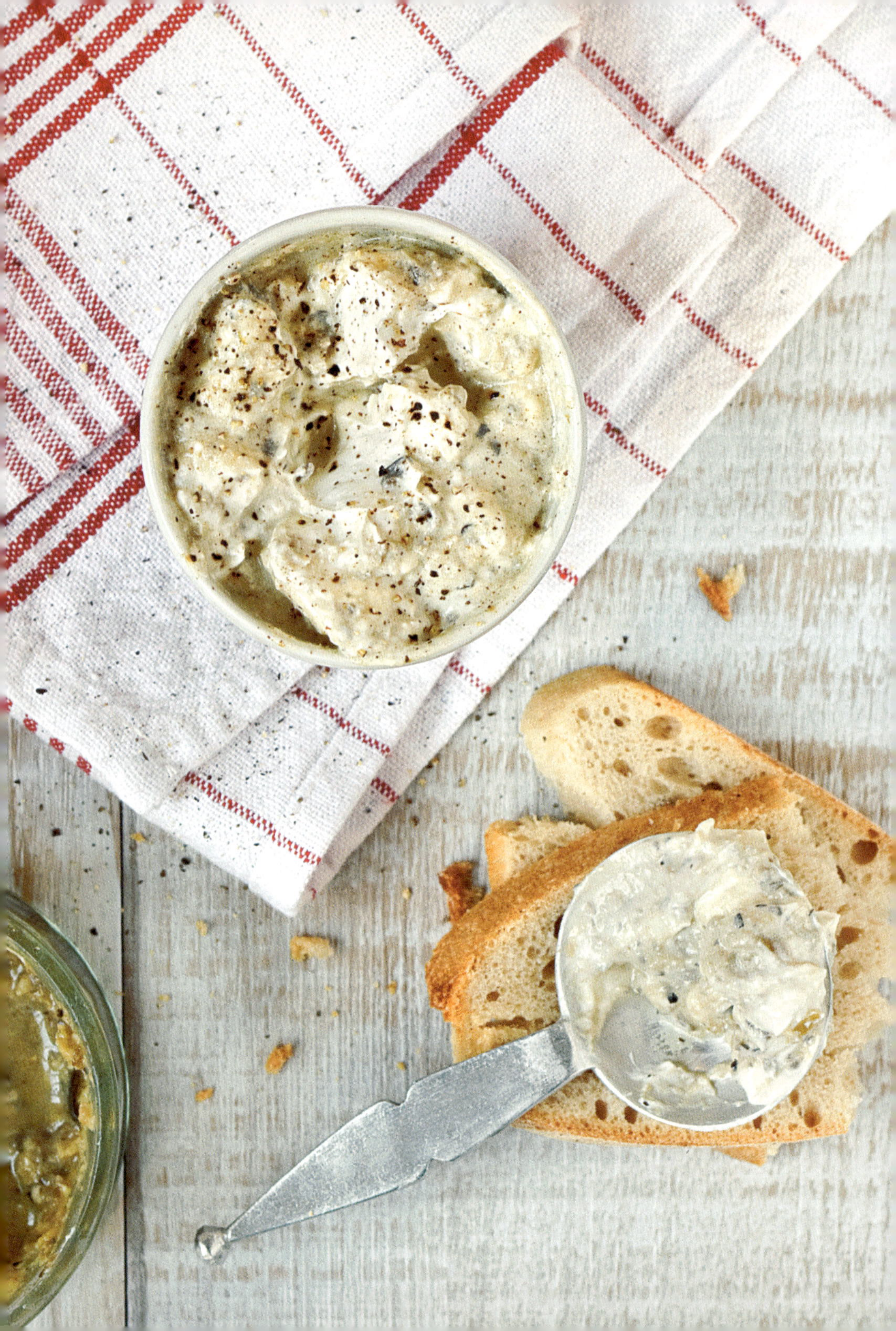

pour 4 personnes préparation 5 min

crème
de chèvre à la tapenade

400 g de chèvre frais
15 olives noires dénoyautées
10 olives vertes dénoyautées
1 gousse d'ail
2 c. à soupe de vinaigre de cidre
2 c. à soupe d'huile d'olive
1/2 c. à café de basilic séché
Sel fin non raffiné

TOUTES SAISONS

Dans un robot, mettez les olives, l'ail pelé, le vinaigre de cidre, l'huile d'olive, les herbes et mixez l'ensemble brièvement. Ajoutez les chèvres en morceaux puis mixez jusqu'à obtention d'un mélange crémeux. Rectifiez en sel et réservez au frais.

astuce !
Dégustez sur de petits toasts à l'apéritif avec quelques dés de tomate sur le dessus ou en accompagnement d'une polenta, par exemple. Attention, ne mixez pas trop, le chèvre se liquéfie.

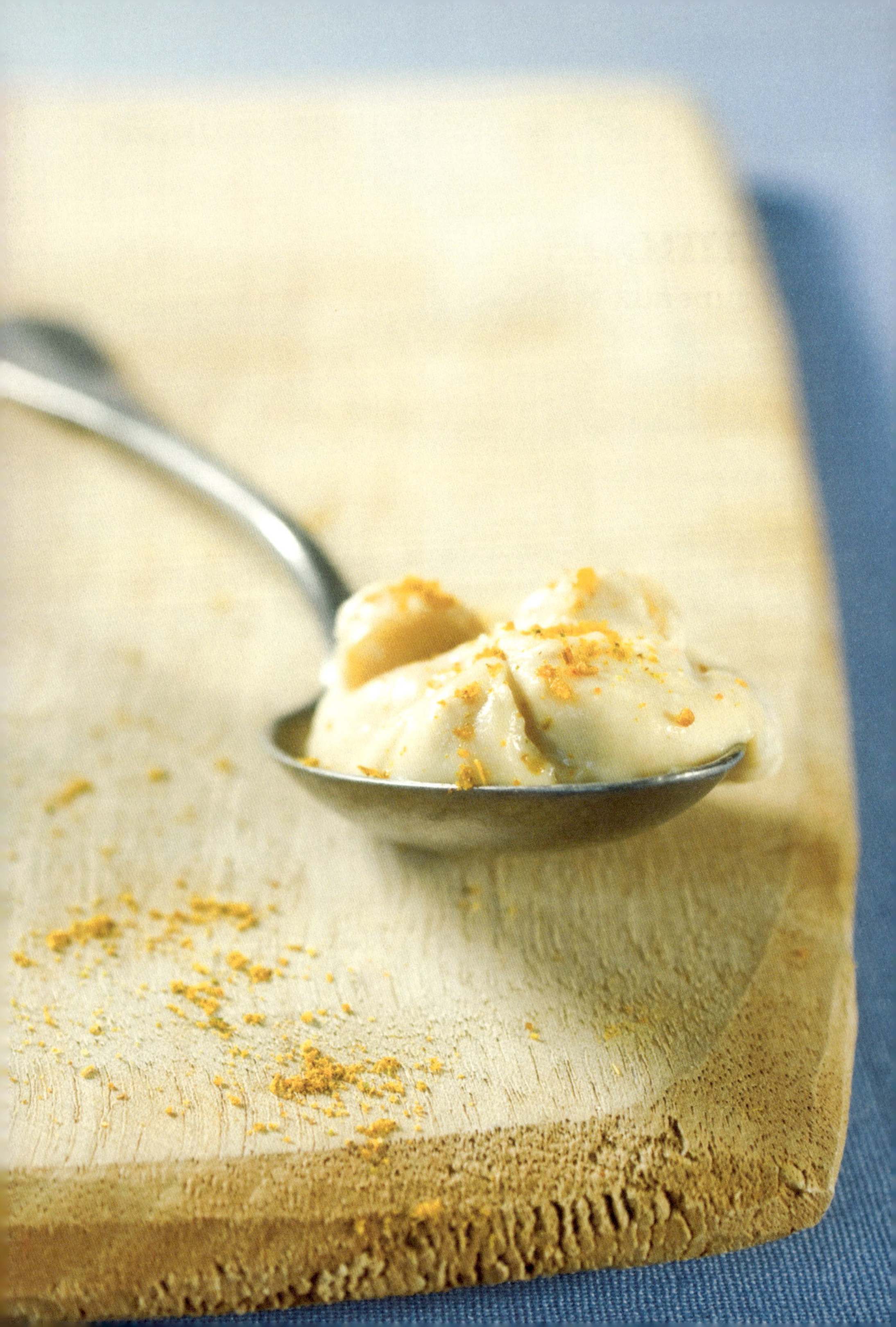

pour 4 personnes · préparation 30 min · cuisson 25 min · végétalien · marinade 1 h · réfrigération 1 h

houmous
aux pruneaux

150 g de pois chiches cuits
4 pruneaux
1 quartier de citron confit au sel (voir p. 385)
1 c. à soupe de purée de noix de cajou
2 pincées de graines de carvi

Gardez 2 c. à soupe du bouillon des pois chiches pour cette préparation.

Mixez ensemble tous les ingrédients, y compris le bouillon. Laissez reposer au frais.

astuce !

Vous pouvez remplacer la purée de cajou par de la purée de sésame et ajouter du jus d'orange (et un mélange d'épices un peu plus « sucré » à base de cannelle de type garam massala… un délice !), ou encore ajouter d'autres fruits secs.

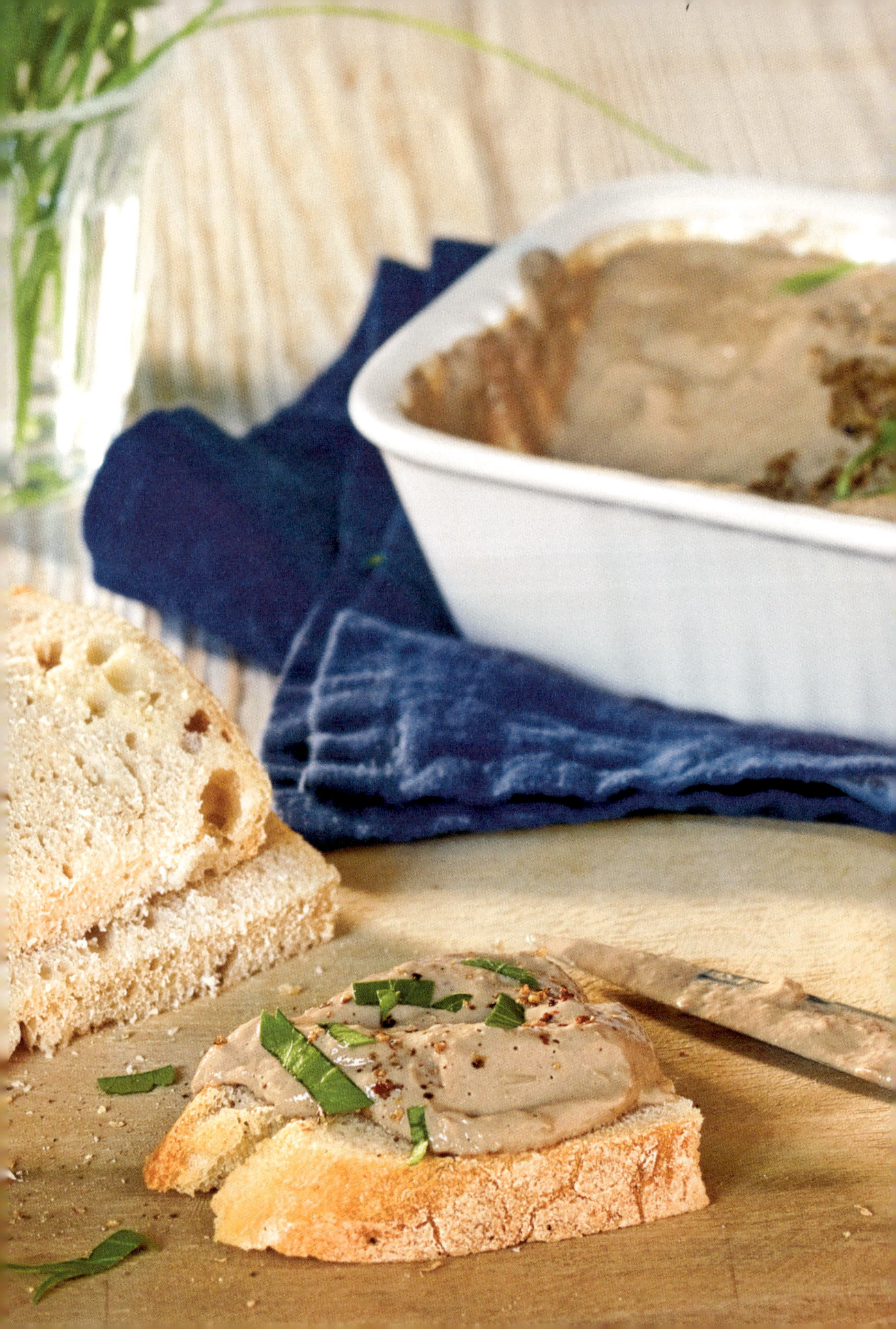

pour 4 personnes préparation 25 min cuisson 20 min

mousse
de foie de volaille aux épices douces

150 g de foies de volaille
1 yaourt maison (voir p. 367)
3 échalotes
1 c. à soupe d'huile d'olive
2 c. à soupe de cognac
Le jus de 1/2 citron
1 pincée de curry doux
Sel fin non raffiné

TOUTES SAISONS

Pelez et émincez les échalotes, faites-les suer 5 min avec l'huile d'olive, les épices et quelques pincées de sel.

Ajoutez-les foies de volaille aux échalotes et faites-les revenir encore 10 min. Déglacez la poêle au cognac, poursuivez la cuisson 5 min et débarrassez. Mixez-les ensuite avec le yaourt maison et le jus de citron. Réservez cette mousse au frais.

astuce !

Servez en entrée avec une salade et des toasts de pain ou avec les émincés de volaille aux shiitakés (voir p.273).

Annexes

Pour aller plus loin

Le pôle protéique

Les protéines sont des composés azotés fondamentaux de notre organisme pour la structure des cellules et de nombreuses fonctions (enzymes, hormones, anticorps...).

Ce sont des chaînes d'acides aminés, au nombre d'une vingtaine dont 8 sont indispensables : non synthétisables par notre organisme, ils doivent être apportés régulièrement par l'alimentation.

Toutes les protéines animales comportent ces acides aminés essentiels (viandes, poissons, lait et laitages, jaune d'œuf).

Il existe aussi des protéines d'origines végétales apportées surtout par les légumineuses et les céréales complètes ou semi-complètes. Ces protéines végétales n'ont pas de lysine (acide aminé) pour les céréales et de méthionine (acide aminé) pour les légumineuses ; il y a toujours des exceptions comme le soja, la plupart des produits oléagineux, la levure de bière, l'ortie... qui sont bien pourvus en acides aminés essentiels.

Fait très important en pratique : un équivalent qualitatif aux protéines animales est réalisé par l'association, au cours d'un même repas, d'une céréale et d'une légumineuse qui se complètent en acides aminés essentiels pour réaliser des plats végétariens très bien équilibrés, véritable alternative aux plats carnés.

Il est possible aussi, bien sûr, d'associer un peu de protéines animales avec une céréale ou une légumineuse pour réaliser des « plats mixtes ».

Mais, depuis 50 ans, notre alimentation n'est plus du tout diversifiée et subit une véritable dérive du « tout protéines animales » avec de nombreux impacts ; sur les plans écologique, socio-économique mais aussi sanitaire : surcharges pondérales et métaboliques (trop de graisses saturées), cancers (reconnu par l'Institut français de lutte contre le cancer), acidification de l'organisme.

Dans le même temps, la consommation des céréales et des légumineuses a très fortement diminué et de nos jours elles sont surtout consommées pour accompagner des produits animaux, comme on le fait avec des légumes, et non en tant que pourvoyeurs de protéines. Cela est regrettable car leur association au cours d'un même repas constitue un véritable « steak végétal » dépourvu de graisses saturées et apportant fibres, minéraux et certaines vitamines dont la viande est totalement dépourvue.

RATION PROTÉIQUE

(ration d'un adulte sédentaire de 72 kg pour un apport moyen de 2 400 cal/j soit 72 g/j, 14 % du poids sec de la ration globale et 12 % de la ration calorique)

50% d'origine animale			
Viandes	Poissons	Œufs	Lait - Produit laitiers
2 repas par semaine	au moins 2 repas par semaine	4 à 6 par semaine	2 laitages/jour (surtout fromages de chèvre et brebis, yaourts et fromage blanc)
20 à 25 g de protéines à chaque repas / 20 g de protéines sont apportés par :			
100 g	100 g	2 a 3	620 ml de lait, 250 g de fromage blanc, 90 à 100g de fromage à pâte molle, 70 à 80 g de fromage à pâte dure, 6 petits-suisses de 30 g, 4 yaourts de 12 cl
1/3 (viandes et poissons)			

50% d'origine animale			
Céréales complètes	Légumineuses	Fruits Oléagineux	Légumes (fruits)
au moins une fois par jour	avec une céréale en grains cuite	2 à 3 fois par semaine	tous les jours au moins une crudité et un fruit
20 à 25 g de protéines à chaque repas / 20 g de protéines sont apportés par :			
100 g	50 g	100 g	400 à 2 000 g
2/3 (ovo-lacto-végétarien)			

Ainsi la ration protéique est ovo-lacto-végétarienne pour ses 2/3 et, secondairement, comporte poissons et viandes, ce qui corrige à la fois les excès d'apports en graisses saturées et les insuffisances d'apports en fibres, acides gras insaturés, micronutriments et composés végétaux protecteurs d'un régime trop carné ; c'est aussi ce qui permet de retrouver son poids de forme et surtout de le garder.

Toutes ces associations sont le fruit de l'expérience et se retrouvent dans toutes les cultures culinaires; elles déterminent la classification des différents «régimes» alimentaires: «végétalien »; «végétarien» (végétaux, œufs et produits laitiers) et «diversifié» (en fait à base surtout de viandes et poissons). Nous distinguons une quatrième variété de repas, celle des «plats mixtes» associant protéines animales de toute nature et protéines végétales, en réduisant leur grammage par rapport aux plats précédents.

Apports recommandés en protéines

Ils sont variables selon l'âge, l'activité et la situation du sujet. Si l'apport minimum vital est de 0,50 g/kg/j, on recommande classiquement 1 g/kg/j, ration convenant surtout à l'adolescent, à la femme enceinte, allaitante et aux convalescents ; mieux vaut se situer entre ces deux niveaux. Pour l'enfant, l'apport conseillé de 0,9 g/kg/j n'est pas respecté puisqu'il consomme, en France, 3 à 4 fois plus de protéines par rapport à ses besoins. (voir tableau page suivante)

La crème de tofu au persil et cumin

Mixez ensemble:
400 g de bon tofu nature,
½ botte de persil,
2 gousses d'ail,
2 c. à soupe de shoyu,
le jus d'un demi-citron,
3 pincées de cumin en poudre
et ce qu'il faut d'eau afin d'obtenir
la consistance d'une crème.

Aliments pourvoyeurs en nutriments indispensables et protecteurs

Dénomination	Description	Origines prédominantes	
		Animales	Végétales
Acides aminés	au nombre de 8/20: isoleucine, leucine, lysine, méthionine, phénylalanine, thréonine, tryptophane, valine	viandes; poissons ; œufs; lait et laitages	légumineuses, céréales complètes, produits oléagineux
Acides gras insaturés	- série oméga-3:. acide alpha linolénique . EPA, DHA - série oméga-6: . ac. linoléique . ac. arachidonique	- poissons (chairs et huiles) - lait maternel pour le DHA - graisses des viandes	- HPPF de colza, lin, noix, soja - fruits oléagineux- HPPF de tournesol, sésame, carthame, noix, soja - germes de céréales
Vitamines	- liposolubles:. A, D, E, K- hydrosolubles:. C, P,. groupe B, H, J	- lait, laitages, jaune d'œuf, foie de veau, huiles de poisson- foie de veau, jaune d'oeuf(viandes et poissons)	- fruits et légumes,- fruits oléagineux et HPPF - fruits et légumes, céréales complètes, légumineuses, levure alimentaire, graines germées, produits lacto-fermentés
Minéraux Oligo-éléments	catalytiques (réactions biochimiques) et/ ou plastiques (constituants des tissus)	Alimentation variée, à base de produits frais, non raffinés; manger cru quand c'est possible (de même pour les vitamines)	
Fibres alimentaires	- insolubles: cellulose, hémicelluloses, lignines - solubles: hémicelluloses, pectines, gommes		légumineuses, céréales complètes, fruits séchés, fruits oléagineux, légumes, fruits frais, algues
Composants protecteurs	- polyphénols (flavonoïdes, anthocyanes, tanins, acides phénoliques...)- caroténoïdes- composés stéroïdes (phyto-stérols/ œstrogènes)- composés aromatiques (glucosinolates, terpènes) - acide phytique- saponines - sulfides		légumineuses, céréales complètes légumes, fruits frais et séchés, fruits oléagineux, thés et vins rouges

Le pôle réactionnel régulateur : des nutriments protecteurs

S'alimenter, c'est essentiellement renouveler son potentiel énergétique vital à l'aide de ces nutriments protecteurs.

Classiquement, l'énergie est apportée par les calories libérées par les sucres, les graisses et les protéines, mesurées par une approche uniquement quantitative.

Or, il existe une autre composante qualitative, énergétique, qui ne provient pas de cette combustion de macronutriments, mais d'éléments nécessaires aux réactions biochimiques qu'ils déclenchent (catalyseurs) ou activent (liaisons phosphore à haut potentiel).

Ces facteurs qualitatifs font que deux aliments comparables sur le plan quantitatif calorique – par exemple le riz blanc et le riz complet – ne sont pas interchangeables: certains nutriments sont indispensables, une partie n'a pas de propriétés calorifères, mais, par contre, joue un rôle très important pour réguler les apports – notamment caloriques – et modérer leurs impacts sur les métabolismes, les organes et le poids.

Il s'agit de toutes les vitamines, oligoéléments et minéraux, surtout présents dans les végétaux, les produits issus de pratiques agricoles respectant les équilibres naturels, les produits non raffinés, les produits cuisinés sans cuisson agressive. Un aliment appauvri en nutriments réactionnels a un impact métabolique majoré pour une même valeur calorique. Les régimes amaigrissants uniquement basés sur la notion de calories sont la principale cause d'échec pour ignorer la composante énergétique de l'alimentation, son «énergie vitale».

Outre les micronutriments précédents, les fibres – provenant uniquement des végétaux – jouent aussi un rôle régulateur très important sur l'ensemble du tube digestif, l'assimilation et l'utilisation des nutriments. Dépourvues elles aussi de valeur calorique, elles ont un effet primordial pour la satiété et le poids (prévention du surpoids), le métabolisme des sucres (prévention du diabète et du surpoids) et des graisses (prévention du surpoids et des maladies cardio-vasculaires), la physiologie du tube digestif (équilibre de la flore intestinale conditionnant l'immunité, l'assimilation des nutriments, le transit et la prévention du cancer du côlon). Dans tous les végétaux existent aussi des composants protecteurs dits bioactifs qui, sans être des nutriments classiques, sont assimilés et utilisés contre le cancer, les dégénérescences tissulaires, les maladies cardio-vasculaires, les troubles immunitaires et métaboliques.

Il faut faire la part belle aux végétaux, principaux pourvoyeurs en micronutriments, en fibres et composants bioactifs : les céréales et légumineuses sont l'une des clés de l'équilibre alimentaire.

Le pôle calorique : les bons sucres et les bonnes graisses

Ce pôle comporte les glucides (sucres complexes, surtout l'amidon des céréales et légumineuses, secondairement celui des tubercules et des fruits amylacés ; sucres simples des fruits, des légumes, du suc de canne complet) et des lipides (corps gras insaturés et saturés, d'origines végétale et animale).

Les apports en lipides

Bien que les lipides soient le plus souvent trop et mal consommés, il ne faudrait pas tomber dans l'excès inverse pour retrouver son poids de forme, en raison des fonctions vitales qu'ils remplissent.

Ils jouent un rôle énergétique important sollicité lors des efforts d'endurance; ce sont des éléments de structure pour les membranes des cellules (particulièrement celles de système nerveux); ce sont des éléments de fonctions vitales avec l'élaboration d'hormones (glandes surrénales et sexuelles) et de vitamines (vitamine D et activité vitaminique F des acides gras insaturés).

Les corps gras sont des assemblages entre acides gras et alcools.

Il existe deux grands types d'acides gras

- ceux dont la molécule est stable sont dits saturés: seul leur excès est néfaste, entraînant dépôts, surcharges et maladies cardiovasculaires;
- ceux qui sont capables de réagir grâce à une ou plusieurs doubles liaisons sont dits insaturés et sont globalement protecteurs, sous certaines conditions. Les acides gras mono-insaturés sont dominés par l'acide oléique de l'huile d'olive.

Les acides gras polyinsaturés appartiennent à deux familles aux propriétés complémentaires, les acides gras essentiels oméga-3 et oméga-6 qui régulent les fonctions cardiovasculaires (avec la consommation de fibres solubles), les réactions inflammatoires et les réparations tissulaires; pas assez d'oméga-3 et le pathologique prend le dessus avec, indirectement, la facilitation du processus cancérigène.

Pour autant, ce n'est pas une raison pour faire des oméga-3 une panacée: un apport physiologique doit contenir 5 fois plus d'oméga-6 que d'oméga-3 (certains mélanges d'huiles indiquent sur leur étiquetage ce rapport de 5/1).

Les apports en glucides

Il y a sucre et sucre, ce qui signifie qu'ici un grand principe de l'alimentation doit être appliqué impérativement: la qualité plutôt que la quantité.

Les glucides (ou sucres) sont la principale source d'énergie utilisable rapidement, sous forme de glucose, par toutes les cellules de l'organisme.

Les origines alimentaires des sucres, exception faite du lactose du lait pour le nourrisson, sont surtout végétales: amidon des céréales et des légumineuses, des tubercules et des fruits

RATION LIPIDIQUE

(ration d'un adulte sédentaire de 72 kg pour un apport moyen de 2 400 cal/j soit 80 g/j, 16 % du poids de la ration, 30 % de la ration calorique)

¼ de graisses saturées soit 20 g/j	½ de graisses mono-insaturées soit 40 g/j	¼ de graisses polyinsaturées soit 20 g/j
20 g de graisses sont apportées par:	1 cuillerée à soupe d'huile = 10 g	Poissons / HVPPF / Fruits oléagineux
Viandes . Charcuteries: 50 g . Porc: 66 g . Mouton: 80 g . Bœuf: 104 g . Veau: 182 g . Abats: 200 g . Blanc de poulet: 400 g . Volailles (globalement: 100 g **Produits laitiers** . Beurre: 24 g . Crème fraîche: 66 g . Fromages à pâtes dures: 69 g . Fromages à pâtes molles: 83 g . Petits suisses: 200 g . Fromage blanc 40 %: 250 g . Yaourt entier: 500 g . Lait entier: 528 ml	**Principalement huile d'olives** riche en acide oléique oméga-9 (vierge, de première pression à froid = HVPPF) soit, 2 à 3 c. à soupe/jour **Secondairement** - Les autres HVPPF - Graisses d'origine animale: . beurre et produits laitiers . volailles et produits dérivés . viandes	Les graisses polyinsaturées sont à répartir sur ces trois catégories selon les repas (sans abuser des huiles). **HVPPF, 1 c. à soupe/j,** au choix: - oméga-3: . colza . lin - oméga-6 et oméga-3: . noix . soja . œillette - oméga-6: . tournesol . noisette . courge (pépins) . carthame . sésame **Poissons** - Au moins 2 repas par semaine - 20 g de graisses sont apportées par: . poisons maigres: 800 g . poissons semi-gras: 288 g . poissons gras: 136 g **Fruits oléagineux** (FO) 20 g de graisses sont apportés par 36 g de fruits oléagineux décortiqués (en moy)
Soit en moyenne =	- 35 g/j de graisses «cachées» (viandes, laitages, poissons, FO, œufs) - 15 g /j de graisses solides (beurre, margarines...) - 30 g/j de HVPPF	

Jl s'agit surtout de réduire les graisses saturées au profit des graisses insaturées: réduire les produits carnés au profit des poissons, préférer des plats végétariens et des assaisonnements à base d'HPPF; opter pour des cuissons saines. Se garder de deux écueils: la cuisson agressive des corps gras (facteur de risques athérogènes et cancérigènes), l'abus en oméga-3 (notamment avec des produits artificiellement enrichis en ces composés).

RATION GLUCIDIQUE

(ration d'un adulte sédentaire de 72 kg pour un apport moyen de 2 400 cal/j soit 350 g/j dont 210 g d'amidon et 140 g de sucres simples, 70 % du poids de la ration globale et 58 % de la ration calorique)

APPORTS QUANTITATIFS	
60 % de SUCRES COMPLEXES (amidon) soit 210 g/j	**40 % de SUCRES SIMPLES** (glucose, fructose, saccharose, lactose, maltose) soit 140 g/j
50 g d'amidon sont apportés par: . Céréales complètes: 70 g (et 66 g de céréales raffinées) Légumineuses: 86 g . Fruits amylacés: . châtaigne: 140 g . banane: 250 g . Fruits oléagineux: 285 g	**50 g de sucres simples sont apportés par:** **- Saccharose pur ou majoritaire** . 10 morceaux de sucre blanc (1 pierre = 5 g) . Bonbons: 52 g . Confitures: 70 g . Pâtisseries et biscuiteries: 75 g . Chocolat noir inférieur: 80 g (contre 140 g de chocolat à 60 % de cacao) . Flans et laitages sucrés: 200 g . Sodas et «jus de fruits»: ½, voire 1/3 de litre . Boissons alcoolisées (selon le degré de chaptalisation): 1 l de vin à 10° a pour équivalence calorique (de l'alcool + du sucre d'appoint) 32 morceaux de sucre; équivaut à 1,5 l de bière (maltose, sucre le plus hyperglycémiant) **- Autres sucres simples** . Miel: 65 g (fructose et glucose) . Lait: 1 l (50 g de lactose) . Fruits aqueux: 250 à 1 000 g (fructose, glucose, saccharose) . Légumes: 1 000 g en moy (carottes 700 g, ail 340 g)

APPORTS QUALITATIFS
Ces quantités n'ont pas une action métabolique équivalente: leur effet hyperglycémiant est très différent s'ils sont ou non raffinés: d'où la distinction qualitative fondamentale entre aliments à index glycémique (IG) élevé ou bas (sucres rapides ou lents)
70 % d'aliments à IG moyen ou faible (< 50): légumineuses, produits céréaliers non raffinés, fruits aqueux, légumes verts, fruits oléagineux, laitages **20 % d'aliments non raffinés à IG élevé:** miel, légumes tubercules et racines, fruits amylacés et séchés **Pas plus de 10 % de sucres raffinés (35 g/j)**

Où l'on voit toute l'importance de tenir compte de la nature des aliments: la méconnaître, surtout au sujet des méfaits du raffinage des sucres, expose une réforme alimentaire à l'échec. À l'inverse, respecter *grosso modo* ces proportions entre sucres lents et rapides est une clé majeure du succès.

amylacés (banane, châtaigne), glucides simples des fruits, des légumes, du suc de canne complet.

Il faut distinguer les sucres originels provenant des produits non transformés, des sucres raffinés qui, consommés trop fréquemment et en quantité, représentent une véritable agression métabolique à l'origine de leur transformation en graisses mises en réserve. Le raffinage concerne principalement le saccharose et l'amidon des produits céréaliers «blanchis» et consiste à isoler les sucres des nutriments qui les accompagnent normalement dans les aliments originels. Un sucre raffiné est absorbé plus rapidement (sucre «rapide»), ce qui majore son effet hyperglycémiant, le pancréas est alors très sollicité pour produire de l'insuline qui transforme l'excès de sucre en graisse ; ce qui expose aux surcharges pondérales et tissulaires, aux maladies cardio-vasculaires et au diabète.

L'index glycémique (IG) d'un aliment caractérise son pouvoir plus ou moins hyperglycémiant (pouvoir faible si IG < 40; moyen si $45 < IG < 55$; fort si $IG > 60$; l'IG du glucose pur est par convention de 100. Qu'il soit simple ou complexe, un sucre est «rapide» avec un IG élevé s'il est raffiné et donc concentré; il est «lent» avec un IG bas s'il est accompagné d'autres nutriments, particulièrement de fibres alimentaires, comme dans les fruits, légumes, céréales complètes, légumineuses.

L'étiquetage de tous les produits contenant des sucres devrait indiquer leur IG, ce qui n'est pas le cas.

Sachez que de tous les aliments apportant des sucres, ceux dont l'IG est le plus bas sont les légumineuses puis les céréales complètes; ceux dont l'IG est le plus élevé sont les produits raffinés, sucres blancs présents dans de nombreux produits industriels.

en pratique

Il faut donner priorité au «sucre de l'endurance», l'amidon des légumineuses et des produits céréaliers, à condition qu'ils ne soient pas raffinés; les sucres simples devant provenir surtout de produits végétaux, frais, riches en vitamines et oligoéléments: fruits aqueux, légumes, miel, suc de canne complet.

Pour aller plus loin

Classification des nutriments et des aliments

Connaître la nature des aliments permet d'agir avec discernement pour se nourrir : lors de son marché, puis dans sa cuisine et à table.

Pour bien se nourrir, il faut avoir une idée de ce qui compose les aliments : avec tel ingrédient, est-ce que l'on mange plutôt des protéines, des sucres, des graisses, un peu de tout... ou trop de ceci, pas assez de cela... ?

Ce tableau permet d'y voir plus clair très simplement :

Protides (nutriments azotés)

- d'origine animale :
. viandes ; poissons ;
. œufs, laitages
- d'origine végétale :
. céréales complètes ; légumineuses
. produits oléagineux

Lipides (graisses)

- saturés :
. beurre ; laitages ; graisse des viandes
. palme ; coco ; margarines ; huiles raffinées
- insaturés :
. huiles non raffinées ; produits oléagineux
. graisses des poissons

Glucides complexes (amidon)

- « **farineux** » : céréales et légumineuses
- féculents : légumes tubercules
- fruits non aqueux :
. amylacés : banane ; châtaigne
. oléagineux : noix, noisette, amande, pignons

Glucides simples (glucose ; fructose ; saccharose...)

- fruits aqueux (+ vitamines et oligoéléments)
- légumes racines (+ vitamines et oligoéléments)
- miel ; suc de canne complet (+ oligoéléments)
- sucres raffinés (ne contiennent que du saccharose)

Vitamines et oligoéléments

- fruits (aqueux, amylacés et oléagineux)
- légumes : tubercules ; bulbeux ; racines ; feuilles ; fruits (cucurbitacée, solanacées)
- sel marin non raffiné (oligoéléments)

Fibres alimentaires :

uniquement végétales, apportées par « la bande des quatre » :
- céréales complètes ; légumineuses ;
- légumes ; fruits.

Principales informations apportées par le tableau

Pour composer ses menus

Un maître mot: diversifier! À commencer par les apports en protéines d'origines animales et végétales; du coup, c'est aussi consommer des nutriments aux propriétés antioxydantes et régulatrices (vitamines, oligoéléments et fibres) qui n'accompagnent pas ou peu les protéines carnées, et réduire les corps gras dont les apports doivent être aussi diversifiés entre saturés et insaturés.

Où l'on voit que les céréales et les légumineuses sont précieuses pour cette diversification car elles sont riches en nutriments variés et, de plus, très économiques par rapport aux produits animaux.

Pour le choix de certains aliments

À plusieurs reprises, il est précisé leur caractère «raffiné» ou non (produit dit alors «complet»). Il s'agit là d'un critère de qualité nutritionnelle important qui indique si l'aliment a été appauvri en nutriments réactifs (tels que vitamines, acides gras insaturés) – aliment dit «raffiné», en fait appauvri et donc à éviter –, ou s'il a conservé ses composants protecteurs – aliment non raffiné ou complet. Sont concernés les produits céréaliers, le sucre, les huiles de table, le sel.

Se familiariser avec sa nourriture permet de donner la priorité à la composante qualitative des aliments qui permet de manger, sans se pénaliser, en toute liberté, délivré de la dictature des calories.

Céréales et légumineuses

Céréales et légumineuses sont complémentaires, particulièrement pour les apports en protéines ; leur association est indispensable pour équilibrer et varier une alimentation de qualité sans surcoût.

On comprend mieux à la lecture de ce tableau le bien-fondé de cette association qui procure au cours d'un même repas :

- des protéines avec des acides aminés essentiels équivalents aux apports des produits animaux, ceux des légumineuses complétant ceux des céréales, constituant un véritable « steak végétal » ;
- de l'amidon, assurant un apport énergétique régulier, favorable à l'endurance, sans à-coups d'hyperglycémie, grâce à la variété des nutriments – particulièrement les fibres – qui l'accompagne ; l'index glycémique des céréales complètes est modéré, celui des légumineuses est particulièrement bas ;
- des fibres en quantité (bien plus que fruits et légumes), aux nombreux effets régulateurs sur la satiété, l'utilisation des sucres et des graisses, le fonctionnement des intestins ;
- des micronutriments variés, en vitamines – surtout du groupe B important pour le système nerveux et les métabolismes –, minéraux et oligoéléments, dont les teneurs augmentent dans les graines germées.
- des lipides, en faible quantité, concentrés dans les germes sous forme d'acides gras insaturés ; un assaisonnement avec une huile de première pression à froid au cours du repas les complétera.

La richesse nutritionnelle des céréales non raffinées et des légumineuses permet de varier les repas et d'assurer un véritable équilibre alimentaire.

En outre, elles ont aussi un grand intérêt pour le budget. L'équilibre alimentaire implique de réduire les excès de consommation de pro-

Composition des céréales complètes et des légumineuses

	Céréales complètes	Légumineuses
Glucides (en g pour 100 g) • Amidon de l'amande centrale	• Moyenne : 70 • De 60 (millet, sarrasin) à 70 (maïs) et 77 (riz)	• Moyenne : 58 • De 50 (pois chiches) à 55 (lentilles) et 60 (haricots) • Soja : 35
Protéines (en g pour 100 g) • Gluten mêlé à l'amidon • Assise protéique des enveloppes	• Moyenne : 11 • De 8 (riz) à 13 (avoine, blé dur) et 15 (quinoa) • Carence en lysine (sauf le riz)et en tryptophane pour le maïs	• Moyenne : 23 • De 18 (pois chiches) à 25 (azukis, lentilles) • Carence en méthionine • Soja : 35 (de 30 à 40 selon la variété) avec apport de tous les acides aminés essentiels
Lipides (en g pour 100 g) • Acides gras insaturés concentrés dans le germe	• Moyenne : 2,6 • De 1 (riz) à 5 (avoine) et 10 pour le germe de blé	• Moyenne : 1,9 • De 0,6 (azukis) à 5 (pois chiches) • Soja : 15 à 20
Minéraux oligoéléments • En moyenne : 1 % • Concentrés dans les enveloppes • Composition très variée	• Surtout phosphore, calcium, magnésium, fer • Mais aussi cuivre, zinc, sélénium, manganèse (les légumineuses sont notablement plus riches que les céréales en minéraux et oligo-éléments)	
Vitamines • Concentrées dans les enveloppes (groupe B) et dans le germe (E)	• Groupe B, vitamines E et A • Carence en vitamine C • Synthèse accrue lors de la germination : A, C, E, groupe B	• Groupe B • Vitamine C (lentilles, fèves) • Vitamine E (soja) Synthèse accrue lors de la germination : A, C, E, groupe B
Fibres alimentaires (en g pour 100 g) • Concentrées dans les enveloppes	• Moyenne : 10,5 • De 5 (maïs) à 14 (avoine), constituent le son du blé • Fibres insolubles à effet mécanique (régulation du transit) et fibres solubles à effets métaboliques	• Moyenne : 17,5 • De 10 (soja) et 12 (lentilles) à 25 (haricots) • Les plus riches en fibres solubles à effets métaboliques favorables pour les sucres et les graisses
Valeur calorique (en kcal/100 g)	• Moyenne : 347 • De 290 (sarrasin) à 354 (maïs) • Moyenne de 355 si céréale raffinée	• Moyenne : 338 • De 330 (lentilles, haricots) à 360 (pois chiches)
Jndex glycémique moyen à faible (grâce à la richesse en fibres et à la variété en nutriments)	• Moyenne : 50 • Pour les céréales raffinées, ainsi que pour le maïs, pauvres en fibres : 70	• Moyenne : 33 • De 20 (soja) à 40 (azukis) • Les légumineuses sont les aliments les plus denses en nutriments pour un impact calorique très modéré

duits animaux – onéreux – et d'utiliser régulièrement céréales et légumineuses qui, elles, sont très abordables : au total, cette double économie permet de consommer des ingrédients de qualité – y compris les produits animaux –, intrinsèquement plus cher, mais sans grever son budget, à condition de ne pas calculer repas par repas, mais sur une moyenne de plusieurs repas variés et équilibrés.

Bilan des aberrations de la trop forte progression de la production et de la consommation de produits carnés

Conséquences sanitaires

- des excès de nitrates provenant des engrais et des épandages de lisiers (nitrosamines cancérigènes) et de pesticides utilisés pour les cultures fourragères (certains sont cancérigènes, reprotoxiques par perturbations endocriniennes, neurotoxiques, immunosuppresseurs);

présence d'OGM dans l'alimentation animale (importations de soja transgénique très lié aux pesticides);

- des antibiotiques utilisés trop systématiquement dans les élevages intensifs: allergies, sélection de germes antibio-résistants, apparitions de nouvelles maladies infectieuses «émergentes»;

- une alimentation déséquilibrée: consommateur conditionné aux produits animaux au détriment des végétaux, avec trop de consommation de corps gras et pas assez de composés protecteurs (facilitation des maladies de surcharge, cardiovasculaires et de certains cancers – reconnu par l'Institut français de lutte contre le cancer).

Conséquences environnementales

- des cultures intensives fourragères: érosion des sols, gaspillage de l'eau, pollutions (nitrates, phosphates, pesticides);

- déforestations, réduction de la biodiversité;

- excès de déjections: pestilences, nitrates et phosphates, eutrophisation des eaux, stérilisation des sols;

- production de gaz à effet de serre: 1/3 passe par notre assiette; pour les réduire, reconvertir l'agriculture au développement durable et diminuer la consommation de viandes seraient déterminants.

Conséquences énergétiques et socio-économiques

- rendement nutritionnel déplorable : en moyenne, il faut produire de 7 à 9 g de protéines végétales pour obtenir 1 g de protéines animales ; près de 60 % de la production de protéines végétales dans le monde sont destinés au bétail (les remèdes à la faim dans le monde sont surtout politiques avec une meilleure gestion des ressources) ;

- productions très dépendantes du pétrole et de la chimie de synthèse : gabegie en énergies fossiles non renouvelables, filières polluantes engagées vers une impasse énergétique ;

- déstabilisation économique : à la fois des pays émergents, par le dumping de nos exportations subventionnées et par le « soja de la faim » (cultures vivrières sacrifiées pour des cultures spéculatives destinées à nos élevages), et de notre propre tissu social agricole qui souffre depuis des années d'une hémorragie à raison de 35 000 exploitations disparaissant chaque année – intensification et rendement obligent.

Études épidémiologiques

A) Statut nutritionnel de la population française : enquête et étude SU.VI.MAX

L'enquête nutritionnelle a été menée en 1988 à l'initiative du Dr Serge Hercberg (directeur de l'U557 épidémiologie nutritionnelle, INSERM de Paris), dans le Val-de-Marne, et de ses collaborateurs, sur 1 108 sujets constituant un échantillon de la population française.

Elle révèle :

- une insuffisance d'apports en minéraux et oligoéléments (fer, magnésium, chrome, zinc, cuivre, sélénium) et vitamines (bêtacarotène, précurseur de la vitamine A, C, E, B1 et B6) ;

- une carence en fibres alimentaires : à peine 50 % de la ration normale étant satisfaite (principales causes : déséquilibre alimentaire au détriment des produits végétaux qui seuls peuvent apporter des fibres, ainsi que le raffinage des produits céréaliers qui éliminent beaucoup de nutriments, dont les fibres, pour ne garder que l'amidon).

Cette enquête nutritionnelle n'a retenu que l'insuffisance d'apports en micronutriments, particulièrement ceux pourvus de propriétés antioxydantes, pour montrer l'intérêt d'une supplémentation en nutriments antioxydants par une étude complémentaire.

L'étude SU.VI.MAX est la seule démarche épidémiologique nutritionnelle d'envergure menée en France (SUpplémentation en VItamines et Minéraux AntioXydants).

Elle a été lancée le 13 octobre 1994 afin de démontrer l'importance des antioxydants dans la prévention des cancers et des maladies cardiovasculaires : durant 8 ans, 13 017 hommes et femmes, répartis dans 74 villes pilotes, ont absorbé en double aveugle des capsules d'antioxydants ou un placebo ; ceux recevant vraiment des nutriments à doses nutritionnelles assimilaient quotidiennement une association de 6 mg de bêtacarotène, 120 mg de vitamine C, 30 mg de vitamine E, 20 mg de zinc et 100 μg de sélénium.

Publication des résultats en 2003 :

- une réduction de 31 % du taux des cancers est mise en évidence, mais uniquement chez l'homme ; ce qui signifie que la femme est mieux protégée que l'homme car moins carencée que l'homme avant l'étude pour consommer davantage de végétaux, notamment de fruits et de légumes ; ce qui est à l'origine du slogan « mangez 5 fruits et légumes par jour » du plan national Nutrition Santé (PNNS) ; l'étude précise que mieux vaut consommer des aliments apportant des antioxydants que des capsules qui ne contiennent pas de fibres, contrairement aux végétaux naturels (fibres jouant aussi un rôle préventif très important n'ayant pas fait l'objet de cette étude) ;

. en revanche, aucun effet significatif (chez la femme comme chez l'homme) n'a été mis en évidence pour réduire les risques cardiovasculaires ; ce qui s'explique par le fait que bien d'autres facteurs nutritionnels interviennent : consommation ou non de fibres, de graisses saturées ou insaturées, de sucres raffinés ou non, de sel en excès ou non.

Sources :

- Hercberg, S., Czernichow, S., Galan, P., «Antioxidant vitamins and minerals in prevention of cancers : lessons from the SU.VI.MAX»", study. Br J Nutr. 2006 Aug. 96 Suppl 1:S28-30.

- www.inserm.fr

B) Qualité nutritionnelle des aliments en fonction de leurs modes de production

1) Étude ABARAC

Son point commun avec SU.VI. MAX est d'être la seule enquête d'envergure menée en France sur un sujet touchant à l'alimentation et à la nutrition quotidienne de la population française ; ici, il s'agit de tester et de comparer la qualité nutritionnelle des aliments (leur densité et leur composition en nutriments), en fonction de leurs modes de production : pour un même type d'aliment, selon qu'il est issu de l'agriculture biologique (AB), de l'agriculture dite raisonnée (AR) ou de l'agriculture « conventionnelle » (AC) – d'où l'acronyme « ABARAC ».

Depuis l'an 2000 et durant 6 années, une vingtaine d'aliments courants, animaux et végétaux (poulet, œufs, fromages de chèvre et de brebis, viande de bœuf, de veau et d'agneau, pommes de terre, lentilles, épeautre, pain, tomates, laitues, oignons, pêches jaunes, huile d'olive, vin rouge), provenant de ces trois types d'agriculture, ont été analysés (composition en nutriments, présence éventuelle de polluants) par une équipe de recherche composite : Pr Henri Joyeux, Institut du cancer, faculté de médecine de Montpellier, département de chirurgie et nutrition, et Dr Mariette Gerber, Centre de recherche en cancérologie INSERM-CRLC de Montpellier, groupe d'épidémiologie métabolique.

Globalement, les résultats soulignent « la supériorité du profil nutritionnel des aliments issus de l'agriculture biologique », notamment en antioxydants, fibres et acides gras insaturés, avec des écarts très variables ; une moyenne de 25 % en faveur des produits bio a été citée en cours d'étude, mais sans portée significative du fait de la durée des études jugées lourdes et coûteuses par leurs auteurs (études relevant d'initiatives locales et non d'un plan national de recherche).

L'AFSSA et l'INRA n'ont pas validé cette étude pour des raisons méthodologiques (constitution des échantillonnages ; comparaison des facteurs pédo-climatiques).

Cependant, l'étude ABARAC confirme ce que d'autres enquêtes internationales (trop rares quand il s'agit de se donner les moyens de tester), comparatives entre produits bio et non bio, ont mis en évidence (cf. références à suivre) : supériorité de la composition nutritionnelle des produits bio, avec nettement moins de nitrates et de polluants (xénobiotiques) et sans différence significative concernant la teneur en mycotoxines résiduelles.

Sources :

Centre de recherche en cancérologie, INSERM-CRLC, 34298 Montpellier Cedex 5

2) « Evaluating antioxidant level in food through organic farming and food processing ».

SelkirkPress, January 2005, www.organic-center.org, 46 East Killingly road Foster, RI 02825, USA.

Étude portant sur 26 fruits et légumes révélant un taux d'antioxydants de 30 à 50 % supérieur en faveur des produits bio.

3) « Fruit and soil quality of organic and conventional stawberry agrosystems ».

Reganold et al., Journal.pone.0012346, 01 09 2010, www.plosone.org

Étude américaine menée par 9 équipes de recherche portant sur 13 variétés de fraises, révélant une bien meilleure qualité nutritionnelle des produits bio (notamment en vitamine C et phénols antioxydants).

4) « Ten-year comparaison of the influence of organic and conventionnel crop management practies on the content of flavonoids in tomatoes ».

Mitchell et al., *Journal of Agricultural and Food Chemistery*, vol. 55, n° 15, 6154-6159, 2007.

Étude américaine menée par 7 auteurs (universités de Californie et du Minnesota) durant 10 ans révélant un taux de flavonoïdes supérieur de 79 à 99 % en faveur des produits bio.

5) Produits laitiers :

a. « Milk quality. Effect of organic and conventionnel production systems ».

Europeen Community research 2005-2006.

Selon cette étude européenne, le lait bio comporte un taux supérieur de 20 à 80 % en acides gras insaturés, vitamines E et A.

b. « Faty acid and fat-soluble antioxidant concentrations in milk from high – and low – input conventional and organic systems: seasonal variations ».

Butler et al., *Journal of the Science of Food and Agriculture,* 88, 1431-1441, 2008.

Cette étude britannique montre de fortes variations des taux du lait en acides gras polyinsaturés, vitamine A et caroténoïdes en fonction de l'alimentation des cheptels, en bio comme en conventionnel : la composition du lait est bien meilleure en pacage avec une alimentation à l'herbe plutôt qu'en stabulation.

6) Deux études de synthèse menées par l'INRA et par l'AFSSA :

« Nutritionnal quality and safety of organic food. A review ». Denis Lairon, INRA. UMR 1260. U 476. Univ. Aix-Marseille 2, 6 mai 2009 ; www.agronomy-journal.org

« Afssa Evaluation nutritionnelle et sanitaire des aliments issus de l'agriculture biologique », rapport 2003 www.anses.fr

Il ressort de ces études réalisées à partir d'une compilation de la littérature nationale et internationale (et non de tests effectués par les auteurs de ces publications), traitant des comparaisons entre produits bio et non bio, que :

- les produits bio ont une densité de matière sèche et de minéraux (Fe, Mg) supérieure et contiennent plus d'antioxydants (phénols et vitamine C) ;
- les animaux élevés en bio contiennent plus d'acides gras insaturés ;
- les teneurs en sucres, protéines et autres vitamines sont insuffisamment documentées dans les documents consultés ;
- 94 à 100 % des produits bio ne

contiennent pas de résidus de pesticides ;

- les végétaux bio contiennent très peu de nitrates ;
- les produits céréaliers bio ne contiennent pas de mycotoxines (au maximum pas plus que les produits conventionnels).

Remarque

Sachant que la population est insuffisamment pourvue en nutriments protecteurs par l'alimentation conventionnelle, on ne peut que regretter le manque d'intérêt des autorités pour un sujet aussi important que la qualité nutritionnelle des aliments ; surtout lorsque l'on prétend « n'avoir pas la preuve que... », alors que l'on ne s'en donne pas, ou pas assez, les moyens !

Au final, au-delà de la qualité nutritionnelle des produits (notamment une plus forte densité en nutriments protecteurs), il resterait à en prouver un

« avantage santé » pour la population par l'étude, sur la durée, de marqueurs biologiques significatifs et des troubles pouvant apparaître chez des groupes de consommateurs de produits bio et non bio, aux habitudes alimentaires comparables.

Le coaching en ligne

Pour vous accompagner dans ce changement de mode d'alimentation, nous avons créé un service de coaching sur Internet :

www.LeCoachMinceurBio.com

Vous y trouverez plusieurs types d'abonnement (3 mois, 6 mois, 1 an) dont le plus fréquent est l'accompagnement sur 12 mois qui vous donne l'accès à :

- 365 jours de menus minceur et bio, de saison et leurs listes de courses correspondantes ;
- 100 recettes minceur bio savoureuses et faciles de Laurence Salomon ;
- 52 séances de coaching hebdomadaire par mail (dont certaines en vidéo) ;
- 100 dossiers et conseils nutritionnels pour bien comprendre la Triade Alimentaire® avec le Dr Lylian Le Goff ;
- toutes les fiches sur les ingrédients bio hypocaloriques et vitalisants ;
- la possibilité de nous contacter par mail pour toutes vos questions personnelles ;
- l'accès aux forums de discussions pour partager doutes et succès avec les autres abonnés.

Cet **accompagnement sur le long terme** vous permettra de franchir sereinement toutes les étapes pour modifier votre alimentation :

- la phase comportementale pour changer vos habitudes et retrouver confiance en vous ;
- la phase d'apprentissage pour atteindre votre poids d'équilibre ;
- la phase de consolidation pour apprendre à rester mince.

INDEX

M

N

O

P

Q

R

S

T

V

Y

Remerciements

Merci à Barbara Meyer, coach sportif et professeur de Pilates
www.barbarameyer.fr
Merci à Sylvie Hampikian, pour sa recette anticellulite.

Stylisme : merci beaucoup à Caroline Pessin pour son aide si précieuse sur les prises de vues.

Shopping

- Astier de Villatte
173, rue Saint Honoré 75001 Paris

- Caravane
22, rue Saint-Nicolas 75012 Paris

- Asa Selection
www.asa-selection.de

- Le Creuset
www.lecreuset.fr

- Peintures Ressource
62, rue la Boétie 75008 Paris

Achevé d'imprimer en janvier 2013 sur les presses de Graficas Estella.
Dépôt légal : février 2013
ISBN : 978250108428.4
41.2672.8/01